휴머니튜드와 간호

"케어가 실행되는 곳에서는
〈자유 · 평등 · 우애〉를
가치 있는 것으로 판단하고,
이것을 휴머니튜드 철학이라고 명명했습니다"

"휴머니튜드는
케어를 받는 사람과 케어를 행하는 사람이
함께 〈자유 · 평등 · 우애〉의 정신을 나누기 위해
〈보다〉, 〈말하다〉, 〈만지다〉, 〈서다〉 4가지 요소를
동시에 두 가지 이상 조합해 행하는
다양한 방식의 케어 의사소통 기술입니다"

HUMANITUDE AND NURSING

인지장애, 치매 전문가를 위한 휴머니튜드 케어 기술

휴머니튜드와 간호

편저 혼다 미와코, 이토 미오

편역 커뮤니티케어연구소 COMMUNITY CARE INSTITUTE

이인숙, 진영란, 이윤정, 임은실

감수 가 혁

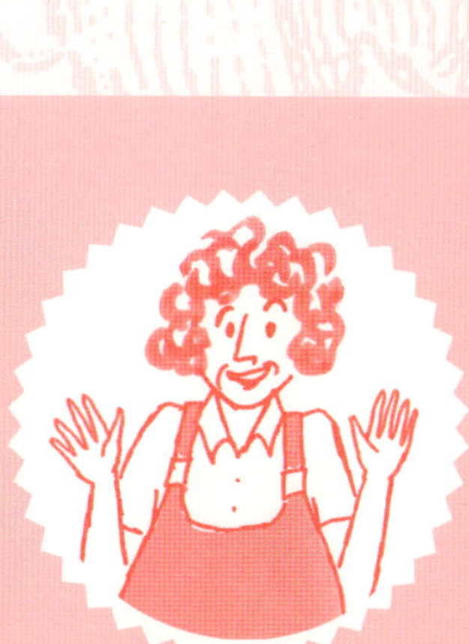

" 휴머니튜드 케어는 〈보다〉, 〈말하다〉, 〈만지다〉, 〈서다〉
4가지 요소를 동시에 두가지 이상 조합해 행하는
다양한 방식의 케어 의사소통 기술입니다 "

DK 대광의학 DaeKwang Medical

혼다 미와코

- 국립병원기구 도쿄의료센터 통합내과 과장
- 지네스트 · 마레스코티 연구소 일본 지부 대표
- 항공회사 발행 잡지를 통해 프랑스 휴머니튜드를 접하고 2011년 가을 프랑스에서 연수를 받았다.
- 2012년에 지네스트를 일본으로 초청하고 의료진과 케어제공자를 대상으로 한 연수회를 개최. 일본 휴머 니튜드의 성과, 보급, 교육, 연구활동을 하고 있다.

이토 미오

- 도쿄도 건강장수의료센터 연구소 〈복지와 생활 케어 연구팀〉 연구원
- 지네스트 · 마레스코티 연구소 일본 지부
- 간호사 · 보건교육사
- 요양시설에서 실행한 조사나 직원 연수를 통해 〈치매〉를 관찰하고 요양시설 및 가정에서의 〈치매 케어〉를 중점적으로 연구한다.
- 2012년 겨울, 지네스트, 혼다와의 만남을 통해 휴머니튜드를 배우기 시작한다.
- 휴머니튜드 지도 담당자

편역 – 커뮤니티케어연구소 COMMUNITY CARE INSTITUTE

- 이인숙 서울대학교 간호학과
- 이윤정 경인여자대학교 간호학과
- 진영란 청운대학교 간호학과
- 임은실 대구보건대학교 간호학과

감수

- 가 혁 인천은혜요양병원 병원장

머리말

휴머니튜드는 프랑스에서 체육학을 전공한 2명의 전문가 이브 지네스트 · 마레스 코티가 약 40년 전에 병원 직원의 요통방지대책을 의뢰받고 의료 · 요양 현장을 방문하면서 시작되었습니다. 그들은 케어 현장에 있어서 가장 큰 문제는 사람은 본래 〈움직이는〉 것을 통해 살아가는 존재임에도 전문직들은 현장 대상자들에게 〈침대 위에서 가만히 있을 것〉, 〈움직이지 않을 것〉을 요구하고 있다고 생각했습니다. 그러나 〈가만히 있는〉 상황이 필요 이상으로 요구되고 고착되어 인간이 본래 갖고 있는 능력을 빼앗기고 회복이 늦춰질 뿐 아니라 전문직의 직무 부담 또한 늘어나는 문제가 있다고 생각한 것입니다.

게다가 세계인권선언에서 사람은 누구나 자유롭고 평등하며 우애의 정신으로 맺어진 존재라는 것이 강조되어 있음에도 의료나 요양 시설에서는 그 권리를 침해당하는 것, 예를 들어 신체 억제가 일상적으로 행해지고 누구나가 그것을 〈어쩔 수 없는 것〉으로 받아들이고 있는 것에 크게 위기감을 느꼈습니다.

케어가 실행되는 곳에서는 〈자유 · 평등 · 우애〉를 가치 있는 것으로 판단하고, 이것을 휴머니튜드 철학이라고 명명했습니다.

그리고 우리의 철학을 현실로 만들기 위해서는 해결책이 필요하다고 생각해 전문직의 직무를 자세히 관찰하고 함께 케어를 하면서 케어를 받는 사람의 능력을 빼앗지 않고 〈자유 · 평등 · 우애〉를 실현하는 기술을 개발했습니다. 그것이 휴머니튜드에서 말하는 케어 기술입니다.

휴머니튜드는 케어를 받는 사람과 케어를 행하는 사람이 함께 〈자유 · 평등 · 우애〉의 정신을 나누기 위해 〈보다〉, 〈말하다〉, 〈만지다〉, 〈서다〉 4가지 요소를 동시에 두 가지 이상 조합해 행하는 다양한 방식의 케어 의사소통 기술입니다.

케어를 행하는 사람 한명 한명이 이 철학과 기술을 익히고 실천하는 것이 필수적이지만, 그것만으로는 충분하지 않습니다. 케어 현장에 있어서 〈자유 · 평등 · 우애〉를 현실로 만들기 위해서는 동료와의 관계, 직장 문화, 필요한 기자재 구입, 관리 부서의 이해, 제공하는 식사 내용이나 시간 설정, 하루를 보내는 방식, 시설에서 지역 · 가정으로 이어지는 연속성 등, 여러 요소를 포괄적으로 고려해야 합니다. 휴머니튜드가 탄생한 프랑스에서는 병원이나 요양시설을 대상으로 한 휴머니튜드 시설 인증제도가 시작되었습니다. 일본의 병원평가기구와 같이 제3기관에 의한 질 평가제도를 통해 현재 15개의 시설이 인증을 받고 80개의 시설에서 인증이 진행중입니다.

휴머니튜드는 2012년에 일본으로 들어와 케어 현장의 전문가, 관리자, 연구자가 각자의 위치에서 휴머니튜드를 적용하는 실천이나 연구로 지속되고 있습니다.

이 7년이 넘는 기간 동안의 발자취를 한권으로 정리한 이 책이 휴머니튜드에 흥미 있는 여러분에게 참고가 된다면 그 이상의 기쁨은 없을 것입니다.

혼다 미와코

목차

2장 휴머니튜드를 어떻게 활용하는가

3장 연구결과와 근거들

서장

휴머니튜드를
간호에 적용하기

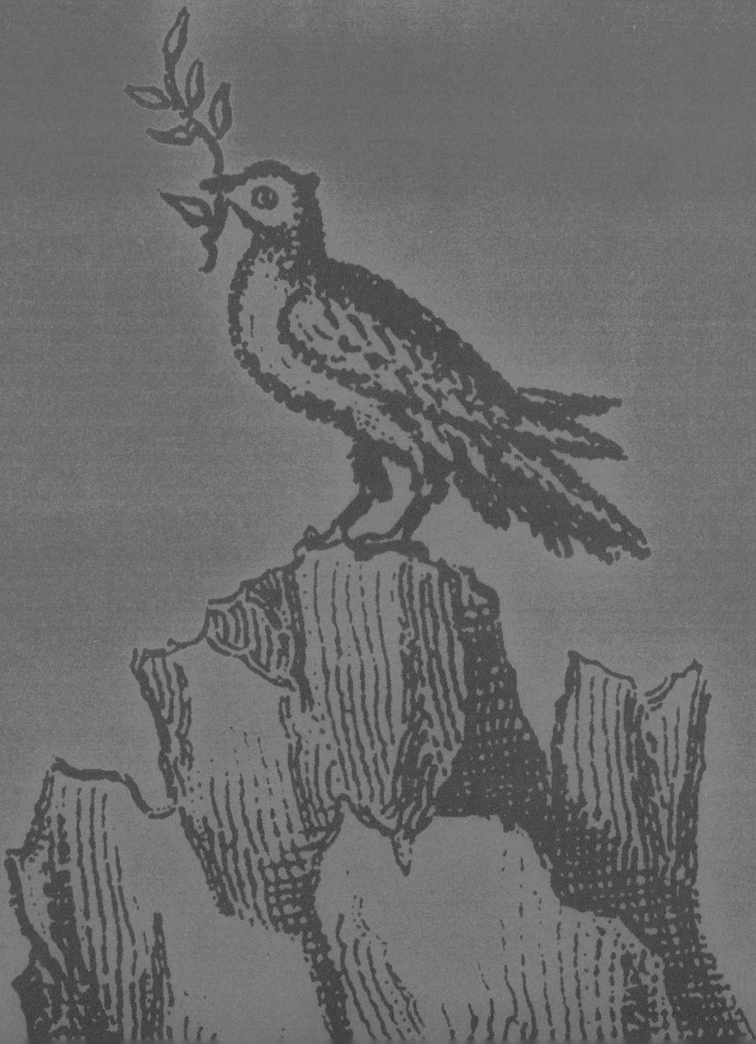

휴머니튜드는
어떻게 간호학계에서 받아들여졌는가?

항상

깊은 문제 인식을 갖고

모든 문제를 예리한 논조로 분석하는

이베 토시코 간호사.

친근한 대화에 정열을 담고서

일본 간호학계를 짊어져 온

가와시마 미도리 간호사.

두 사람의

휴머니튜드에 관한 기사를

소개합니다.

[좌담회]

사실 휴머니튜드는 급성기병원에서 시작되었다.

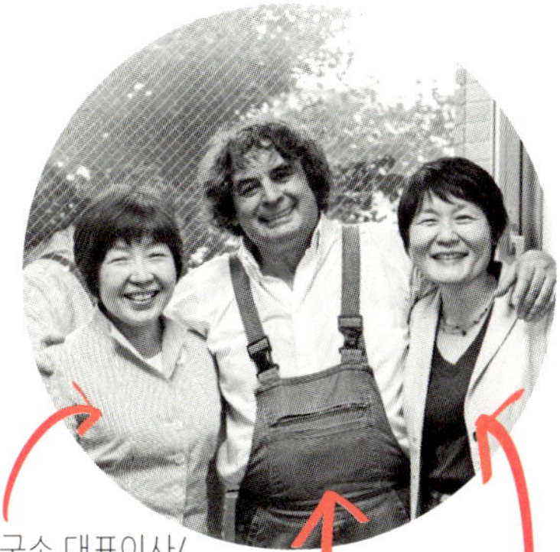

이베 간호관리연구소 대표이사/
세이루카 간호대학 명예교수 이베 토시코

지네스트·마레스코티 연구소장/
휴머니튜드 창시자 이브 지네스트

국립병원기구도쿄의료센터통합내과 과장/
지네스트·마레스코티연구소 일본지부대표 혼다 미와코

지각 · 감각 · 언어에 의한 포괄적인 의사소통을 기반으로 한 케어 기법 〈휴머니튜드〉.

처음부터 일반 시민에서도 큰 주목을 받은 휴머니튜드 케어에 대해 병 · 의원 관계자들 사이에서는 "바쁜 급성기병원에서 과연 적용이 가능할까"라는 목소리가 나온다.

이 좌담회에서는 이베 토시코의 문제 제기에 이브 지네스트, 혼다 미와코가 답한다.

(편집부)

서두 : 간호사의 자유와 자율이란?

이브 : 안녕하세요. 저는 〈이브〉라고 합니다.

이베 : 안녕하세요. 저는 〈이베〉라고 합니다(웃음).

이브 : 이베 선생님이 〈주간의학계신문〉에 쓰신 기사 〈검열과 아가씨〉[1]를 혼다

1 주간의학계 신문 제 3081호에 이베 토시코에 의해 연재된 〈간호의 행동계획〉 제 115회(2014년 6월23일 발행)에서는 〈검열과 아가씨〉라고 제목을 붙이고 간호부라는 〈공권력〉의 개입이 부하직원의 자율성을 빼앗는 풍조, 조직 문화에 대해 논했다. 그 상징적인 예로서 스태프가 집필하여 외부에 발표하는 원고·논문에 간호관리자에 의한 〈사전검열〉을 언급했다.)

선생님이 번역해 주셨습니다. 그 내용에 저는 매우 공감했습니다. 왜냐하면 프랑스 의료현장에서도 그와 같은 투쟁이 이어져 왔기 때문입니다. 우리가 의료 종사자와 협동하기 시작했던 약 35년 전, 프랑스 간호사에게는 자율적인 케어나 발언이 허용되지 않았습니다. 프랑스의 오래된 문헌에는 간호사란 의사가 생각한 것을 그저 행동으로 옮기는 사람, 즉 간호사는 의사의 손이라는 표현이 있을 정도입니다.

하지만 간호사가 자유로와야 환자 또한 자유로워지는 것이 아닐까요? 그렇기에 이베 선생님의 기사를 알게 되어서 정말 기뻤습니다. 이 기사는 일본 간호학계에서 반향을 불러일으키고 있는 듯하네요.

이베 : 감사합니다. 제가 꼭 잔 다르크 같군요(웃음). 그저 기사가 공개된 후 여러 반향을 접하면서, 이 문제의 뿌리가 깊다는 것을 느꼈습니다. 왜냐하면 이러한 상황에 대해서도 자유롭다고 생각하는 간호사가 많다는 것을 알게 되었기 때문입니다. 이로써, 간호관리자만의 문제가 아니라, 받아들이는 측의 판단 방식에도 문제가 있다는 것입니다.

그런데 프랑스 간호사도 일본 간호사처럼 자유롭지 못한가요?

이브 : 국립 병원에서 일하고 있다 해도 상사의 허가 없이 자유롭게 TV에 나오거나 기사를 집필할 수 있고, 그런 분들을 여럿 알고 있습니다.

이베 : 35년 전은 그렇지 않았다는 식으로 들리는데, 어떻게 바뀌었나요?

이브 : 우선 의료계의 권력에 대해 간호사들이 자립을 요구하는 투쟁이 시작되어 간호사의 역할에 관한 법률이 바뀌었습니다. 1989년과 1993년에 간호사의 과제, 의무를 정의하는 법률이 생긴 거죠. 의사가 진단이나 처방을 하는 것과 함께 간호사에게 독자적인 역할이 있다고 법률로 명시되어 있습니다. 그 때문에 〈간호사에 의한 진단〉이라는 사고방식이 만들어진 겁니다. 이로 인해 간호사에 의한

진단이 때로는 의사의 진단을 뒤집거나 대립하는 것도 인정되게 되었습니다. 이것을 계기로 간호사에게도 자립적인 역할을 해내는 것에 대한 자각이 생겼다고 합니다.

프랑스의 간호사가 자립을 획득하기까지의 과정은 이러하나, 간호사가 확고한 역할과 책임을 얻기 위해 필요한 시간은 나라나 지역에 따라 조금씩 차이가 있지 않나 생각합니다.

간호사의 〈무관심〉

이베 : 흥미로운 말씀 감사합니다. 그러면 이제 본론으로 들어가고자 합니다. 급성기병원에서는 병동에 흔히 치매 환자가 입원합니다. 치매 환자에 대한 케어를 제공할 때는 거부 등으로 어려움을 겪을 때가 있습니다. 현재 저는 일본 적십자 간호학회 〈임상간호실천개발사업위원회〉의 위원장을 맡고 있습니다(2015년 기준). 위원회에서는 임상이나 요양 현장에 있는 간호직이 각각의 입장에서 치매 노인의 인지상태나 하기 쉬운 행동의 원인이 되는 배경을 고찰하고, 그것을 염두에 둔 상태에서 행하는 기본적인 간호를 〈치매 노인을 위한 원세트 케어〉 패키지로 제안하려 생각하고 있습니다.

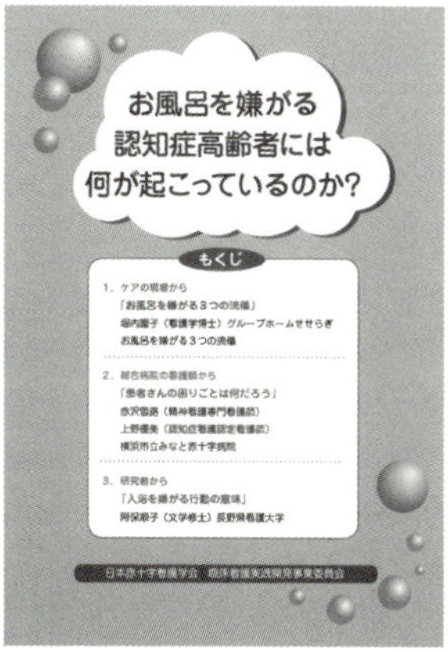

[그림1] 일본적십자 간호학회 임상간호실천개발사업위원회 작성 〈원세트 케어〉 제 1탄 표지

제 1탄으로 〈목욕을 싫어하는 치매 노인에게는 무슨 일이 있었는가〉 **[그림1]**을 만들었습니다. 앞으로 "집에 가고 싶다"고 말하는 치매 노인, 식사를 한 지 얼마 되지 않았음에도 "밥을 먹지 않았다"고 말하는 치매 노인 등에 대해서도 개발할 예정입니다.

이러한 활동을 통해 휴머니튜드의 존재를 알게 되었습니다. 휴머니튜드는 매우 간단한 기법임에도 우리에게 부족했던 부분을 체계화하고 있습니다.

그리고 휴머니튜드라는 상징적인 이름을 붙여서 〈체계〉로 확립한 점에 경의를 표합니다.

치매에 의해 제기되는 다양한 상황을 파악하고 적절한 케어를 제공하는 기초로서 휴머니튜드의 체계가 관심 받고 있다고 생각했습니다. 〈원세트 케어〉의 기초편에서도 휴머니튜드를 적용하여 제시할 수 있기를 바라고 있습니다.

이브 : 감사합니다. 매우 영광입니다. 오늘 출석하신 혼다 선생님 덕분에 휴머니튜드가 일본에도 조금씩 퍼져나가고 있습니다. 일본의 치매 케어를 보다 훌륭하게 하기 위해 이베 선생님도 부디 협력해 주셨으면 합니다.

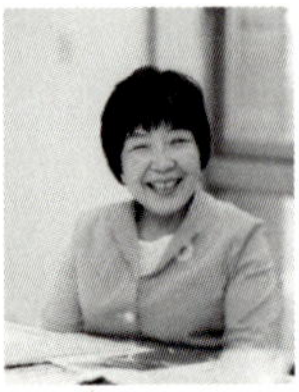

이베 간호관리연구소 대표이사/세이루카 간호대학 명예교수 이베 토시코

1969년 세이루카 간호대학을 졸업. 같은 해 세이루카 국제병원에 취직. 이후 일본적십자 간호대학강사, 세이루카 국제병원 간호부장·부원장직을 거쳐 2003년 세이루카 간호대학 교수. 2004년부터 세이루카 간호대학학장(2014년 세이루카 국제대학으로 개칭). 2016년 세이루카 대학 특임 교수, 2017년~명예교수. 간호학 박사. 주된 저서로는 〈매니지먼트의 탐구〉, 〈실천가의 리더쉽〉(모두 라이프서포트사), 〈간호사를 위한 관리지표 MaIN2〉(의학서원, 공저) 등이 있다. 현재 주간의 학계신문(간호판)에 〈간호의 어젠더〉를 연재 중이다.

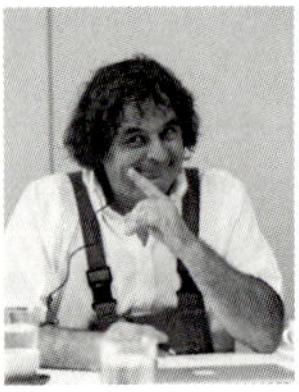

지네스트 · 마레스코티 연구소장/휴머니튜드 창시자 이브 지네스트 (Yves Gineste)

프랑스 툴루즈 대학 졸업. 체육학 전공자였던 지네스트는 휴머니튜드의 공동 창시자인 로젯 마레스코티와 함께 1979년 프랑스 문부성으로부터 병원직원 교육담당자로 파견되어, 병원 직원의 요통 대책을 연구하던 것을 계기로 간호·요양 분야에 몸 담게 되었다. 이후 의료 및 간호 현장에서 소아부터 노인까지 폭넓은 대상자에게 케어를 실천하는 가운데 케어 기법인 〈휴머니튜드〉를 창안했다. 지네스트의 모국인 프랑스에서는 현재 400 개 이상의 의료기관·요양시설에서 휴머니튜드가 도입되었고, 일본에는 14개의 지부가 있다. 또한 벨기에·스위스·포르투갈·독일·캐나다에 국제 거점을 만들었고, 6번째 국제 거점으로 지네스트·마레스코티 연구소 일본지부(대표 : 혼다 미와코)가 활동하고 있다.

이베 : 일전에 어느 현의 간호관리자 연수에서 강사를 맡았었습니다. 강의를 마칠 때 휴머니튜드를 알고 있냐고 저에게 물어오던 간호부장으로 보이는 수강자가 있었습니다. 저는 "매우 관심이 있다"고 대답한 후 당신은 어떻게 생각하냐 물으니, 그 사람은 "부끄럽게 생각하고 있다"고 답했습니다. 휴머니튜드에서 말하고 있는 것은 우리 간호사가 처음부터 알고 있었던 사실들이 대부분이었고, 반드시 해야 하는 일이었지만 간호 이외의 영역에서 지적받는 것이 부끄러워 행하지 못했다고 하더군요.

간호사들의 기분을 고려하면 〈부끄러움〉보다는 〈무관심〉이라는 단어가 더 적절하게 감정을 나타낸다고 생각합니다. 실천하고 싶어도 충분히 실천해오지 못한 것에 대한 무관심이 있는 거겠죠.

오늘은 휴머니튜드가 일본 간호사의 치매 노인에게 행하는 간호를 보며 지적한 것에 대한 간호계의 억울함을 지울 수 있는지 〈과밀한 의료현장에서 휴머니튜드는 과연 적용 가능한 것인지〉에 대해 대화를 나눠보고자 합니다.

휴머니튜드의 고안 경위는?

이베 : 이브 씨는 원래 체육학 전공자였다고 들었습니다만, 어떠한 경위로 임상현장을 접하고 휴머니튜드를 고안하게 되셨나요?

이브 : 저는 로젯 마레스코티와 함께 휴머니튜드를 개발 · 추진해왔습니다만, 우리는 본래 체육학 전공자였습니다. 1979년에 프랑스 문부성에서 병원 직원교육 담당자로 파견되었을 때, 병원 직원들의 요통대책과 환자 케어의 지원을 요청받으면서, 의료 · 요양의 세계에 발을 들였습니다. 이후 35년 동안 약 3만 명의 환자를 접했습니다. 시설에 들어가면 직원들이 "케어 제공이 가장 어렵다"고 생각하는 환자 10명을 담당하고 그 환자들을 케어 했습니다. 소아부터 노인까지 수많은 환자

와 접했지만, 가장 요청이 많았던 것은 케어를 거부하는 치매 환자였습니다.

우리는 치매 환자들에게 적용되는 편안한 케어를 다양한 각도에서 이해하기 위해 노력했습니다. 예를 들어 같은 환자를 대할 때에도 케어를 능숙하게 해내는 간호사와 그렇지 않은 간호사가 있죠? 능숙한 간호사들은 분명히 다른 사람들과는 다른 〈무언가〉가 있을 것이라고 추측하고, 그러한 사례를 수 천 사례나 관찰했습니다. 그 경험을 통해 나온 것이 지각(知覺) · 감정(感情) · 언어(言語)에 의한 포괄적인 의사소통을 기반으로 실시하는 케어 기법인 〈휴머니튜드〉입니다.

이베 : 그렇다면 처음엔 간호사의 행동을 관찰해서 체계를 만들어 낸 것이군요.

이브 : 그렇습니다. 현재 휴머니튜드에 대해서 이제까지 간호사들이 행한 케어를 부정하는 것이라고 생각하는 분도 계시지만 그건 오해입니다. 저와 로젯은 긴 시간을 간호사와 협동해 왔고, 간호사를 존경하는 마음을 갖고 있습니다.

이베 : 이러한 개발 과정이 〈휴머니튜드 입문〉에는 자세히 서술되어있지 않아서 처음엔 허울 좋은 말이라고 생각했어요(웃음). 체계화나 이론화의 과정이 공표되면 조금 더 받아들이기 쉬워질 것이라고 생각합니다.

이브 : 저도 그렇게 생각해요. 현재 우리의 이념과 철학을 기술한 번역 서적 또한 일본과 한국에서 출판되어 있습니다.[2]

그리고 현재 연구자와의 연구도 진행 중입니다. 예를 들어 신경심리학 영역에서 뇌의 기능 연구, 치매와 뇌 혹은 신경기능 사이의 관련성에 관한 연구가 진행됨으로써 이러한 연구 성과를 조합해 휴머니튜드가 어떻게 성공하는지에 대한 학술적인 설명이 가능해질겁니다(제 3장).

---

2 휴머니튜드 사상 · 철학을 해설한 번역서: 이브 지네스트, 로젯 마레스코티, 제롬 페리시에 저, 혼다 미와코 감수, 쓰지타니 신이치로 번역 〈휴머니튜드: 늙어가는 것과 간호의 획기적인 서-트라이어리스트 도쿄〉와 〈휴머니튜드 혁명- 대광의학〉이 있다.

휴머니튜드의 이념과 철학 〈양심이 결여된 학문은 영혼의 폐허일 뿐이다〉

이브 : 이렇게 병원이나 요양시설과 같은 간호 현장에서 전문직과 협동을 통해 환자에게 편안한 케어 기법을 개발하고 도입하는 과정에서 케어의 기초가 되는 이념이나 철학이 필요하게 되었습니다.

16세기에 활약한 프랑스 작가 프랑수아 라블레는 〈팡타그뤼엘〉에서 "양심이 결여된 학문은 영혼의 폐허일 뿐이다"라고 말했지만, 우리도 휴머니튜드의 이념과 철학을 갖고 기법과 일체화 시키는 것으로 우리의 윤리적 가치관을 표현할 수 있다고 생각하고 있습니다.

휴머니튜드는 인간성에 관한 몇 가지 철학에서 유래했고, 자유, 평등, 우애, 그리고 자립이라는 가치관에서 시작되었습니다. 간호이론가 버지니아 핸더슨이나 칼리스타 로이(Callista Roy)의 사상과도 일치합니다.

인간성을 박탈당하기 쉬운 사람들에게 사용하는 케어 기법의 기본 철학

이브 : 휴머니튜드라는 단어는 프랑스령 마르티니크 섬 출신 시인이며 정치가였던 에메 세제르가 1940년대에 제창한 네그리튜드(Negritude)라는 단어에서 기원을 가져왔습니다. 그는 식민지주의를 비판함과 동시에 식민지에 거주하는 흑인이 스스로의 〈네그리튜드〉(흑인다움, 흑인성)를 되찾기 위한 활동을 시작하였습니다.

그 후 1980년에 스위스 인기 작가인 프레디 클로프펜슈타인이 〈인간답게 존재하기〉의 상황을 〈네그리튜드〉에 입각해 〈휴머니튜드〉라고 명명했습니다. 인간다움, 인간성을 표현한 것입니다.

그러나 휴머니튜드는 단순한 이론이 아닙니다. 자신과 타인 모두 〈인간이라는 종에 속하는 존재〉라는 특성을 서로가 인정하기 위한 일련의 케어에 대한 이념, 철학과 실천적인 기법이 일체화한 케어 체계입니다.

건강한 사람들이라면 휴머니튜드를 느끼는 것, 즉 서로의 인간성을 확인하는 것은 쉽습니다. 그러나 침대에서 일어나지 못하는 노인은 말할 수 없고, 먹지 못하고, 혼자 화장실도 이용하지 못하며, 일어서지도 못합니다. 그러면 사회성을 상실하는 것은 물론, 사람으로서 존엄을 지키며 살아가는 것이 어려워집니다.

휴머니튜드는 그 사람 주위에 있는 사람들이 그 사람이 놓여진 상황을 이해하고 좁아진 인간관계를 적극적으로 회복하도록 돕는 것입니다. 이를 위해서는 구체적인 기술로 〈보다〉, 〈말하다〉, 〈만지다〉, 〈서다〉로 구성된 〈4가지 기둥〉이 있습니다. 휴머니튜드에 있어서 중요한 것은 우리가 말하는 철학, 이념을 이해한 상태에서 실제 그것을 전하기 위한 기법을 배우고 포괄적으로 실천하는 것입니다. 이것을 통해 일관성 있는 윤리적 행위로 이어지는 것입니다.

이베 : 이해가 돼요. 휴머니튜드는 인간성을 박탈당하기 쉬운 사람들을 대할 때 사용하는 철학적인 케어 기법이군요.

이브 : 휴머니튜드는 모든 사람을 사람으로서 취급하고 사회성이나 존엄을 한번 잃었던 노인을 사회로 다시 되돌리는 것입니다. 인간관계에서 멀어져 있었을지도 모르는 급성기병원에 입원중인 노인도 휴머니튜드를 기반으로 한 케어를 통해 마지막엔 휴머니튜드에 돌아올 수 있습니다. 즉, 인간다움을 회복할 수 있다는 거죠.

잘못된 레벨의 케어는 해가 될 수 있다

이브 : 돌봄을 하는 사람과 받는 사람 양측이 만족스러운 시간을 보내면서 처음으로 케어를 통한 행복한 관계가 성립합니다. 그리고 결코 케어로 인해 해를 끼쳐서는 안되죠.

이를 위해서는 케어를 받는 측인 환자의 건강상태에 맞는 케어 레벨(목적)을 설정할 필요가 있습니다. 휴머니튜드가 생각하는 〈3가지 케어 레벨〉을 아래에 표시해 놓았습니다. 지금 행하고 있는 모든 케어를 직관하고, 모든 환자의 건강상태나 잔존 능력을 평가한 다음, 레벨에 맞는 케어를 제공하고 있는지를 항상 자문(自問)할 필요가 있습니다. 레벨을 잘못 측정하고 행한 케어는 해가 될 수 있습니다. 우리는 연구대상 병원을 방문할 때엔 먼저 침대 위에서 목욕을 하거나 식사를 해야하는 환자가 몇 명이 있는지를 평가합니다.

1. 건강 회복을 목표로 한다.(예: 폐렴을 치료한다.)
2. 현재 있는 기능을 유지한다.(예: 뇌경색 후 마비가 진행되지 않도록 한다.)
3. 회복도, 현재 있는 기능을 유지하는 것도 불가능할 경우 가능한 한 편안하고 행복한 상태에서 임종을 맞이할 수 있도록 마지막 순간까지 환자의 옆을 지킨다.(예: 암 말기 환자에게 완화 케어를 행한다.)

이베 : 침대 위에서 행하는 씻는 것이라면 〈침상목욕〉(침대 위 전신 청결)을 말씀하시는 거군요.

이브 : 스트레처 샤워인 경우도 있고, 침대 위에서 목욕을 하는 경우도 있습니다. 이 환자들이 얼마나 서 있는 자세를 유지할 수 있는지를 평가합니다. 40초 동안 유지할 수 있다면 간병인이 서 있도록 도와 서있는 상태에서 목욕을 하도록 케어 방법을 변경합니다.[3]

서 있는 자세를 1일 차는 40초, 다음날엔 50초, 그 다음 날에는 3분으로 유지 시간을 늘려갑니다. 이렇게 우리가 한 번 병원을 방문하면서 그때까지 행해지고 있던 부분목욕과 침상목욕에 대한 필요성에 대해 60~80%는 재검토하게 됩니다. 즉,

3 부분목욕과 침상목욕은 간호사가 환자와 오랜 시간을 함께 지낼 수 있는 귀중한 기회다. 휴머니튜드에서는 이 시간을 효율적으로 사용해서 보조적 목욕에서 멈추지 않고, 환자가 신체의 기능을 사용할 수 있도록 하고 있다.

환자의 반 이상이 레벨에 맞는 케어를 받지 못했다는 것을 의미합니다.

이베 : 일본에서는 긴 시간 절대 안정이 중시되어왔기 때문에 기초 간호기술에서는 먼저 〈침상목욕〉을 배웁니다. 임상에서는 중증환자가 많기 때문에 침대 위에서 가능한 한 에너지를 소모하지 않도록 하면서 얼마나 효율적으로 전신을 청결하게 하는가를 배우는 거죠.

이브 : 하지만 살아있다는 것은 움직인다는 것입니다. 병원 간호사는 "움직이지 말아주세요. 금방 끝나요"라고 말하며 케어를 실시하죠. 하지만 저는 본래 체육 전공자이기 때문에 〈움직일 수 있다면 최대한 몸을 움직이자〉라는 것을 케어의 기본으로 삼았습니다.

아무리 질이 좋은 케어라도 건강상태에 맞지 않는 수준의 케어를 강제적으로 행해서 오히려 건강에 해가 되는 경우도 있습니다. 예를 들어 보행 보조를 받으면 화장실까지 걸어갈 수 있음에도 불구하고 기저귀를 입히는 것이 전형적인 예시입니다. 휴머니튜드에서는 강제적인 케어를 없애는 것을 목표로 하고 있습니다. 프랑스에는 23,000개의 병원이 있는데, 휴머니튜드 인증을 받은 시설이 4곳 있습니다. 이 시설들에서는 강제적인 케어는 전혀 행해지지 않습니다. 불가능하다고 생각될지도 모르지만, 휴머니튜드의 기법을 사용하면 가능합니다.

급성기 병원이야 말로 휴머니튜드를 도입해야 한다

이베 : 휴머니튜드의 이념이나 철학에 대해서는 이해할 수 있었지만 유대를 맺고, 애정을 준다는 행위는 느슨하고 여유가 있는 개념이라고 생각합니다.

그런데 급성기병원의 시간의 흐름은 오히려 빡빡하고 급한 것이죠. 휴머니튜드와 급성기 병원사이에는 시간의 흐름에서 질적인 차이가 있는 것이 아닌가라는 의문을 떨치기 힘듭니다.

이브 : 실은 휴머니튜드는 급성기병원에서 하는 활동을 기반으로 만들어진 것입니다. 병원이나 시설에서 활동을 시작하고 처음 20년 동안은 급성기병원에서 오는 의뢰가 80%를 차지하였습니다.

시간이 없으면 없을수록 전문성이 요구됩니다. 그렇기에 급성기병원에서는 전문가로서 성과를 낼 수 있는 기술을 확실히 몸에 익혀서 사용하는 것이 중요합니다. 그러기 위해서는 휴머니튜드를 도입하는 것이 도움이 됩니다.

휴머니튜드를 도입하는 것으로 간호사의 오전 근무시간을 35분 단축시킬 수 있었다는 연구결과도 있습니다. 전문가로서 이 기술을 익히면 시간이 절약됩니다. 그러니 휴머니튜드는 의료과밀도가 높은 급성기 병원에서야 말로 도입해야 한다고 생각합니다.

혼다 : 저도 휴머니튜드를 처음 배웠을 때는 함께 배우는 사람들이 모두 급성기병원에서 일하는 간호사였습니다. 2년 이상 배워 온 간호사들이 입을 모아 말하는 것은 치매 환자를 만날 때 두려움이 없어졌다는 것이었습니다. 아무리 곤란한 상황이라도 '휴머니튜드가 있으면 괜찮다'고 생각하게 됐다는 거죠.

치매 환자의 감각기능은 매우 예민합니다. 그 예민한 감각에 맞는 접근 방식을 재현성 있게 배울 수 있어서 이 기술을 익힌 사람들이 행하는 케어는 받아들여지기 쉽다는 것을 우리는 급성기병원에서 실천을 통해 경험할 수 있었습니다. 이 경험은 노년의학을 전공하는 저에게도 매우 큰 자신감이 되었습니다.

이베 : 혼다 선생님께서 말씀하시는 내용은 경험을 통한 것이어서 잘 이해가 됩니다. 저도 대학원에 다닐 무렵 아르바이트를 하던 병원에서 비슷한 경험을 했습니다. 거기에는 알츠하이머 중증환자인 여성이 입원해 있었습니다. 그녀와 마주보면서 "오늘은 어떠세요?"라고 질문했을 때와 감정이 담기지 않은 상태에서 물어볼 때의 반응은 전혀 달랐습니다. 본능적으로 상대의 마음을 꿰뚫어보는 능력이 있을

지도 모른다는 생각이 들었습니다.

이브 : 우리는 특히 케어하기 어려운 환자에게는 〈케어의 준비〉를 실시하고 있습니다. 이 〈케어의 준비〉는 90%의 환자에게는 40초만에 끝납니다. 이 40초의 시

[케어의 준비]
(케어에 대한 합의를 얻는 과정)

- 20~30초 이내에 끝낸다.
- 3분 이내에 합의를 얻지 못하면 케어를 일단 포기하고 나중에 다시 온다.

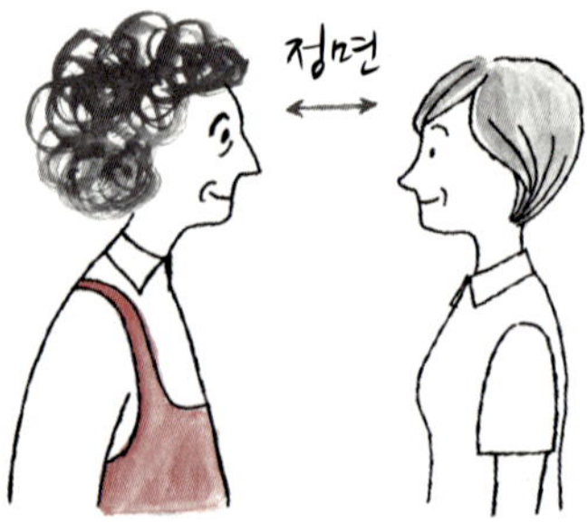

- 정면에서 다가가 상대의 시선을 잡는다.(눈맞춤)

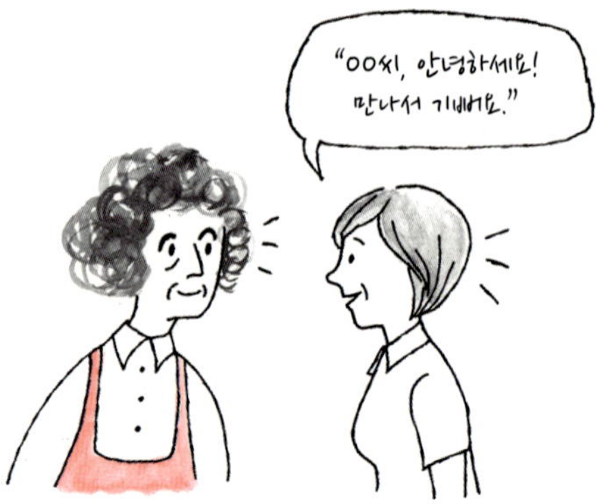

- 눈이 마주치면 2초 이내에 말을 건다.
- 처음부터 케어에 대한 이야기를 하지 않는 것이 중요하다.
- 휴머니튜드의 〈보다〉, 〈만지다〉, 〈말하다〉의 기술을 사용한다.

간을 들이는 것만으로도 어려운 사례의 70%에서 케어에 대한 거부가 사라졌습니다. 예를 들어 저항이 심해서 3명이 달려들어서 목욕을 시켰던 환자에게 〈케어의 준비〉부터 시작함으로써 혼자서도 케어를 할 수 있게 되었습니다.

혼다 : 이 과정은 40초로 끝나는 관계라고도 할 수 있습니다. 연수할 때 보면 일본 간호사는 이제껏 의사소통이 불가능했던 치매 환자와 눈이 마주치거나 말을 나누는 것이 기뻐 〈케어의 준비〉를 길게 끌고 가는 경향이 있습니다. 그렇게 되면 처음엔 케어를 받을 준비가 되어있던 환자도 기분이 바뀌게 되어 거부하는 경우도 적지 않습니다.

이 과정은 어디까지나 케어를 위한 준비이기 때문에 지금부터 제공하려는 케어에 부정적이지 않다는 것만 확인 가능하면(p210) 다음 과정을 진행해도 괜찮은 것입니다. 환자와의 유대를 맺는 것에만 주목해버리면 최종목표가 케어의 실시라는 사실을 놓칠 수도 있지만, 연수에서 실제로 "아, 이거다!"라는 순간을 체험 하려면 40초 이내에 준비를 끝내는 효과적인 의사소통을 해야 가능해집니다. 그리고 또한 3분동안 노력해도 동의를 얻지 못한 경우엔 한 번 물러나는 것도 강제적으로 케어를 행하지 않는다는 관점에서 매우 중요한 포인트입니다.

이베 : 휴머니튜드에서는 〈만남의 준비〉라는 기법이 있죠. 이 〈5가지 단계〉인 〈똑똑똑(3회 노크), 3초 기다리고 똑똑똑, 3초 기다리고 똑(1회 노크)〉와 같은 스타일은 관례처럼 느껴지기도 합니다.

혼다 : 지네스트 선생님은 〈휴머니튜도(道)〉라고 부르시죠(웃음). 이 행동이 의미하는 바가 처음에는 이해하기 어려워도 먼저 행동의 〈형식〉으로 들어가는 것부터 시작해 점차 그 의미도 알 수 있게 됩니다. 즉 다도나 검도 등의 〈도(道)〉와 같은 과정이라고 종종 말씀하십니다.

[만남의 준비]
(케어를 예고하는 과정)

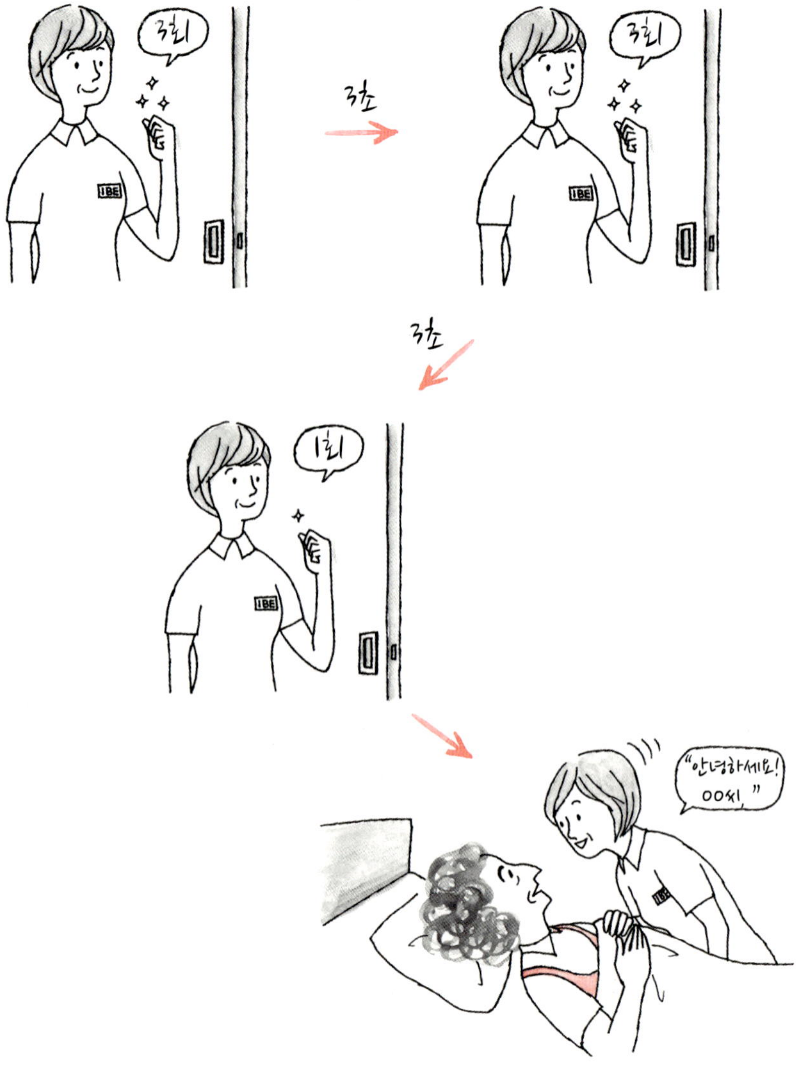

〈곤란할 때엔 이렇게 한다〉구체적인 사고와 행동 패키지

이베 : 혼다 선생님이 계신 도쿄의료센터에서는 통합내과환자가 입원해있는 병동에서 휴머니튜드를 실천하고 있다고 하셨는데, 중증환자가 많고 긴급 입원이 많아 간호사가 매우 바쁘게 움직이는 현장에서 이 기법을 정말로 사용하셨는지 궁금합니다. 저에게 있어서는 아직 명확한 이미지가 떠오르지 않습니다.

혼다 : 일본에서 실시한 5번째 연수에서 해당 병원의 응급의료센터 간호사 3명이 참가했습니다. 해당 병원의 응급의료센터에 실려오는 환자들은 매우 중증입니다. 게다가 노인이 많고, 필요한 케어나 검사를 받지 못하고 신체억제를 통해 실시해야만 하는 상황이 슬펐다고 합니다. 거기서 "휴머니튜드를 응급의료센터에서도 사용해보고 싶다"라며 참가했습니다.

배운 것을 바로 환자에게 실천해보니 매우 효과가 좋았다 하여, 2주째에는 그 모습을 본 동료들이 관심을 갖고 점점 많은 사람들이 견학을 오는 상황이 만들어졌습니다. 응급의료센터에서도 유효하다는 결과는 급성기병원에서 휴머니튜드를 추진하는데 자신감을 갖게 했습니다.

이베 : 연수는 며칠간 얼마 정도 실시되었나요?

혼다 : 월요일부터 금요일까지 하루 8시간, 5일간 실시했습니다. 월 · 화요일에는 강의와 지도 담당자와 참가자가 함께 하는 실기 연습, 수 · 목요일은 보조목욕, 침대나 휠체어 타고 내리기 보조 등을 포함한 병동실습과 토론, 금요일에는 총정리의 형식으로 실시하고 있습니다.

강연에서 '이런 케어 방법이 있다'고 전하는 것은 가능하지만 그 내용을 한 번 듣고 실천하기란 어렵습니다.

연수에서는 지금까지 배운 내용, 현재 직장에서 직면하는 문제 등에 대해 말로 표현하도록 참가자들에게 요구합니다. 그리고 여러 영상을 보면서 성공사례, 실패 사례를 분석해보고, 기본적인 움직임을 참가자가 배운 후 지도 담당자와 함께 침대 옆에서 실습을 하고, 구체적인 기법을 익힙니다.

하나하나의 간호 기술은 모든 간호사가 이미 완벽하게 익힌 것입니다. 하지만 실제로 환자가 케어를 거부하는 것과 같이 '가장 곤란한 상황'에 처해졌을 때, 그 간호 기술 하나하나를 구체적으로 어떻게 조합해서 행동하면 되는지에 대해서는 아직 배워야한다고 생각합니다.

즉 〈보고, 말하면서 손을 움직여라〉, 〈친절하게 접촉하라〉 등을 언어적, 개념적으로는 학습했으나, 개별적 상황이 다양한 임상현장에서 그것들을 어떻게 활용하면 좋은가를 수단으로써 배울 기회는 충분하지 않았을지도 모릅니다.

이런 상황 속에서 〈곤란할 때엔 이렇게 생각하고, 그렇게 행동하는 것은 어떨까〉하고 구체적인 사고와 행동을 묶어 명시하는 것이 휴머니튜드라고 생각합니다. 이제까지의 치매 환자케어나 노인간호 교육에서도 이러한 대처방식이 행해졌다고는 생각하나, 〈케어를 하는 사람은 누구인가〉라는 질문에서 시작되어 누구나 배울 수 있는 재현성 있는 기술로서 체계화되어있다는 점이 휴머니튜드의 특징이고, 새로운 점이라고 생각합니다.

이베 : 그렇군요. 예를 들어 환자의 자세를 바로잡으려 할 때 간호사를 부르는 응급벨이 울린다고 하면 또다시 머리카락이 날릴 정도로 바삐 그 환자에게 가야만 합니다. 그런 상황이 반복되면서 간호사의 감정은 대상자에 대한 무관심으로 이어지는 겁니다.

혼다 : 다른 환자의 응급벨이 울려 돌보던 환자를 떠났다가 다시 돌아오게 되면, 앞서 만들어진 친밀한 감정이 확연히 달라지고 관계성이 단절되어 있는 경우가 종종 있습니다.

조직에의 도입이 전제조건

이베 : 그러면 휴머니튜드를 급성기병원에 도입하려고 할 때 간호사가 독자적으로 학습하는 것이 좋은가요, 아니면 병원에서 시스템을 만드는게 좋은가요?

이브 : 휴머니튜드를 병원 전체에서 활용하기 위해서는 개인 레벨, 팀 레벨, 그리고 조직 레벨과 같은 3가지 단계로 생각할 필요가 있습니다.

먼저, 연수에서 익힌 기술을 현장에서 실천할 때에는 간호사 한명 한명의 인성이나 능력에 따라 실천 수준에 차이가 생길 것이라 생각합니다. 예를 들어 유대를 맺는 방식은 본인의 능력이나 노력에 따라 결과가 달라집니다.

다음으로 휴머니튜드는 팀 전체에 도입되어야 합니다. 예를 들어 "강제적인 케어를 하지 말자", "환자의 뒤쪽에서 케어하지 말자"라고 말을 해도, 팀 전체가 이를 행하지 않으면 기껏 도입한 것이 애매하게 되고 간호가 어려운 환자는 계속 어려운 채 있게 됩니다.

마지막으로 조직 수준 문제입니다. 예를 들어 한 병동 간호사가 "반드시 도입하고 싶다"고 원해도 간호부장이나 병원장, 경영자가 휴머니튜드 도입을 적극적으로 찬성하지 않으면 도입하는 데에 있어서 문제가 생기게 됩니다.

혼다 : 최근 강연에서 "정면에서 다가가서 시선을 마주한다"는 이야기를 했더니 "동료에게서 〈거리가 너무 가깝다〉는 이야기를 들으면 어떻게 하면 좋으냐"는 질문을 받았습니다. 스스로가 괜찮다고 생각하고 휴머니튜드 기법을 실천해도 주위의 동료들이 "이상하다", "왜 그런 식으로 보느냐"라는 질문을 매일 받으면 계속하기는 어려울 것이라고 생각합니다.

〈가깝다〉고 느끼는 거리는 그 사람의 인지기능에 따라 크게 바뀝니다. 환자가 〈가깝다〉고 말하면 그것이 가까운 것입니다. 하지만 환자가 아무 말도 하지 않았는데 주변에서 〈가깝다〉, 〈이상하다〉고 하는 환경에서는 휴머니튜드를 유효하게 활용하기는 어려울 것입니다. 이제까지 도쿄의료센터에서 5회 연수를 실시한 경험을 비추어 봤을 때 적어도 병동 단위로 도입되어서는 실시하기가 어렵다고 생각합니다.

휴머니튜드는 케어를 하는 사람도 지지한다

이브 : 휴머니튜드는 〈케어가 필요한 사람을 지지한다〉는 것을 기반으로 해왔으나, 동시에 〈케어를 하는 사람을 지지하는〉 방법도 탐구해왔습니다. 이제까지 원활하지 못했던 방법이 있으면 새로운 기법을 도입하는 것으로 돌보는 사람들의 부담을 덜고, 보람이나 만족감을 얻는 것을 추구해 온 것도 중요한 특징입니다.

조금 전 말씀드린 프랑스의 〈휴머니튜드 인증시설〉인 4개의 시설에서 간호사의 번아웃(탈진)증후군 정도를 조사한 결과, 0%에 가깝다는 결과가 나왔습니다. 즉 간호사 일을 하면서 행복해질 수 있다는 겁니다.

이베 : 급성기병원도 포함되나요?

이브 : 시설 중 하나는 파리 교외에 위치한 급성기병원입니다. 혼다 선생님께서도 방문하셨죠. 그곳에서는 경관영양이나 신체 억제는 전혀 행해지지 않습니다. 그리고 4년간 실천한 효과를 조사한 결과 항불안제제의 사용량이 88% 감소했습니다. 간호사가 휴머니튜드를 실천하는 것으로 인해 환자의 불안이 줄었기 때문입니다. 현재 프랑스에서 50개의 시설이 이 〈휴머니튜드 인증 시설〉 취득을 목표로 하고 있습니다.

이베 : 인증을 취득하기 위한 조건에 어떤 것이 있나요?

이브 : 휴머니튜드를 실천하는 50개의 병원이나 요양 시설에 소속된 간호사 · 의사 관리자 층, 경영자 등이 인증을 행하기 위한 조직을 만들었습니다. 인증을 받기 위해서는 300개의 기준을 만족시켜야 한다는 어려운 요건이 있습니다. 제가 아닌 이 조직의 임원들이 기준을 정했습니다. 지금은 50개의 시설 중 인증을 취득한

시설이 4개 있는 상황이죠(2019년 1월 기준 인증 취득 시설은 18곳).

혼다 : 2014년 7월 일본 간호사와 함께 남 프랑스 병원과 간호 시설을 방문할 기회를 얻어서 일본 간호사들도 이 시설에서 케어에 참가했습니다. 프랑스어를 할 수 있는 사람은 없었지만 그들은 환자와 〈눈과 손〉으로 대화를 나누고 일본어로도 친절하게 말을 걸었습니다. 언어로서의 정보보다는 목소리가 만들어내는 정보와 환자를 보는 시선이나 상대에게 닿는 손과 같이 비언어적인 메시지가 전달되는 것을 알 수 있었습니다. 휴머니튜드 실천이 보편적인 사람을 케어하는 데에 도움이 된다고 실감한 것이 이 방문의 가장 큰 수확이었습니다.

이베 : 일본에 보급하는 데에 있어서 프랑스의 〈휴머니튜드 인증 시설〉 요건을 만족시킨 곳이 한 곳이라도 있으면 보급은 그리 먼 미래의 일이 아니라 생각합니다. 일본 의료기관은 인증 취득을 선호하니까요.

이브 : 일본에서의 휴머니튜드 인증 시설과 그 기준은 일본에 맞는 형식이어야 한다고 생각합니다. 일본 시설의 장점과 단점을 파악하고 있는 일본 분이 추진해야 한다고 생각합니다.

이베 : 혼다 선생님이 대표로 계신 일본지부에서 일본식 기준이 만들어지면 좋겠네요.

혼다 : 네, 열심히 하겠습니다(웃음).

간호기초교육에 도입할 가능성

혼다 : 현재 간호기초교육에 종사하는 많은 교직자가 연수 개최를 요청하고 있습니다. 처음엔 상상해보지 못한 일이지만, 반가운 기대라고 생각합니다. 이미 훌륭한 기술교육이 존재하는 일본 간호 교육에 조금 전 말씀 드린 〈간호가 어려울 때엔 이렇게 하자〉는 구체적인 사고와 행동을 패키지로 하여 휴머니튜드를 전할 수 있으면 좋지 않을까 생각하기 시작했습니다. 구체적인 교육방법에 대해서는 부

디 이베 선생님과 의논하고 싶습니다.

이베 : 지금 일본에 있는 간호기초교육의 교재, 그 중에서도 기본간호학의 교재는 침대 위 안정을 전제로 만들어진 것이 많다고 생각합니다. 하지만 최근에는 인공호흡기를 달고 있는 환자도 조기이상을 권유할 정도로 침대 위 절대 안정의 개념은 변화하고 있습니다.

혼다 : 그렇죠. 제가 영국 대학병원에서 내과의로서 일했을 때 신규입원환자를 간호하면서 처음 내려온 지시에는 "out of the bed"라는 항목이 반드시 포함되어 있었습니다. '하루에 몇 시부터 몇 시까지', '하루에 몇 번'과 같은 식으로 침대에서 벗어나도록 지시를 내리는 것이죠. 저는 영국에 갈 때까지 그러한 개념이 있다는 것을 알지 못했습니다.

이베 : 현장의 상황은 시시각각 변화하기 때문에 기초교육 전체의 발상을 바꿔야 한다고 생각합니다.

혼다 : 앞으로 임상이나 교육에서 신뢰하고 활용될 수 있도록 임상연구 결과도 내고 싶습니다. 올해(게재 당시인 2015년) 후생노동성(일본의 사회 복지, 공공위생 및 환경을 위한 행정기관)의 지정 연구(후생노동과연)에서 재택 간병인에게 휴머니튜드의 교육을 제공하고 그 결과를 평가하는 연구를 하고 있습니다. 일본에서 현장연구를 거듭해 결과를 내고자 합니다

이베 : 꼭 데이터로 효과를 제시하면 좋겠네요.

혼다 : 네, 노력하겠습니다(웃음).

자유로운 발상이 새로운 케어를 창조한다

이브 : 휴머니튜드에서는 유대를 맺는 것을 중요하게 생각하기 때문에 어쩌면 일본 분들은 "인간관계를 만드는 것이 힘들다", "환자와의 관계를 만드는 것이

힘들다"고 말씀하실지도 모르나, 실제로는 일본에서 가장 잘 실행되지 않을까 합니다. 저는 여러 나라를 다녔지만, 완벽주의자인 일본간호사가 친절하게 일을 수행하는 모습에 감동했습니다. 이미 도입을 한 일본 시설에서 바로 휴머니튜드의 성과가 나오는 이유는 간호사가 이러한 자세를 기본으로 하고 있기 때문이라고 느꼈습니다.

예를 들어 일본에서 행한 연수에서 환자와 유대를 맺기 위해 30분이나 〈탄갱절(炭坑節-나가야마 요코가 부른 엔카)〉을 계속해서 부른 간호사가 있었습니다. 그 결과 환자가 거부하던 케어를 실시할 수 있었는데, 프랑스인이라면 3분도 버티지 못하고 "휴식시간이니 커피를 마시고 올게"라며 침대 곁에서 벗어나겠죠(웃음).

이베 : 일본 간호사는 온순하고 근면하니까요. 단점을 말하자면 너무 성실한 게 문제예요(웃음).

이브 : 저도 이베 선생님과 같은 생각이에요. 맡은 일을 일직선으로 수행하는 것이 일본 간호사의 특성입니다. 하지만 〈탄갱절〉이라는 노래가 환자와의 유대를 쌓는 열쇠라는 것을 환자와의 대화라는 자립적인 활동 속에서 간호사가 스스로 발견하는 것입니다. 〈검열과 아가씨〉 이야기로 돌아가면 일본 간호사들에게 "조금 더 자유롭게 생각하고 행동해도 괜찮다"고 말하고, 이를 실천해 나가면 케어를 보다 양질의 것으로 만들기 위한 수많은 아이디어가 현장의 간호사들을 통해서 만들어지겠죠.

〈간호관리〉2015년1월게재
통역 : 다카노 세이코

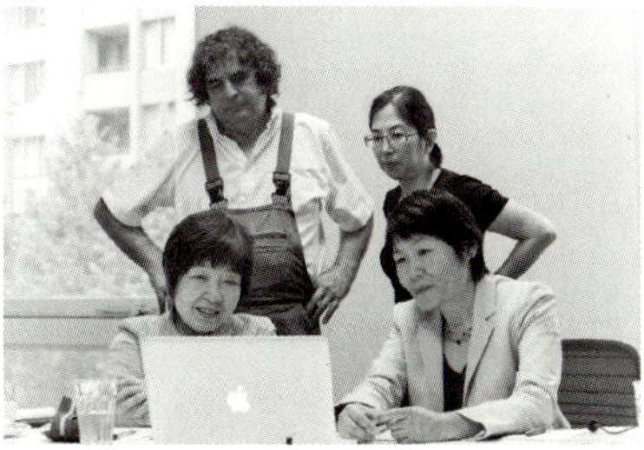

문헌

혼다 미와코, 이브 지네스트, 로젯 마레스코티 : 〈휴머니튜드 개발 경위는?〉, 휴머니튜드 입문, 의료서원, 2014.

〈휴머니튜드〉가 세이루카 간호대학에 온 날

이베 토시코 - 이베간호관리연구소 대표이사/
세이루카국립대학 명예교수

병동에서 일어난 〈큰일〉

2015년 2월 마지막 수요일에는 비가 왔다. 이브 지네스트(휴머니튜드 창시자, 지네스트 · 마레스코티 연구소장)는 트레이드 마크인 붉은색 멜빵바지가 아닌 하얀 셔츠와 검은색 가죽 멜빵바지를 입고 있었다. 추운 지방에서 강연을 하기 때문에 새로 맞췄다고 했다. 2개월만에 재회를 했는데 두 손을 크게 벌려 끌어안는 인사는 프랑스식이었다. 잡지 〈간호관리〉의 좌담회에서 만나 뵀을 때 "다음엔 세이루카에 갈게요"라며 약속했던 것을 잊지 않은 순간이었다.

당일엔 오후부터 병동 방문과 2시간 짜리 강연회가 예정되어 있었다. 나는 교외에서 열리는 회의에 참석하기 위해 한동안 자리를 비우지만 저녁에 있을 강연회에서 다시 뵙겠다고 전했다. 몇 시간 후 대학에 돌아가니 강연회장 입구에서 접수처를 지키던 간호사가 나를 보자마자 "일이 커졌어요"라며 흥분해서는 달려왔다. 지네스트와 모리 마치코(국립병원기구 도쿄의료센터/휴머니튜드 지도 담당자)사이의 관계로 인해 큰 일이 일어났고, 그것을 보고있던 한 의사는 "이것은 의료 혁명이다"라며 놀랐다고 한다.

침대에서 일어나 〈친구〉와 춤을

그 〈큰일〉을 다음과 같이 재구성하고자 한다.

지네스트 일행의 병동 방문은 내과병동에서 시작되었다. "93세 키쿠에 씨(가명)는 흡인성폐렴(aspiration pneumonia) 진단을 받았습니다. 닭고기 튀김이 목에 걸려 호흡정지를 일으켜, 소생 후 요양시설에서 이송되셨습니다"라고 병동 간호사는 소개했다. 간호사 대기실 의자에 앉아 (통역을 통해서)지네스트는 10분정도 〈정보수집〉을 했다. "무엇이 곤란하냐?"고 간호사에게 질문했다. "링거를 멋대로 뽑아버리고 다시 놓으려 하면 거부한다"고 간호사는 대답했다. 동석한 딸에게 인사한 후 환자 방문 허가를 받았다. 그녀는 지네스트와 영어로 대화하며 마음을 터 놓았다.

일행은 키쿠에의 병실로 이동했다. 십 수명의 관중은 지금부터 일어날 일에 눈을 반짝이며 줄지어 따라갔다. 먼저 간호사 모리가 키쿠에가 접근했다. 모리는 병실 입구에서 3회 노크를 했다. 3초가 지난 후 다시 한 번 3회 노크를 하고, 방에 들어섰다(이것은 휴머니튜드의 방식이다).

"키쿠에 씨, 안녕하세요. 저는 모리라고 해요. ○○(지명)에서 키쿠에 씨를 만나기 위해 왔어요. 안색이 좋으시네요. 제 친구가 프랑스에서 왔는데 소개해 드려도 될까요?"

모리의 이 인사 방법에도 특징이 있다. 입구에서 거리를 두고 선 채로 (일반 방식대로) 인사하지 않았다. 모리는 등받이에 기댄 채로 침대 위에 일어나 있는 키쿠에에게 정면에서 다가가 얼굴이 거의 맞닿을 것 같은 거리에서 큰 목소리로 천천히 말을 걸었다. 뒤에서 보면 마치 키쿠에를 끌어안고 있는 것 같이 보였다.

모리는 키쿠에가 귀가 잘 들리지 않는다는 것을 알고 종이컵을 사용해서 왼쪽에서 말을 거는 것도 좋은 방법이라고 판단했다. 링거를 잡아 뽑지않도록 하기 위해 씌운 장갑형 억제대를 벗기면서 잠옷의 꽃무늬가 멋있다고 말했다.

그리고 지네스트가 다가갔다. "안녕하세요, 처음 뵙겠습니다. 프랑스에서 온 키쿠에 씨의 또 다른 친구인 이브에요. 만나서 너무 기뻐요"라며 통역을 통해 키쿠에에게 전했다.

키쿠에는 얼굴 가까이서 목소리가 들린 것에 반응하고 지네스트를 만지기 위해 손을 뻗었다.

"다리를 움직여주세요. 왼쪽, 오른쪽"

"이불을 발로 차주세요"

"침대에 앉아볼까요?"

"휠체어에 앉아주세요"

복도로 나온 키쿠에는 활기찬 표정을 하고 있었다.

"그러면 한 번 일어나 볼까요? 저와 춤을 춰 주시겠어요?"

지네스트와 모리는 키쿠에의 양 팔을 지탱하면서 처음엔 끌듯이, 그리고 점차 걸어나갔다. 관중들은 크게 함성을 내며 박수를 쳤다.

이를 처음부터 끝까지 지켜보던 키쿠에의 딸은 어머니가 〈이렇게 걸을 수 있었다는 점〉, 〈이렇게 대화를 할 수 있었다는 점〉 등에 감탄했다. 지네스트는 "침대에 눕히는 것은 최소한으로 하는 게 좋다", "천장을 보고 있어도 파리 한 마리 날아다니지 않기 때문에 자극이 없다"와 같이 〈지도〉했다. 의료진에게는 서있을 때 양팔을 지탱하는 방법, 휠체어는 발판을 사용하지 않고 양 발을 허공에 띄우는 편이 좋다는 것 등을 조언했다.

약 60분 동안 지네스트 일행은 많은 여운을 남기고 다음 병동으로 이동했다. 침대 위 절대 안정이 중요하다는 사고방식이나, 노인들은 활발히 움직이지 못한다는 고정관념이 뒤집혔다고 모두 생각했다.

〈주간 의학계신문〉제3123호(2015년 4월 27일 발행) 게재

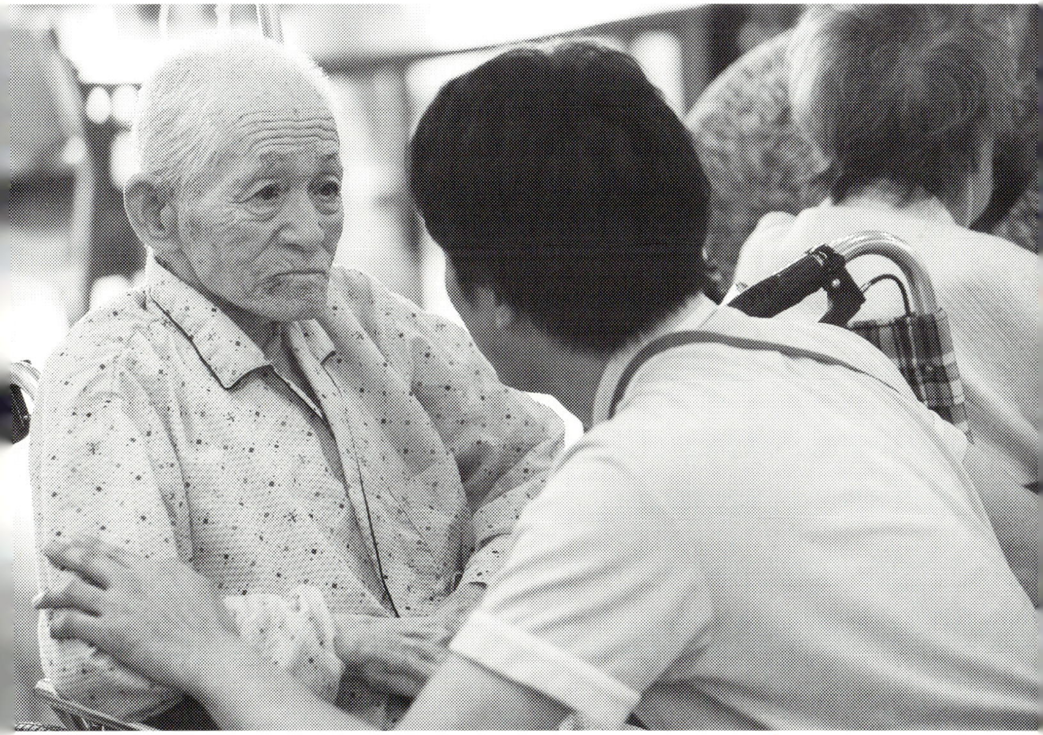

[인터뷰]

가와시마 미도리, 휴머니튜드를 말하다

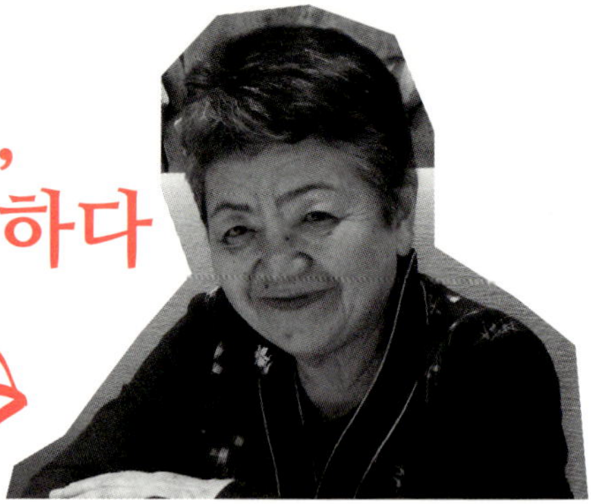

1931년 서울 출생. 1951년 일본 적십자 여자전문학교(현 일본적십자간호대학) 졸업 후 일본적십자사중앙병원 소아병동, 건화회(사이타마에서 병원, 진료소 등을 포괄하는 일본의 의료법인) 야나기하라 병원 등에서 근무 후, 2003년에 일본적십자간호대학 교수. 현재 건화회 임상간호연구소 소장, 일본 적십자대학 명예교수. 1965년 도쿄간호학 세미나를 결성, 이후 임상간호의 과학화·언어화 등을 추구하고 있다.
1995년 제 4회 와카즈키상 수상, 2007년 제 41회 플로렌스 나이팅게일 기장 수상.
주된 저서로는 〈함께 생각하는 간호론〉의학서원(1973년), 〈간호의 자립: 현대의료와 간호부〉경초서방(1997년), 〈실천적 간호매뉴얼 공통기술편〉편저 · 간호의 과학사(1984년), 〈걸어 나가는 간호〉의학서원(2000년), 〈간호기술의 기초이론〉라이프 서포트 사(2010년), 〈팀 의료와 간호: 전문성과 주체성에 관한 질문〉간호의 과학사(2011년), 〈간호의 힘〉 이와나미 신서(2012년) 외 다수

가와시마 미도리 선생님이라고 하면 제 41회 플로렌스 나이팅게일 기장 수상, 게다가 50권이 넘는 저서 등 그 경력이 화려하다.

그야말로 2차 세계대전 이후 일본 간호계를 짊어진 가장 큰 공로자중 한 명이다.

80세가 넘은 지금도 간호에 대한 열정은 조금도 꺼지지 않아 친숙하게 말하는 한편, 간호에 대한 이해가 없거나 불합리한 정책엔 종종 날카로운 언변으로 비판을 한다.

이런 가와시마 선생님이 일본에 소개되어 화제가 된 치매 케어 기법인 〈휴머니튜드〉에 관심을 기울이고 있다는 소문을 듣게 되었다. 그 가와시마 선생님이 어떤 감상을 갖고 계실까?

더위도 가시고 가을이 훌쩍 다가온 9월 오후, 신주쿠에 있는 한 호텔에서 만나 뵈었다. 휴머니튜드에 대해 여쭙자, 눈을 반짝이시며 말씀해 주셨다. (편집부)

솔직히 말하면 나는 휴머니튜드에 심한 편견을 갖고 있었어.

휴머니튜드가 도입되었을 때, 많은 사람이 "선생님, 저거 일본에서 계속 했던 거죠?"라고 말했습니다. 실제로 저 또한 TV에서 방영된 것을 보며 일본 사회와 조금 안 맞는다고 생각했어요. 프랑스는 허그와 키스의 문화가 있잖아요. 기법으로는 좋다고 생각하지만, 그 내용엔 조금 저항감이 있었어요.

〈휴머니튜드 입문〉이란 책이 정말 잘 팔렸죠. 즉 보급이 잘 되었다는 의미죠. 그때 전 현장에서 일하는 사람들이 휴머니튜드를 붙잡고 매뉴얼화 하면 위험하지 않나 생각했어요. 예를 들어 구강 케어도 할 수 없어 입 주변에 음식물이 덕지덕지 붙어있는 노인에게 매뉴얼대로 〈안아주어라〉, 〈마주 보아라〉라고 말은 해도… 점점 더 돌봄을 멀리하는 사람이 있지않을까 하는 그런 편견이 있었어요.

- 그 〈편견〉은 사라졌나요?

오사카에서 개최된 〈근거에 기반한 종합의료연구회〉 심포지움에서 함께 참석한 혼다 미와코 선생님을 만났어요. 그때 휴머니튜드를 창설한 이브 지네스트 씨가 동행하셔서 악수를 하며 첫인사를 나눴습니다. 혼다 선생님은 치매 노인이 입욕하는 모습을 동영상으로 소개하거나, 휴머니튜드에 의한 환자의 전후 변화를 설득력 있게 말씀하셨죠. 그리고 "다음엔 도쿄에서 할 예정이니 괜찮으시다면 한 번 와 보시겠어요?"라고 권유를 받은 거에요. 바로 "갈게요!"라고 대답했죠.

〈접촉〉에 대한 연구로 유명한 오비린 대학의 야마구치 하지메 선생님도 함께 가신다 하여 동행했습니다. 거기서 아침 9시 반부터 오후 5시까지 있었죠.

- 하루 종일 계셨네요!

네, 하루 종일 있었어요(웃음). 처음에 시설 측에서 이브 씨에게 앞으로 케어를 할 입소자 몇 명을 간단히 소개받았습니다. 이브 씨는 직원에게 어떤 문제가 있는지를 들은 후 각각의 환자에게 향했습니다.

그날은 휴머니튜드 연수를 마친 도쿄의료센터 소속 간호사 두 분도 와 계셨습니다.

즉 거의 정보가 없는 초면인 환자에게 접근하는 것이었죠. 그래서 어떻게 될지 정말 궁금했어요.

방으로 향하는 도중 이브 씨가 말씀해주신 건
"말 없이 무조건 들어가선 안된다"는 것

먼저 노크부터 시작하라 하시더라고요.

이브 씨보다 먼저 간호사 한 명이 노크를 한 후, 본인의 허락을 얻은 후에 가까이 다가가서 조용히 머리를 쓰다듬으면서 귀 옆에서 나긋이 이야기를 했습니다. 얼마 후 "친구를 데려와도 될까요?"하고 물은 후 이브 씨에게 손을 들어 신호를 보냈습니다. 이브 씨는 "반드시 허락을 받고, 거부당하면 절대로 강제해서는 안된다"라고 말씀하셨으니까요.

처음 뵌 분(여성)은 휠체어에 앉아서 뜻 모를 비명을 지르던 분이었습니다. 간호사의 속삭임에 조금 조용해졌을 때, 신호를 받은 이브 씨는 휠체어를 끌어 밝은 빛이 들어오는 창가로 이동했습니다. 환자가 자세를 고친 후 휠체어에서 내려 창 쪽을 향해 서도록 했습니다. 〈일단 일으켜 세워야 한다〉면서 말이에요.

하지만 오랜만에 일어섰기 때문인지 금방 휠체어에 주저 앉아서, 창문 넘어 풍경이 보이는 곳에 휠체어를 놓았습니다.

그리고 우리는 다같이 다음 환자가 있는 곳으로 이동했을 때, 뒤에서 목소리가 들려왔습니다. 돌아보니 그 환자가 있는 거예요. 그런데 조금 전처럼 뜻 모를 비명이 아니라 "아빠"라고 하는 거 있죠. 아마 남편 분 이야기가 아닐까 생각했어요. 정확한 의미가 있는 말이 나와서 저는 "와 …"하고 놀랐습니다.

- 눈을 바라보며, 대화를 나누고, 일어서게 하는 것만으로.

다음으로 만나 뵌 분은 침대 위에 누워있어 시선이 맞지 않고 두 팔이 구축되어 있는 분이었습니다. 다른 시설에서도 종종 있는 환자 같았어요. 이브 씨는 제 팔을 당기면서 "해보세요"라고 하시더라고요. 환자와 〈눈맞춤〉을 해보라고.

실은 그 전에 다같이 밥을 먹을 때 이브 씨와 함께 보면서 복도를 걷고 있었는데, 그는 "전혀 눈맞춤이 없네요"라고 말했습니다. 맞아요. 마치 삽으로 모래를 옮기는 것처럼 기계적으로 숟가락을 입에 가져다 대고 있었어요. 상대가 멍하게 있는데도 모른 체 하면서요.

그런 일이 있었으니까 저는 그 분의 얼굴 옆으로 다가가서 정말 열심히 눈을 바라봤어요. 멍하니 먼 곳을 보고 있던 사람이어서 〈눈맞춤〉을 하는데 1분 이상 걸렸습니다. 그런데 〈눈맞춤〉이 성공하자마자 표정이 확 바뀐거예요. 이 부분도 정말 놀라웠어요. 눈맞춤을 하는 것은 보통 몇 초 걸리고, 그 이상은 하지 않는다고 생각했어요. 그런데 그 순간에는 1분이나 했죠. 직장에서는 이 1분은 못 하겠지만요.

- 1분은 꽤 길죠.

맞아요, 하는 사람 입장에선 매우 길죠. 이브 씨는 "상대의 눈동자 안에 내 얼굴을 넣어라"라고 말씀하셨습니다. 그래서 저는 계속 환자분의 얼굴을 들여다봤어요. 눈을 마주치고 싶다고 생각하면서 이름을 부르고 계속 바라봤죠. 그렇게 해서 겨우 눈을 마주칠 수 있었어요.

그랬더니 이브 씨가 -그 분은 손이 구축되어 있었는데- 그 구축된 손을 펴기 시작했어요. 그랬더니 제대로 펴졌어요!

하지만 잘 안 됐던 경우도 있었어요. 거부당했죠. 아마 치매가 많이 악화되었다고 생각해요. 몇 번이나 친절하게 설득해도 안됐어요.

거부당한 다음에 언제 올지 약속을 잡으라는 말을 듣고 "지금은 이제 가볼까 하는데, 언제 다시 올까요? 10분 뒤에 올까요, 15분 뒤에 올까요?"라고 물었더니 "시간 따위 말 못해!"라고 화를 내더라고요. "그러면 곧 있으면 점심시간이니까 점심시간이 끝날 즈음에 올게요"라고 말했어요. 점심을 다 드신 후 가봤는데, 역시나 "싫어"라고 하셨어요. 등을 닦으려고 했더니 딱 잘라 거절당했어요.

하지만 저는 오히려 이런 상황이 되니 마음이 놓였어요. 모든 게 다 잘 풀리면 그게 더 이상하다고 생각합니다. 새로운 치료든 뭐든 잘 통하는 부분만을 말하니까요. 잘 풀리지 않을 때엔 그 원인을 찾는 편이 더 즐겁지 않나요?

- 거부당하면 억지로 강요하지 말라고 이브 씨가 항상 말씀하시죠.

이브 씨가 하신 말씀 중 가장 인상깊은 것은 〈케어는 폭력이다〉는 말이었습니다. 처음엔 "뭐?"라며 놀랐어요. 그런데 생각해보니 간호사나 간병인도 환자 본인의 의지를 완전히 무시하고 "이제 몸을 닦을께요", "자, 머리를 감을까요?", "식사하실 시간이에요"라고 말하곤 합니다. 적어도 "○○를 드실래요?"라고 묻지는 않아요.

그는 그러니 제대로 노크를 하고 상대가 마음을 열고 난 후 "○○를 해도 괜찮을까요?"라고 여쭤본 다음에 행동을 해야 한다고 말했어요. 이건 이제까지 우리 간호사들이 전혀 하지 않았던 부분이라고 생각합니다. "제가 하려는 일은 좋은 일이니 합시다" 라는 식이었잖아요?

이브 씨는 체육학이 전공이었기 때문에 간호사가 아닙니다. 그런데 이렇게나 간호사의 본질에 가까운 일을 하는 것을 보고 정말 놀랐습니다. 한편 이브 씨에게 있어서도 문화 충격인 부분은 있었어요.

"나는 체육 교사였기 때문에 〈움직여라, 움직여〉라고 말했는데, 미국이나 프랑스 병원에서 간호사들은 모두 〈움직이지 말아주세요〉를 환자에게 말한다"라고 말씀하셨어요. 이 점이 가장 충격적이라는 이야기도 흥미로웠습니다.

그래서 저는 이 연수가 끝난 후 다들 내일부터 바로
휴머니튜드를 실행할 거라고 생각했어요.

그래도 다들 반신반의 하면서 "아무리 그래도 할 수 없을거야"라고 생각했죠.

- 가와시마 선생님의 반응이 가장 좋았던 것 아닌가요?

그럴지도 모르죠(웃음). 그래서 저는 다른 사람들 앞에서 의견을 말할 때 이렇게 말했어요. “지금 직장은 매우 바쁘고 인력이 너무 부족하며, 계속해서 많은 일을 해야만 하기 때문에 정말 힘들다고 생각해요. 제가 〈눈맞춤〉을 하는 데에 1분이나 걸렸어요. 하지만 그 1분으로 많은 게 바뀌었죠. 단 1분만이라도 그 사람에게 집중하는 것부터 시작하지 않으실래요?”라고 말이에요.

어쨌든 케어란 눈 앞의 사람에게 “시간을 어떻게 제공하냐”는 것이라고 생각했습니다. 〈시간을 주는 것〉이라고 말이죠. 다들 “바쁘다, 바쁘다”라고 말하지만, 하루 10분이나 15분 정도의 시간을 만들 수 없을 정도로 바쁘지는 않죠. 〈케어할 시간〉을 만들어내는 것이 우리의 과제라고 말했어요.

요양 시설 뿐 아니라 병원에서도 간호사는 “바쁘다, 바쁘다”라고 말하곤 하죠. 저는 옛날부터 종종 말했는데, 바쁘다고 말하는 사람은 물건을 집을 때 손을 휙 돌려서 휙하고 잡아요(웃음). 딱 봐도 바빠 보이죠? 그런 사람이 있으면 주변도 왠지 모르게 바빠져요.

- 치매 환자는 그런 분위기에 민감하니까요. 그나저나 〈시간을 준다〉는 말이 참 좋네요.

그 사람만을 생각하는 시간을 1, 2분 정도라도 좋으니 주고 싶다. 그 때엔 다른 생각은 하지 않아도 된다.

저는 노인의 장기기억 회복을 연구하고 있었을 때, 그 환자가 무엇에 즐거움을 느꼈는지, 무엇에 삶의 보람을 느꼈는지를 알아내기 위해서 옆에 앉아서 대화를 하곤 했어요. 가족에게 이야기를 들어서는 안될 경우가 많이 있었죠. 아들이나 딸은 더 그랬고요. 배우자도 안되고. 본인이 아닌 다른 사람에게 듣는 것은 소용이 없었어요.

예를 들어 그 사람은 음식 중 무엇을 좋아한다든지, 인상적인 사람은 누구였다든지 처럼, 모두 행복한 기억을 일깨울만한 것(사건, 물건, 사람)을 찾습니다. 이것을 통해 그 사람의 관심을 이끌어내고, 집중해서 이야기를 듣는 거죠. 그 유용한 〈키워드〉를 찾기까지의 과정이 중요합니다. 시간이죠, 역시. 나에게 관심을 가지는 시간을 통해 마음을 열게 됩니다. 동시에 기억의 재생에도 효과가 있습니다.

이브 씨의 그 열정이라고 해야하나, 한가지 일을 하려고 하는 사람의, 뭐라고 하면 좋을까…. 열정(Passion). 그건 흉내낼 수 없어요. 내가 한 발 물러나 버릴 정도에요. 땀에 젖으면서 하고 있었죠.

- 체격이 있으신데 말이죠(웃음)

그래도 그는 친절해요. 체격이 좋고 상대를 움직일 때엔 힘을 엄청 쓰시면서도, 접촉할 때엔 정말 상냥해요.

그가 말하는 〈4가지 기둥〉이나 〈5가지 단계〉 등은 단순한 말이 아니라, 전부 현장에서 활용할 수 있는 것이라 생각해요. 그도 그럴 것이 우리는 이제까지 그렇게 얼굴을 가까이 가져가서 환자를 보지 않았으니 말이에요.

일본인은 사랑한다는 말을 별로 사용하지 않잖아요?

하지만 프랑스 식으로 〈당신을 사랑한다〉, 〈당신은 좋은 사람이다〉, 〈당신을 정말 좋아한다〉라는 말을 들었을 때, 그 말을 듣는 사람은 기분이 좋을까, 아니면 곤란해 할까라는 생각을 했어요.

- 이브 씨는 "일본인은 바라보지 않는다고 곧잘 말하는데, 치매 환자는 모두 제 눈을 마주보고, 접촉하면 기뻐한다"고 말씀하시죠. 이는 문화에 의해 후천적으로 만들어졌을 뿐, 치매가 생기면 이렇게 후천적으로 생긴 특성은 사라진다고 말이죠.

확실히 그런 점도 있네요! 시나가와에 있는 그룹 홈의 이야기인데요. 시나가와 구민도 있었고 벨이 울리고 현관에 도착하기까지 5분이나 걸린다는 시바시로가네의 대저택에 홀로 살았던 사람이나, 아카사카의 게이샤 등이 그 그룹홈에 같이 살고 있었어요. 반대로 이불 천이 삐져 나와 있는 쓰레기 집에서 냄비를 세면대로 쓰면서 살았던 사람도 함께 살고 있었죠. 이러한 사람 9명이 각각 다다미 8개 크기의 방에서 살고 있는 거에요.

그 중 한 명은 여사장이었는데, 저에게 명함을 주었습니다. 물론 사장 일을 할 때에 썼던 명함이었어요. 그러면서 "부디 방을 봐 주세요"라고 하셨습니다. 가보니 다다미 8개 크기의 방에 빗줄이 늘어져 있었고, 100벌 가까이 되는 양복이 걸려있었어요! 꾸미는 걸 좋아해서 이 양복을 입었다고 하더라고요. 하지만 잠을 잘 곳도 없었어요. 주변엔 양복뿐이었죠.

그 후 9명이 앉아있는 응접실 같은 곳에 갔어요. 그랬더니 가장 가난한 사람이 "방석을 갖고 오세요"라며 명령했죠. 그러자 전직 사장님이 "네!"라며 가져오는 거에요(웃음). 그걸 보고 저는 치매가 사람들이 만든 벽을 없애주는 측면도 있다고 생각했습니다. 치매로 인해 과거의 허물이 없어졌다고 해야 할까요?

- 어떤 의미론 사람 대 사람의 관계가 된다.

저녁이 되자 누군가가 "밥 해야지"라고 말을 꺼냈습니다. "그럼 장은 누가 보러 갈래?"라며 다같이 대화를 나누고 3명인지 4명인지가 장을 보러 갔어요. 물론 도

우미가 뒤따라갔어요.

장을 보고 온 사람들이 무엇을 사왔는지 보니, 한펜(다진 생선 살에 마 등을 갈아 넣고 반달형으로 쪄서 굳힌 식품. -역자 주)만 잔뜩 사왔더라고요. 오늘은 어묵을 해먹을 거라고 하는데, 냄비에 넣었더니 아무래도 한펜이다 보니까 퉁퉁 불어버렸어요(웃음). 그리고 이런 상황이 익숙한 사람 한 명이 오이를 착착 썰고 소금에 절여서 다같이 저녁을 먹었죠.

- 치매가 발병하거나 나이를 먹는 것도 나쁜 점만 있는 건 아니네요.

이제까지 다른 사람에겐 말하지 못했던 비밀을 털어놓을 수도 있죠. 치매란 무엇인가에 대해 최근 들어 생각해보았어요. 뭐라할지, 의학적인 의미가 아니라 그 사람의 사회적인 배경이나 삶, 성장 등이 있잖아요?

역시 그 사람의 생활은 중요하다고 생각합니다.

현대 간호학은 의학을 본 뜬 것처럼 전부 객관적인 평가를 해요. 게다가 병명에서 시작하죠. 저는 지금 "병명은 필요 없다!"고 말하고 다니고 있지만요(웃음). 병명 따위 없어도 간호는 가능하니까요. 치매 등은 특히 그렇죠.

- 의학은 굳이 따지자면 쉴 시간조차 없으니까요.

시간이 중요하죠. 사람들은 1시간은 60분이고 누구에게나 평등하다고 생각하죠? 그런데 나이를 먹으면 그렇지 않아요. 조금 더 길어져서 1시간이 80분 정도가 되죠. 그런데 60분의 속도에 맞추니 노인은 따라올 수 없어요.

이것은 제 의견이 아니라 고후에 있는 사사모토회(笹本会)라는 의료법인의 이사장이 한 말입니다. "요양원에서는 환자들이 깨어있는 시간인 낮에는 2시간의 길이를 1시간이 지난 것으로 표시하는 시계를 만들고, 환자들이 자고 있는 동안에는 시계를 원래대로 해놓는 것은 어떤가?"라고 말했습니다. 괜찮지 않나요?

〈코끼리의 시간 쥐의 시간〉[4] 〈간호사를 위한 웹만화매거진 캉캉〉[5]이라는 책도 있는데, 노인의 시간은 역시 다른 사람들과는 다르다고 생각해요. 그걸 간호사나 간병인, 요양보호사는 8시간 안에 딱딱딱 하려고 하죠. 그러면 환자가 혼란스러워져 치매가 더 악화될 거예요(웃음).

- 마지막으로 휴머니튜드에 대해 한 말씀 부탁드립니다.

도쿄에서 열린 연수회의 오후시간은 공개강좌로, 사람이 100명 정도 왔었습니다. 거기서 이브 씨는 1시간 반 강의를 진행하셨죠. 그것을 본 저는 "휴머니튜드는 1시간 반 정도의 강의로 전할 수 있을 만큼 단순한 방법이 아니다"라고 생각했습니다. 휴머니튜드는 그 안에 있는 철학이 가장 중요하다고 생각했습니다.

휴머니튜드의 방식을 배우기 전, 휴머니튜드가 만들어진 기초가 되는 철학을 먼저 제대로 공부해야 합니다. 이걸 마지막으로 말하고 싶습니다. 이 점을 이해한다면 상대에게 맞춘 여러 방법이 나올 것이라고 생각합니다. 그러니 철학 없이 갑자기 방식만을 흉내내지 말아주세요.

저는 휴머니튜드에서 말하는 것을 꼭 일본에 맞는 방식으로 바꾸고 싶습니다. 일본에서 모두가 휴머니튜드를 실천한다면 분명 더 좋은 사회가 될 것이라고 생각합니다.

4 모토가와 다쓰오 : 코끼리의 시간 쥐의 시간-사이즈의 생물학, 중공신서, 1992.

5 2015년 9월 18일 업데이트

1장

휴머니튜드란 무엇인가

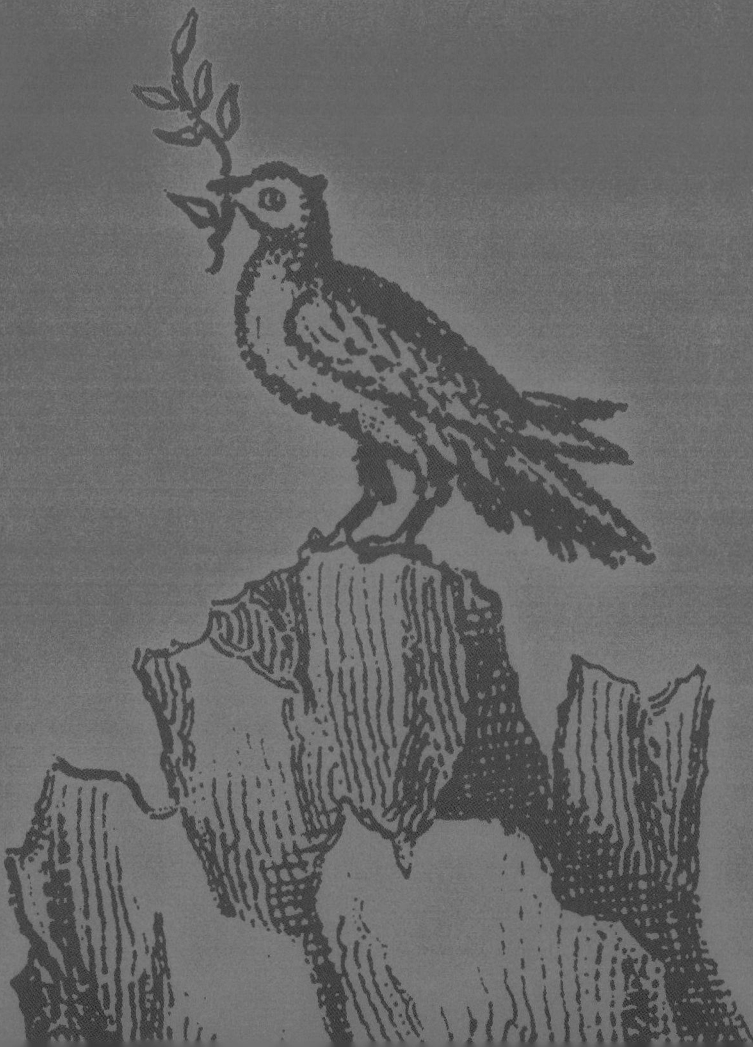

제 1장에선
〈**휴머니튜드**란 무엇인가〉를 주제로
〈철학〉과 〈기술〉의
본질을 정리했다

휴머니튜드는

〈철학〉과 〈기술〉 두 가지 요소를 통해 성립되며,

이브 지네스트와 로젯 마레스코티가

40년간 쌓아 올린 것이다.

당연한 것은 아닌가?

어려운 사례에도 정말 활용할 수 있는가?

이러한 현장에서 발생하는 의문에 답하며,

〈케어를 하는 사람이란〉이라는 본질을 돌아본다.

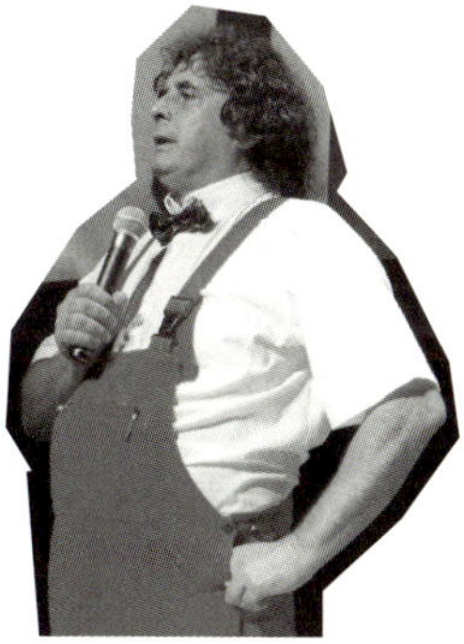

[이브 지네스트 강연록]
"이것이 휴머니튜드다!"

치매 케어의 새로운 기법으로써 현재 주목을 받고 있는 〈휴머니튜드(Humanitude)〉.

휴머니튜드는 지각 · 감각 · 언어를 포괄하는 의사소통 방법을 중심으로 하는 케어 기법으로, 이브 지네스트, 로젯 마레스코티 두 분에 의해 1979년에 탄생했습니다. 공격적으로 변하거나 배회하는 등의 행동을 하는 노인이 〈우리가 살고 있는 사회〉로 돌아오는 모습을 보며 〈마법 같다〉고도 칭해집니다. 하지만 이것은 마법도 기적도 아닌, 전달 가능한 〈기술〉입니다.

2014년 여름, 휴머니튜드를 개발한 이브 지네스트가 일본을 방문하여 8월 12일 도쿄 신주쿠에 위치한 기노쿠니야 사잔 씨어터에서 강연회를 개최하였습니다. 강연회장에 있던 사람들은 그 따뜻하고 상냥하며 때로 유머를 더한 화술에 빠져들어, "눈 깜짝할 새에 2시간이 지났다"라는 감상을 남기기도 했습니다. 이 호평을 얻은 강연을 재현하여 소개하고자 합니다. (편집부)

우리에게 이 일에 대해 알려준 사람은 환자들 본인입니다.

휴머니튜드란 무엇인가부터 설명하고자 합니다. 이를 위해선 여러분의 협력이 필요합니다. 노인 요양 시설에서 어떠한 체조를 하고 있는지를 이제부터 여러분에게 소개하겠습니다. 저를 따라해 주세요.

양팔을 앞으로 뻗어주세요. 그 팔을 가슴 위에서 X자로 교차해 주세요. 이렇게 하는 것으로 지금 가슴 근육을 사용하고 있다는 사실을 아시겠나요?

이번엔 양팔을 위로 쭉 뻗어주세요. 그 팔을 좌우로 내려주세요. 네, 모두 옆 사람과 연결되었습니다. 이것이 휴머니튜드입니다. 휴머니튜드는 사람 간의 관계-유대를 맺는 철학입니다.

먼저 휴머니튜드의 또 다른 창시자인 로젯 마레스코티를 소개하겠습니다. 로젯과 저는 함께 35년간 병원이나 시설을 돌면서 케어를 하는 사람들에게 휴머니튜드를 훈련시켜왔습니다.

우리는 본래는 체육학 교사였습니다. 병원에서 일을 시작할 때까지 저는 한 번도 병원 안을 살펴본 적이 없습니다. 침대에 누워있는 상태에서 청결 유지를 위해 몸을 닦는다는 사실을 알지 못했습니다. 욕창이 생긴다는 사실 또한 알지 못했습니다. 직원의 요통 예방 지도를 의뢰 받아 병원을 방문한 사건을 계기로 이 세계에 발을 들였습니다.

새로운 병원에 가면 그 병원에서 가장 돌보기 어려운 환자로 선정된 10명에게 케어를 실시했습니다. 모든 진료과가 대상이 되어 집중치료실부터 장기요양형 시설까지 폭넓게 환자의 케어를 실시했습니다. 그중에는 1,500g으로 태어난 미숙아도 포함되어 있었습니다. 고통이 너무 심해서 접촉을 할 수조차 없는 환자도 있었습니다. 말을 전혀 할 수 없게 된 노인, 침대 위에서 신체가 굳어 구축이 된 노인들도 만났습니다. 교통사고로 혼수상태에 있는 젊은 환자를 케어할 기회도 얻었습니다.

케어를 하는 현장 사람들, 간호사들이 어떻게 일을 하는지를 우리에게 알려주었습니다. 그리고 그 이상으로 많은 것을 가르쳐 준 분들이 환자들 본인입니다.

실패도 많이 했지만 항상 우리는 최선을 다했습니다. 우리는 수 만명의 환자를 케어하면서 경험을 쌓았습니다. 그 경험을 통해 우리는 독자적으로 400개가 넘는 기술을 고안해 냈습니다. 관계를 맺으며 유대를 쌓는 기술입니다. 신체를 닦기 위한 구체적인 기술, 재활 기술입니다.

철학 없는 케어는 있어선 안됩니다.

우리는 케어 기술을 구성하는 중, 이 모든 것을 통합할 수 있는 철학을 완성할 필요성을 느꼈습니다.

라블레가 말했던 것처럼, 양식(良識) 없는 과학은 영혼의 폐허일 뿐입니다. 의료나 과학의 세계에선 무엇이든 할 수 있다, 무엇이든 해도 된다는 말은 틀린 것입니다. 우리에게는 윤리적인 관념과 철학이 필요합니다.

이 생각을 바탕으로 우리는 조금씩 휴머니튜드의 가치관을 확립시켜 나갔습니다. 이 가치관이란 어떠한 것인가, 그것은 인간의 존엄을 중요시하고, 한 사람 한 사람의 자유를 존중하며, 인간으로서 필요한 우애정신을 가지며, 인간의 평등성을 중요하게 생각하는 것입니다. 세계인권선언 제 1조에는 〈모든 인간은 태어날 때부터 자유로우며 그 존엄과 권리에 있어 동등하다〉, 〈인간은 천부적으로 이성과 양심을 부여 받았으며 서로 형제애의 정신으로 행동하여야 한다〉라고 명시되어 있습니다. 자유 · 평등 · 우애, 이것은 프랑스 국가의 이념이기도 합니다.

그러나 이것을 병원 내에서도 준수하고자 하면 어려움에 직면하게 됩니다. 왜냐하면 케어를 하면 반드시 이를 지키지 못하는 상황이 발생하기 때문입니다. 예를 들어 "나는 자유를 존중한다, 하지만 환자를 구속한다" 여기서 윤리상 커다란 문제가 발생합니다.

선언하는 것과 실행하는 것이 일관되어 있는가? 여기서 우리의 윤리관은 묻습니다. 〈자유를 존중한다〉고 선언한 이상 〈환자를 구속하는〉 행위는 용납되지 않습니다. 〈평등을 존중한다〉고 선언한다면 환자가 간호사나 의사와 동등하고 소중한 존재라는 사실을 인정해야만 합니다.

여기서 로젯과 저는 〈휴머니튜드〉라는 이상 철학서를 집필했습니다. 이것은 우리가 고안한 수많은 테크닉을 포함하는 철학입니다.

모두 친절이라는 감정은 갖고 있어요.
그런데 왜 불행한 일이 생기는 걸까요?

지금부터 영상을 보도록 하겠습니다. 어쩌면 충격을 받는 분도 많이 계실지 모릅니다. 이 영상은 프랑스 간호사가 보내온 것입니다. 계속되는 업무에 지치고 힘들어하며 어떻게 하면 좋을지 몰라서, 자신들에게 어떤 문제가 있는지를 알려 달라며 이 비디오를 보내왔습니다.

그렇기에 저는 이 영상을 여러분께 보여드리기 전에 한말씀 드리고 싶습니다. 지금 이 영상 속 간호사들은 저의 친구들이기도 합니다. 선의로 움직이는 사람들이기도 합니다. 어떤 장면을 보시더라도 저는 결코 이 시설이나 간호사들을 비판하지 않을 것입니다. 특히 이 영상을 보내준 용기 있는 간호사들을 절대 비판하지 않을 것입니다.

이 영상은 한 노인의 입욕 보조를 하는 장면입니다. 매우 케어하기 힘든 고령 환자입니다. 구축되고, 혹은 소리 지르거나 붙잡는 등의 행동을 하는 환자 앞에서 스스로가 어떻게 하면 좋을지 모르는 상태에 있습니다. 간호사들은 그야말로 함정에 빠진 것과 같습니다.

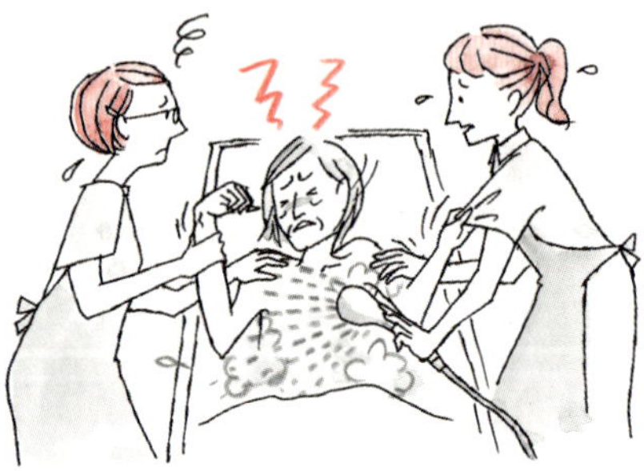

간호사들은 이 환자를 전혀 보지 않고, 말을 걸지도 않습니다. 간호사들은 환자에게 좋은 일을 해주고 싶고 환자가 기뻐했으면 좋겠다고 생각하며 이 케어를 실행하고 있습니다.

이는 35년간 제가 일상적으로 봐 온 광경입니다. 이 노인은 어쩌면 제 어머니였을지도 모릅니다. 여기서 제가 본 것은 두가지의 불행입니다. 환자의 불행과 케어를 하고 있는 간호사의 불행.

단순히 어떻게 케어를 하면 좋을지 모르는 상황이 이 불행을 불러일으키고 있는 것입니다.

케어를 하는 사람이란 어떤 사람일까요?

저에겐 꿈이 있습니다. 저는 어느 날 꿈을 꾸었습니다. 휴머니튜드에 대한 꿈이었어요. 1996년 우리가 처음 휴머니튜드의 이상 철학에 대해 적은 문장의 제목, 그것이 〈I have a dream〉이었습니다.

마틴 루터 킹 목사의 유명한 스피치를 알고 계시리라 생각합니다. 모든 인종 차별과 싸우고, 그 가운데 총을 맞고 쓰러지신 분의 말씀입니다. 그리고 저 또한 꿈을 꾸었습니다. 저는 그 꿈을 이루기 위해 휴머니튜드의 철학을 적었습니다. 그것은 〈케어를 하는 사람이란 어떤 사람인가〉, 〈누구인가〉라는 질문에 대한 정의를 내리기 위한 내용입니다.

〈케어를 하는 사람이란 어떤 사람인가〉를 실제로 정의하는 데에 있어서, 저는 인간이란 어떤 존재인가에 대해 생각할 필요가 있었습니다. 케어를 하는 사람의 케어대상은 인간입니다. 동물을 케어하는 사람은 수의사이죠. 우리는 인간의 케어를 하는데, 인간이란 무엇일까요?

거기서 저는 사전을 펼쳐보았습니다. 첫머리부터 썩 탐탁치 않은 내용이 쓰여 있었습니다. 〈인간은 동물이다〉, DNA 중 99%는 침팬지의 DNA와 동일하다고 합니다. 저나 여기 앉아 계시는 혼다 미와코 선생님 또한 그렇습니다.

이러한 동물인 사람을 케어하는 것 만으로 충분히 만족스럽다고 생각하면 케어를 하는 사람 역시 〈동물이다〉라는 결론이 되어 버립니다. 하지만 다행히 사람은 동물 중에서도 특수한 동물입니다. 그러므로 인간으로서의 특성을 모두 다 고려하는 케어가 필요하고, 이것이 휴머니튜드입니다.

상상 속 이야기를 해볼까요? ET(외계생물)로부터 이메일이 도착했다고 상상해봅시다. "장거리 로켓이 완성되어 이걸 타고 지구로 갈 수 있게 되어서, 부디 만나고 싶다"고 씌여 있었습니다. 거기서 우리 지구인은 여기처럼 큰 강당에 모여서 이마를 맞대고 논의했습니다. "인간이란 어떤 존재인지를 어떻게 ET에게 설명할까요?"

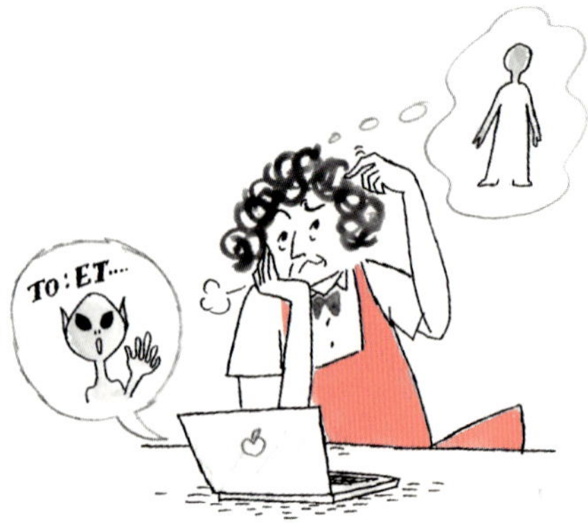

사진을 보낸다면 간단히 해결되겠지만 은하 사이의 네트워크로는 아직 영상을 보낼 수 없습니다. 그러니 언어로 인간을 정의하기로 했습니다. ET가 인간을 만나러 와서 우리 집 개와 인사를 나누면 곤란하니, 인간은 이런 존재라고 ET에게 사전에 인식시켜 놓아야 합니다. 그래서 우리는 다음과 같은 메일을 보냈습니다.

"인간이란 두 발로 직립보행을 하는 동물이다" 그리고 "의복을 입으며, 조금 별난 옷을 입은 사람도 있고, 화장을 하는 사람도 있다. 아름다워지고자 꾸미며 차림새를 다듬는다", "언어를 이해할 수 있다. 말을 하고, 문장을 이해하는 지성을 갖고 있다"

그리고 또 한 가지 인간으로서의 특성은 〈식사〉입니다. 식사를 할 때 개는 사료를 접시에 담아 바닥에 놓으면 기뻐하며 먹습니다. 이와 비교해 인간의 식사는 얼마나 귀찮고 복잡한가요. 손가락으로 먹는 사람도 있는가 하면 포크로 먹는 사람, 젓가락이라는 물건을 이용해 먹는 사람도 있죠. 하지만 모두 똑같은 인간입니다. 현명하고, 아름다우며, 유머감각이 있고, 스스로 몸을 깨끗이 하는 습관을 갖고 있습니다.

그리고 〈작은 무리를 이루며 가족이라 부를 수 있는 집단으로 생활한다〉, 〈가치관을 갖고 있다〉, 〈스스로 사고를 할 수 있다는 사실을 사고한다〉. 이와 같은 형식으로 인간을 정의하여 ET에게 보냅니다.

자, 이 메일을 읽은 ET가 지구에 와서 이 강당에 내려왔습니다. 로켓이 도착하고 문이 열립니다. 그리고 받은 메일을 읽으며 주위를 둘러봅니다. 그리곤 당신과 눈이 마주칩니다. "옷을 입고 있다. 아름답네. 언어를 이해하는 지성을 갖고 있어. 그리고 두 발로 직립 보행을 하고 있고" ET는 손을 들고는 말합니다. "사람, 안녕하세요!"

또 다른 ET는 조금 전 영상에서 여러분이 보신 환자의 병실로 갔습니다. ET는 메일을 확인했습니다. "말을 하고 있나? …아니, 하고 있지 않아" 1년동안 이 환자는 한 마디도 말을 하지 않았습니다. "두 발로 직립 보행을 하고 있나? …아니, 서 있지 않아. 신체가 구축되어서 누워있어", "지성이 있나? …. 음, 글쎄, 잘 모르겠어", "식사를 하나? …. 음, 위에 튜브를 연결해서 주사로 영양을 주입하고 있어"

그럼 ET는 이 사람이 인간이라고 생각할 수 있을까요? 우리가 정의한 내용을 읽은 것 만으로는 이 사람이 인간이라고 생각할 수는 없을 것입니다. 이 정의에 들어맞는 부분이 한 부분도 없으니까요.

저는 케어를 하는 사람들에게 질문해 보았습니다. "이 여성은 인간입니까?" 모두가 "그렇다"고 대답했습니다. 또 하나 질문을 했습니다. "왜 그렇게 생각합니까?" 케어를 하는 사람들은 이렇게 대답했습니다. "그녀는 이전엔 말을 할 수 있었기 때문입니다", "이 시설에 들어왔을 때, 그녀는 걸을 수 있었기 때문입니다", "이전엔 회를 매우 좋아했기 때문입니다" … 모두 과거형 이었습니다.

휴머니튜드를 활용한 케어를 통해 인간이라고 증명할 수 있다.

이 환자는 인간이라는 사실을 우리는 알고 있습니다. 하지만 이를 증명할 수단이 없습니다. 이 환자가 현재와 같은 상태일지라도 여전히 인간이라는 사실을 어떻게 증명할 수 있을까요? ET에게 이를 증명하지 못한다면 본인에게 또한 증명할 수 없습니다. 제가 병실에 들어갈 때, 케어를 하는 사람인 저는 제가 인간이라고 인식하고 있습니다. 그리고 휴머니튜드의 기술을 활용한 케어를 실천하는 것으로, 나 자신뿐 아니라 케어를 받는 사람 또한 인간이라고 확인할 수 있게 됩니다.

휴머니튜드는 케어하는 사람이 "당신은 인간입니다"라는 메시지를 상대에게 계속해서 전달하는 유대-인간관계의 이상 철학입니다. 이는 환자 스스로를 중심에 두는 것이 아니라, 사람 사이의 유대, 〈사람 사이의 관계성〉을 중심으로 한 이상 철학인 거죠.

여러분이 지금 노인이라고 상상해봅시다. 휴머니튜드의 케어에서 당신은 인간에 의해 케어를 받고 있다고 느낄 수 있습니다. 그리고 케어를 하는 저는 당신이 인간이란 사실을 증명할 수 있습니다.

탄생은 두 번 있습니다.

휴머니튜드에서는 보다 쉽게 이해할 수 있도록 인간 이외의 포유류의 상황을 살펴봅시다.

작은 포유동물이 태어났을 때, 어미는 그 새끼를 핥아줍니다. 핥아주지 않으면 어떻게 될까요? 갓 태어난 새끼는 죽고 맙니다. 이는 즉 태어난다는 행위는 한 번으로 끝나지 않는다는 사실을 증명하고 있습니다. 탄생은 두 번 있는 겁니다.

첫 번째 탄생은 생물학적인 탄생입니다. 두 번째는 사회적인 탄생입니다. 자신이 속한 종으로 받아들여지는 탄생입니다. 새끼를 핥아주는 것으로 어미 양은 새끼 양에게 말합니다. "너는 나와 같은 양이라는 종이다", "너는 인간이 아니야. 늑대도 아니야" 이는 〈양 튜드〉입니다. 양의 사회에 받아들여지기 위한 어미의 행동 〈양 튜드〉가 없다면 새끼 양은 죽게 됩니다.

인간 또한 동물입니다. 태어난지 얼마 되지 않은 인간은 휴머니튜드의 상태, 즉 주위 사람들로부터 같은 종으로 받아들여지고, 스스로도 그 사실을 인식하고 있을까요? 이에 대한 대답은 〈아니다〉입니다. 갓 태어난 아이는 물론 생물학적으론 인간이지만, 아직 인간이란 종으로 받아들여지는 과정을 밟지 않았습니다.

여러분에게 질문하겠습니다. 이런 사람을 본 적이 있나요?

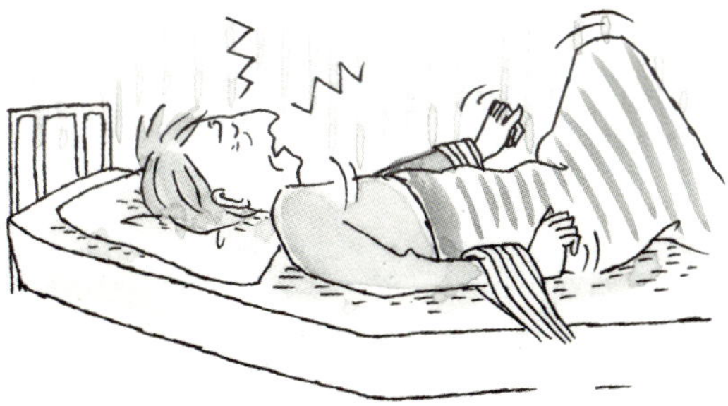

저는 이런 상태에 있는 노인을 수 천명 보아 왔습니다. 구속당한 상태입니다. 눈을 감은 채 줄곧 신체를 천천히 움직이고 있습니다. 신음소리를 내면서 말이죠.

제가 무엇을 말하고 싶은지 아시겠나요? 이는 인간이 휴머니튜드 상태에 놓여있지 않게 된 결과입니다. 이러한 환자들이 우리가 다니는 병원이나 시설을 가득 메우고 있습니다. 〈늙었으니까〉, 〈질병에 걸렸으니까〉 어쩔 수 없다고 말하지만, 저는 여기에 함정이 있다고 생각합니다.

이는 〈죽는 날까지 환자를 인간으로서 인식〉할 수 없게 된 결과입니다.

스스로가 인간으로서 인정받지 못하게 되었다고 느낀 경우, 환자에겐 두 가지 선택지가 남게 됩니다. 하나는 할퀴고, 소리지르며, 저항하는 등 〈공격적인 환자〉라 불리는 상태가 되는 것, 나머지 하나의 선택지는 포기하는 것입니다. 포기하고 스스로 벽을 만들어 그 안에 틀어박히고 맙니다. 저는 이를 〈노인성 유사 자폐증〉이라고 부릅니다. 스스로가 만든 벽 뒤에 틀어박히며, 구축이 진행되고, 의사소통을 포기하며, 그 존재 자체를 인정받지 못하는 사람들입니다.

가까운 미래에 일본에선 400만명을 넘는 치매 환자가 병원에 들어찰 것으로 예상됩니다. 이 400만명의 치매 환자들을 마지막까지 인간으로서 존중하면서 볼 수 있을까요? 아니면 이러한 노인성 유사 자폐증으로 유도할까요?

그렇다면 태어난 아이를 인류로서 받아들이기 위해 부모는 어떻게 해야 할까요? 프랑스에선 아이를 핥아주지 않습니다. 일본에서도 그럴 것이라 생각합니다. 핥아주는 대신 어른은 아이에게 동물이 핥아주는 것과 같은 의미를 갖고 있는 행동을 취합니다. 즉, 바라봅니다. 말을 겁니다. 쓰다듬어 줍니다.

아이에게 이렇게 해주는 것으로, 아이는 자신과 사회의 연결을 감각으로써 받아들이고 성장합니다. 훗날 두 다리로 일어서는 것을 통해 인간으로서의 존중을 획득하고, 스스로가 인간적 존재라고 인식할 수 있습니다.

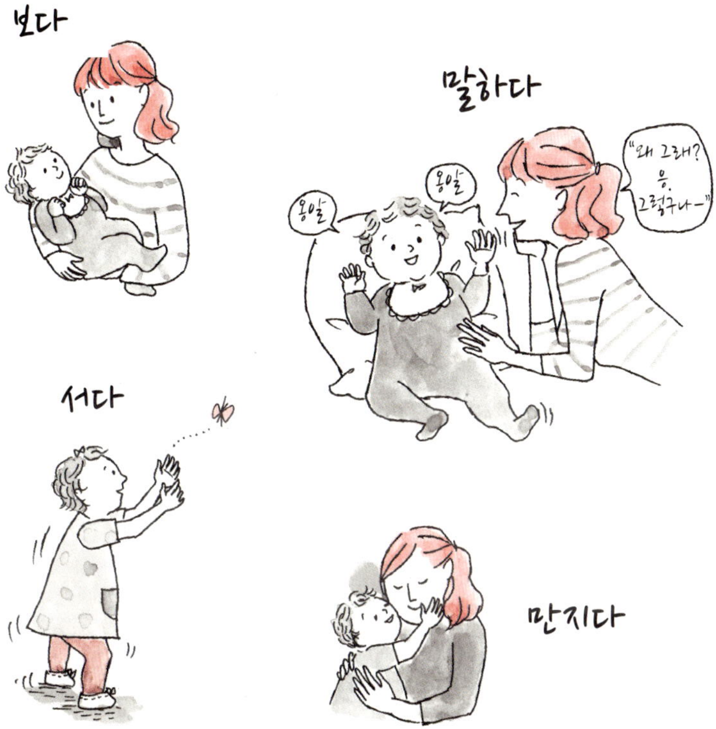

로젯과 저는 이 인간관계의 4가지 기둥, 〈보다〉, 〈말하다〉, 〈만지다〉, 〈서다〉에 대해 연구했습니다.

부모는 어떻게 자신의 아이를 바라볼까요? 생후 3개월 정도의 아이는 목을 가누게 되면서 부모와 수평으로 눈을 마주볼 수 있게 됩니다.

아이를 안아줄 때, 자신의 몸에 밀착시키는 방식으로 안아주죠. 이렇게 하는 것으로 가까운 거리에서 눈을 맞출 수 있게 됩니다. 그리고 수평으로 오랜 시간을 들여 정면에서 바라봅니다. 이렇게 하여 〈눈맞춤〉이 성립하는 것입니다.

그리고 또한 애정을 담아 상냥한 눈으로 바라봅니다. 말을 겁니다. "우리 아가, 정말 귀엽다"

말을 걸어도 아이는 아직 어른이 무슨 말을 하는지 알지 못합니다. 그래도 우리는 말을 겁니다. 여러분, 아이에게 어떤 말을 하시나요? 사랑을 담은 말, 긍정적인 말이겠죠? 〈귀엽다〉, 〈예쁘다〉, 〈피부가 부드럽다〉, 〈좋은 냄새가 난다〉. 기저귀가 젖어도 "정말 좋은 냄새다"라고 말합니다. 그리고 두 팔로 안아주며 부드러운 톤으로 계속해서 말을 겁니다.

큰 목소리로 아이에게 소리를 지르는 등의 일은 절대 하지 않습니다. 〈사랑해!〉, 〈귀여워!〉를 큰 목소리로 말하면 아이는 아마 놀라서 울지 않을까요? 사회에 인간으로서 아이를 맞이하기 위해선 상냥하게 사랑을 담은 말을 해줘야만 합니다. 자장가를 불러 주듯 말이죠. 이러한 대접을 받는 것으로 사람은 사회에 들어가는 것입니다.

접촉할 때 역시 마찬가지입니다. 아이의 다리를 잡아 올려서 "더러워졌으니까 씻겨줘"라고 아내에게 넘기거나 하진 않죠. 감싸듯이 양손으로 안아듭니다. 그리고 씻을 때엔 몸을 부드럽게 천천히 쓰다듬습니다.

저는 이제껏 다른 사람과 긍정적인 관계를 쌓으면서 살아왔습니다. 여기서 매우 멋진 일이 일어납니다. 미와코, 혹은 미카에게 사랑에 빠졌을 때 …. 어디까지나 이미지예요.

먼저 식사에 초대합니다. 그리고 그녀의 눈을 똑바로 바라봅니다. 눈을 떼지 않습니다. 계속해서 바라봅니다. 같은 높이에서, 최대한 가까이서. 그리고 긍정적인 언어를 사용해서 말을 겁니다. "정말 아름답다", "피부가 정말 곱다", "사랑해".

미와코 씨가 제가 무슨 말을 하는지 이해했다고 합시다. 거기서 춤을 신청했습니다. 양팔로 그녀를 아이를 안는 것처럼 감싸 안습니다. 등을 쓰다듬습니다. 아이를 대할 때와 같이 소중한 연인과 접촉하는 것입니다. 물론 다소 다른 점은 있겠지만요.

제 인생에 항상 긍정적인 인간관계만 있었던 것은 아니었습니다. 불쾌한 이웃과도 만났습니다. 부정적인 인간관계란 어떻게 만들어지는 것일까요? 매우 간단합니다. 휴머니튜드와 정반대의 행동을 하면 됩니다. 수평이 아니라 위에서 내려다봅니다. 멀리서 곁눈질로 째려봅니다. 긍정적인 말은 필요 없습니다. 그리고 음량도 어느정도 크게 됩니다. "이 바보 자식!" 정말 사이가 나쁘기 때문에 쓰다듬지 않습니다. 감싸는 듯 천천히 면적이 넓게 접촉하지도 않습니다. 펼친 손은 주먹이 되고, 동작은 빨라집니다. 이는 사람을 때릴 때의 움직임입니다. 부정적인 관계를 만들고 싶다면, 휴머니튜드와 반대되는 행동을 하면 충분합니다.

이해해주지 않는 사람에게 말을 걸고 싶지 않아요.

사람은 인생을 살아가면서 휴머니튜드적인 관계와 부정적인 관계를 모두 경험하는데, 나이를 먹으면 어떻게 될까요? 이를 연구해 보았는데, 그 결과엔 우리들 또한 매우 놀랐습니다.

환자 본인과 간호사의 동의를 얻고 노인 환자의 병실에 녹음기를 설치했습니다. 침상 생활을 하는 상태에 있는 한 남성에게 말은 거는 시간은 24시간동안 겨우 120초였습니다. 환자 중엔 누군가가 말을 걸어오는 시간이 24시간 동안 겨우 10초인 환자도 있었습니다. 하지만 이것은 매우 자연스러운 현상입니다. 이해해주지 않는 사람에게 말을 거는 사람은 없습니다.

그리고 〈보다〉라는 행위에 대해 연구했습니다. 일본에서 우수한 간호사의 협력을 받았습니다. 구강 케어를 실시하였는데, 케어를 하는 동안 눈맞춤을 하는 시간의 합계는 고작 9초였습니다. 정말 9초 밖에 되지 않았습니다.

치매 환자가 되면 24시간 중 눈동자와 눈동자가 마주보는 시간이 0초가 되는 경우도 적지 않습니다. 하지만 누구도 스스로가 그러한 케어를 하고 있다는 사실을 깨닫지 못합니다. 왜일까요?

인간은 무섭다고 생각하는 것을 보지 않습니다. '저렇게 되고 싶지 않다'고 생각하는 상대는 보지 않는거죠. 치매 노인 환자가 되면 누구도 말을 걸어주지 않고, 바라보지 않게 됩니다. 그러니 간호사 등, 케어를 하는 사람은 〈일부러 보다〉, 〈일부러 말하다〉를 기술로써 학습해야만 합니다.

내일 직접 확인해주세요. 길에서 생활하는 노숙자 옆을 지나갈 때, 눈맞춤을 하려고 하나요? 눈동자를 바라보며 인사를 해 보세요. 이것이 얼마나 힘든 일인지 알 수 있을 거라고 생각합니다. 바닥에서 누워있는 노숙자 앞을 100만명의 사람이 지나갑니다. 하지만 누구 하나 그와 눈맞춤을 하려고 하지 않습니다. 이는 인간으로서 당연한 반응이며 매우 자연스럽게 취하게 되는 행위입니다.

인간에게는 두 가지 행동 패턴이 있습니다. 하나는 태어날 때부터 갖고 있는 본능적인 행동입니다. 그리고 나머지 하나는 후천적으로 학습한 행동입니다. 만약 당신이 케어를 하는 직업인이고, 자신에게 공격적인 어려운 사람에게도 "당신은 여기에 존재하고 있어요"라는 메시지를 보내고 싶다고 생각한다면 〈보다〉, 〈말하다 〉, 〈만지다〉라는 기술을 후천적으로 다시 배울 필요가 있습니다.

조금 전 일본 간호사 이야기를 계속해보죠. 이 간호사에게 휴머니튜드를 배우도록 했습니다. 1개월 후 같은 간호사에게 똑같이 협조를 얻어 병실을 촬영했습니다. 같은 간호사이기 때문에 마음을 바꿔치기 한 것은 아닙니다. 하지만 휴머니튜드 강의를 연수한 간호사는 케어하는 동안 한 번도 환자에게서 눈을 돌리지 않았습니다. 믿을 수 없는 영상이 되었죠. 간호사의 〈보다〉가 큰 변화를 가져온 것입니다.

다음으로 〈말하다〉에 대해 말씀드리겠습니다.

누군가와 대화를 나눌 수 있는 것은 우리가 보내는 말에 상대가 고개를 끄덕이거나 답변을 해주는 피드백이 있기 때문입니다. 이를 에너지로 삼아 우리는 다시 상대에게 말을 겁니다.

하지만 아무리 말을 걸어도 상대가 반응하지 않으면, 에너지를 받지 못하고 포기하여 대화를 그만두게 됩니다. 이로 인해 상대에게 〈당신은 우리에게 소중한 존재입니다〉라고 계속해서 전달할 수 없게 됩니다.

그래서 우리는 답을 주지 않는 상대에게 스스로가 계속해서 말을 걸기 위한 한 가지 기술을 완성시켰습니다. 그 이름은 〈자동 피드백(auto-feedback)〉이라고 합니다. 이는 〈실시할 케어 예고〉와 〈실시하고 있는 케어의 실황 중계〉를 하는 것을 통해 그 자리에서 말이 끊이지 않게 하는 방법입니다. 스스로의 말을 통해 에너지를 만들어내고, 또 말을 할 수 있습니다. 이를 활용하는 것으로 환자에게 이야기를 거는 시간을 비약적으로 늘릴 수 있습니다.

이제 〈만지다〉라는 행위에 대해 설명하겠습니다 접촉 방식에 따라 상대에게 전하는 메시지는 달라집니다. 이 곳에 계신 분들 중 한 분께 도움을 받고 싶군요(청중 중 한 명을 단상 위로 올라오게 한다). 용기 있는 이 분께 박수 부탁드립니다(청중 박수). 자, 봐 주세요.

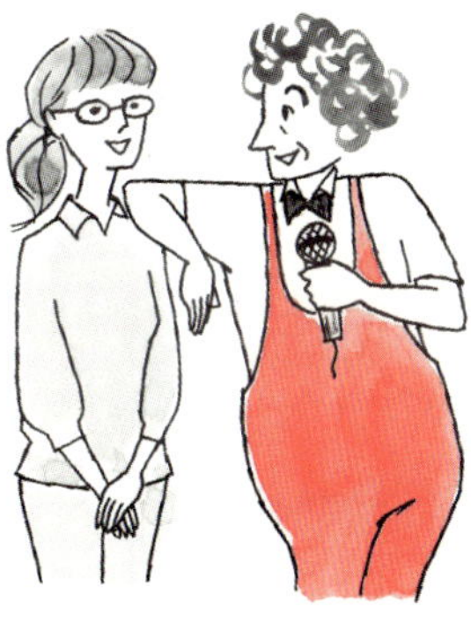

"이렇게 상대에게 기대어 있는 모습을 보면 저와의 인간관계를 알 수 있죠. 그녀는 제 친구입니다"

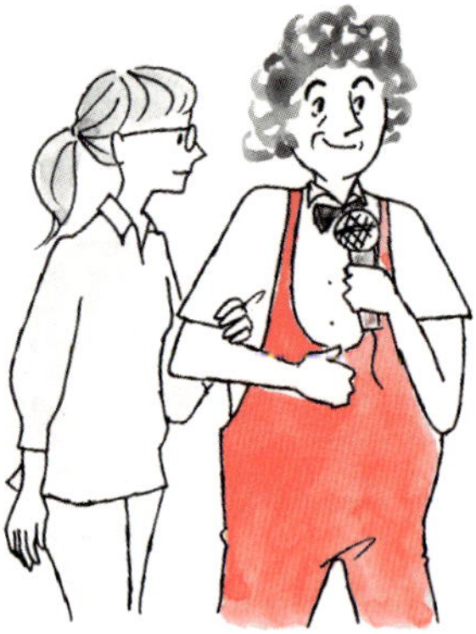

“그러면 이렇게 손을 잡으면 어떨까요?

제가 딸을 등교시키는 모습입니다. 제가 보호를 하고 있는 듯한 모습이죠”

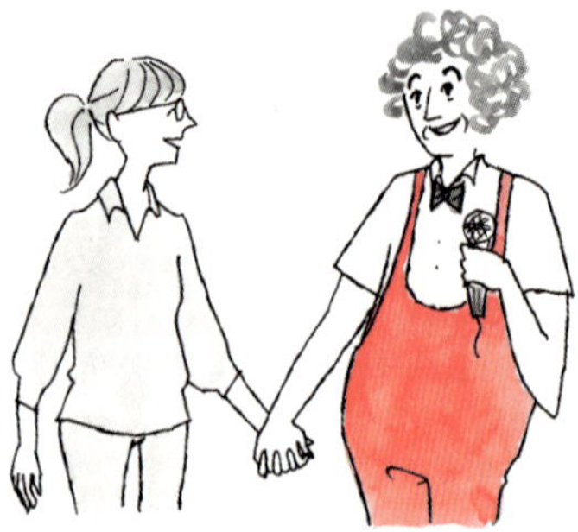

“그러면 이렇게 깍지를 낀다면(웃음)?

이는 등교시키는 딸이 아니죠. 연인입니다”

여러분, 차이를 알 수 있으셨나요? 손가락을 몇 cm 이동시켰을 뿐인데 의미가 크게 변했습니다. 〈만지다〉라는 행위에는 의미가 동반되는 거죠. 그리고 접촉한 상대에게 그 메시지가 전달되는 것입니다.

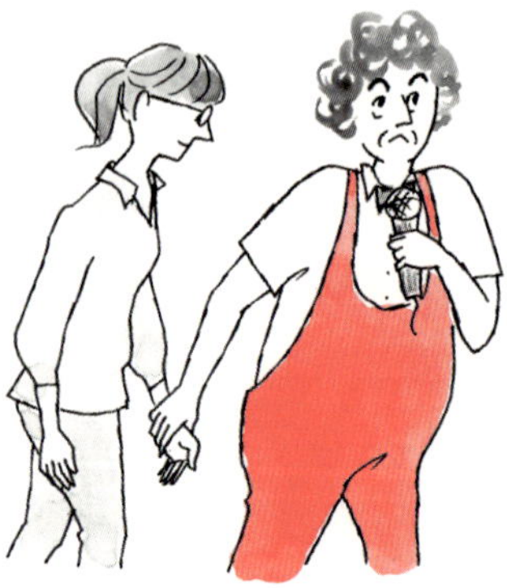

“그러면 이 접촉 방식은 어떨까요?

연행입니다. 체포 당했습니다”

“사람은 누구나 상대의 팔을 닦을 때, 의식하지 않으면 이렇게 붙잡게 됩니다. 케어를 하는 사람은 의식하지 않으면 모두 이렇게 팔을 붙잡아 올립니다. 자, 이 잡는 방식이 전달하는 메시지는 무엇일까요? “당신에게 벌을 내리겠다”, “당신의 자유를 빼앗겠다”는 메시지가 그럴 생각이 없어도 상대에게 전달되게 됩니다”

상대가 치매환자라면 연행되고 있다고 느끼게 됩니다. 이렇게 붙잡으면 제가 좋은 간호사이고 그녀에게 친절하면서 좋은 케어를 하려고 하고 있다는 사실을 알 수 없습니다. 물론 케어를 하는 사람은 그럴 생각은 전혀 없죠. 하지만 팔을 꽉 붙잡는 동작이 전하는 메시지는 〈당신의 자유를 빼앗고 연행하겠다〉는 것입니다. 그러니 치매환자가 몸에 힘을 주면서 거절하는 건 당연한 행동입니다.

케어를 하는 사람이 이러한 형식으로 팔을 붙잡는 것은 매우 자연스럽고 본능적인 행위이기 때문에 〈이렇게 붙잡아선 안된다〉고 학습할 필요가 있습니다.

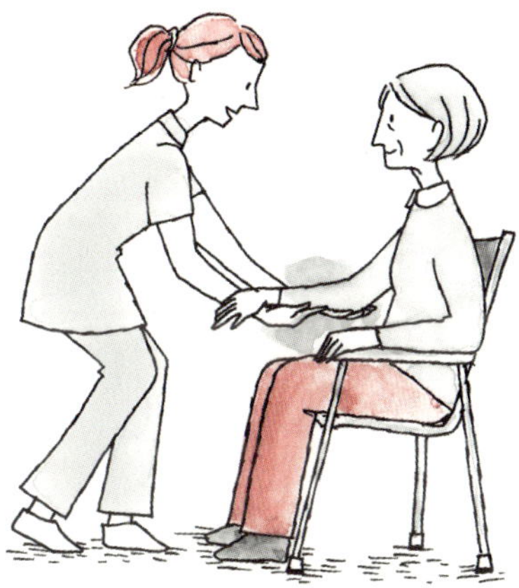

그러면 붙잡지 않고 팔을 씻기기 위해선 어떻게 하면 좋을까요? 환자의 팔을 오른쪽 그림과 같이 밑에서 지탱합니다.

우리가 환자의 신체에 접촉할 때, 손의 접촉 방식이 상대에게 어떠한 메시지를 전합니다. 상대에게 나의 친절을 알리기 위해선 특별한 방법이 필요하며, 이를 기술로써 배워야만 합니다. 케어에 있어서 본능적이고 자연스러운 행동이면 족하다고는 할 수 없는 것이죠.

따뜻한 마음은 누구나가 갖고 있습니다. 저는 여러 나라에서 일을 하고 있는데,

어느 나라에서든, 또한 일본에서도 간호사는 심성이 곱고 상냥한 사람들 뿐입니다. 하지만 일본 간호사들도 외국 간호사들처럼 함정에 빠지게 됩니다.

그렇기 때문에 우리는 수많은 기술을 완성시킨 것입니다. 친절을 전하기 위한 많은 기술이 있습니다.

예를 들어, 구축되어 있는 팔을 늘리거나 다리를 벌리는 기술을 완성시켰습니다. 일정 부위를 일정 방향에서 접촉하는 것으로, 강제하지 않고 쉽게 벌릴 수 있습니다. 결코 강제해선 안되며 과도한 힘을 가해선 안됩니다. 과도한 힘을 가하게 되면 공격을 당하고 있는 것처럼 상대가 느끼게 됩니다. 케어를 할 때에 5살 아이가 쓰는 힘 이상으로 힘을 가해서는 안됩니다.

휴머니튜드의 기술을 활용하여 사랑으로 감싸면, 치매가 악화되어 말을 할 수 없게 된 고령환자들도 일본에서도 체험한 것과 같이 다시 말을 할 수 있게 됩니다.

과연 이 사람들은 아직 인간이었을까요? "네". 단지 휴머니튜드 상태에 놓여있지 않았을 뿐입니다.

일본인은 특별한 것인가?

"그래도 일본은 특별하니까"라는 말을 들었습니다. "지네스트 씨, 당신이 말하는 휴머니튜드 기술은 일본에선 잘 통하지 않을 거에요"라며 처음엔 말했습니다.

"왜요? 일본인은 인간이 아닌가요?" "아뇨, 그게 아니라. 일본에 이런 인사법이 있는 것은 일부러 시선을 피하기 위해서에요" 문화의 차이에 관해선 처음 일본에 왔을 때 어떻게 될지 예측할 수 없었습니다.

여기서 혼다 미와코 선생님의 병원에서 우리가 처음 실시한 케어를 봐 주세요. 가족의 허락을 받고 프라이버시를 침해하지 않는 범위에서 촬영한 것입니다. 구축이 꽤나 진행된 나이 많은 여성으로, 옆구리 밑을 닦을 수 없고 손바닥을 본 적이 없다고 간호사는 말했습니다. 구축이 진행되어 손을 펼칠 수 없는 것입니다.

저는 어깨에 손을 올렸습니다. 천천히, 상냥하게 환자가 저를 신뢰해 줄 때까지 케어는 시작하지 않습니다. 케어를 할 때엔 반드시 가족이 참가하게 합니다. 이 사례에선 환자의 딸이 동석한 상태에서 진행했습니다.

이 환자는 오래 전부터 이 상태였습니다. 치매가 많이 악화되었습니다. 2개월 전에 흡인성 폐렴을 치료하기 위해 시설에서 입원하게 된 것도 알 수 없고 눈을 마주치지 않는 여성입니다.

휴머니튜드란 사랑 이야기입니다. 여기서 간호사 한 명을 이 환자와 눈맞춤을 하게 하기 위해 배치했습니다. 그리고 제가 무엇을 하고 있는지를 환자에게 말로 전달하도록 했습니다.

어떨까요? 처음엔 환자의 시선은 공중에 가 있어 전혀 눈을 마주치지 않았습니다(하단 왼쪽 그림). 간호사는 처음엔 환자의 얼굴을 보고 있었지만, "눈을 마주봐 주세요", "시선을 맞춰 주세요"라고 말하자…네, 지금 드디어 눈이 마주쳤습니다. 이는 어떤 의미에선 환자의 뇌 속에 혁명이 일어난 상태입니다(하단 오른쪽 그림).

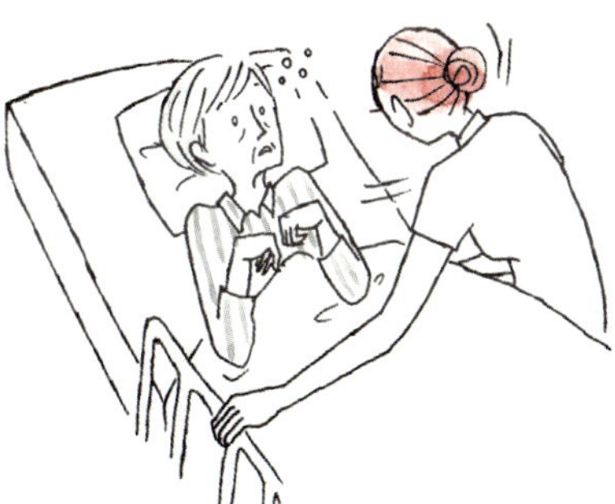

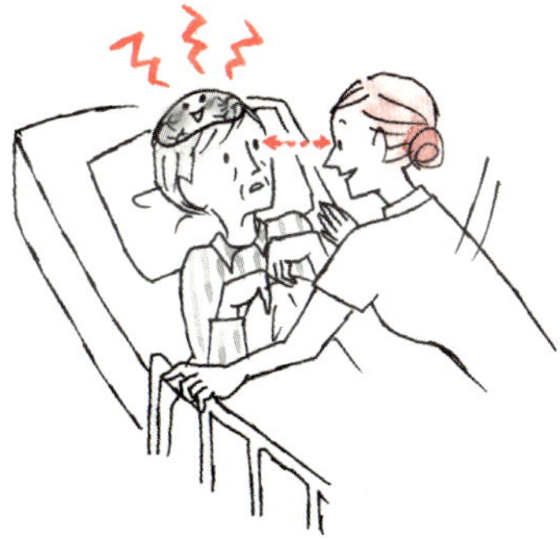

간호사를 통해 “저에게 오른손을 주세요”, “오른손을 들어주세요”라고 전달하도록 부탁했습니다. 그러자 환자는 손을 들기 시작했습니다.

여기서 처음으로 이 환자는 말을 이해할 수 있다는 사실을 알 수 있었습니다. ET 또한 이 사람은 인간이라고 인식할 수 있습니다.

이것이 제가 일본에서 한 첫 체험입니다. 환자와 가족, 팀 전원이 매우 감동적인 순간을 맛보았습니다. 휴머니튜드는 일본에서도 기능합니다.

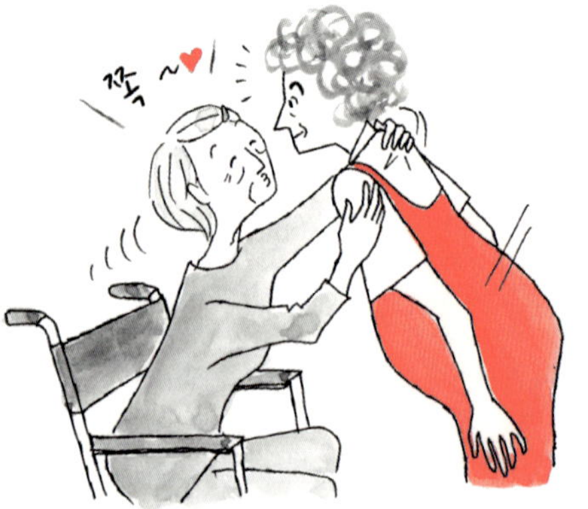

하지만 또 이런 말을 들었습니다. “하지만 지네스트 씨, 안되요. 일본에서는 다른 사람에게 키스를 하거나 포옹을 하지 않아요”, “이렇게 품어 안으면 안되요”, “프랑스에서 환자에게 접촉하는 것처럼 일본에서 환자에게 접촉해서는 안되요. 일본에서는 그런 습관이 없어요”

남자를 봐서는 안 된다던가 사람들이 보는 앞에서 껴안아서는 안 된다와 같은 것은 후천적으로 부모님이나 주변 어른들에게서 배운 것입니다. 이것은 그 나라 특유의 문화죠. 휴머니튜드는 문화를 뛰어넘는 것입니다. 후천적으로 문화에 영향을 받는 것 이전에, 사람은 사랑하고 사랑받기 위해, 친절하게 대하고 친절을 받기 위해 태어납니다.

치매가 악화되면 어떤 나라 사람이라도 그 문화를 뛰어 넘어서 인간으로서 본능적인 존재로 돌아갑니다. 그 결과 나이 많은 치매 환자는 일본인이라 할지라도 환자 본인이 스스로 저에게 키스를 해 줍니다. 스스로 저를 안아줍니다. 이에 관한 것을 환자로부터 배워야 합니다. 이 〈환자들이 주는 것〉을 받는 사람은 우리 중엔 단 한사람도 없습니다. 환자로부터 배우는 거죠. 인간관계를 쌓고 유대를 맺는 데에 있어서 환자는 우리의 스승입니다.

병동에 들어가서 제가 이렇게 양 팔을 벌리면, 남성이라 할지라도 저를 안아줍니다. 이는 매우 기분이 좋습니다.

이것이 휴머니튜드가 말하는 인간관계입니다. 유대입니다. 훌륭한 팀의 훌륭한 간호를 통해 환자는 주위 사람들과 인간으로서 유대를 맺을 수 있는 겁니다. 저는 꿈을 꿨습니다. 장애를 갖고 있는 사람, 노인, 치매 환자 모든 사람들이 평등하게 살아가는 사회를. 한 명 한 명이 소망하는 마지막을 맞이할 수 있는 사회를.

이제 마지막 영상을 봐 주시길 바랍니다. 이 분은 93세입니다. 멋진 춤을 추고 계시죠.

이 분과 같은 인생을 모두가 가졌으면 좋겠습니다. 여성으로 존재함에 있어서, 진짜 여성으로 존재하는 데에 있어서 나이는 상관없다는 사실을 이 여성이 증명해 주었습니다. 조금 질투가 납니다.

ET는 아마 납득할 것입니다. 인간이란 멋진 존재구나! 감사합니다.

〈정신간호〉 2014년 11월 호 게재

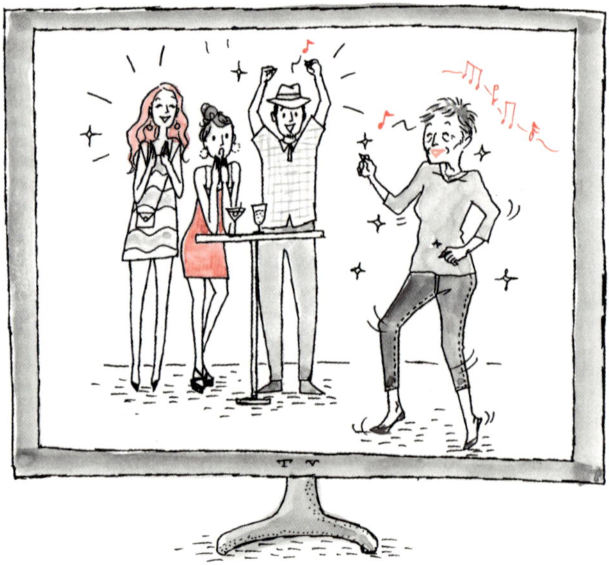

휴머니튜드의 케어 체재

혼다 미와코[6], 이토 미오[7]

휴머니튜드에서에서 〈보다〉, 〈말하다〉, 〈만지다〉, 〈서다〉는 대상을 대할 때에 필요한 〈4가지 기둥〉이다. 간호사에게 이것들은 지극히 당연하게 여겨지는 기술이라고 생각할 수 있고, 실천하고 있다고 생각해도 실제로는 실천하지 못하고 있었다는 사실을 깨닫게 되었다. 본 원고에서는 휴머니튜드를 구성하는 요소와 구체적인 케어 체재를 소개할 것이다. 또한 조직에서 체재의 중요성에 대해서 해설할 것이다.

첫걸음을 깨닫고 생각하다

직업인으로서 환자를 대할 때엔 어떤 경우에도 환자 개인의 건강을 해쳐서는 안 됩니다. "당연한 사실 아니냐"고 생각하시는 분이 많이 계시리라 생각합니다. 하지만 이를 정말로 이해하고 실천하고 있을까요?

휴머니튜드에서는 〈케어를 하는 사람〉이란 무엇인가라는 명제를 생각할 때 〈케어의 3가지 단계〉를 의식해야 합니다. **[표1]**

6 국립병원기구 도쿄의료센터 통합내과 과장/지네스트 · 마레스코티 연구소 일본지부 대표

7 도쿄도 건강장수의료센터 연구소 〈복지 · 생활 케어 연구팀〉 연구원/지네스트 · 마레스코티 연구소 일본지부/간호사

첫 번째 단계에서는 회복을 목적으로 하는 일상 케어를 실시합니다. 많은 급성기병원에서는 〈❶ 회복〉을 최종 목표로 합니다. 하지만 모든 환자가 회복할 수 있는 것은 아닙니다. 이 경우에는 〈❷ 기능유지〉를 목표로 합니다. 하지만 기능을 유지하는 것 또한 어려울 경우엔 마지막 단계인 〈❸ 곁을 지키기〉를 목표로 합니다. 이렇게 노인 환자의 단계에 맞는 케어 목표를 설정할 필요가 있습니다.

[표1] 케어의 3가지 단계

❶ 회복을 목적으로 하기	❷ 기능을 유지하기	❸ 곁을 지키기

하지만 간호 현장에서는 노인의 상태에 맞춘 케어보다는 환자의 청결이나 영양섭취, 안전을 우선시하고 있는 것은 아닐까요? 이로 인해 자력으로 일어설 수 있는 사람일지라도 침대에 누운 상태에서 닦이고, "움직이지 말아 주세요"라며 환자에게 부탁합니다.

침대에서 목욕을 해야하는 건 ❸의 단계(즉 회복을 목표로 하지도, 기능을 유지하지도 않는 단계)에 있는 사람들인데, 침대 위에서 목욕을 해야하는 환자는 정말로 이 단계에 있는 사람일까요?

휴머니튜드에서는 서있는 자세를 유지할 수 있는 사람이라면 침대 난간을 잡고서 일어선 상태로 목욕을 하도록 권유하고 있습니다. 이렇게 하는 편이 목욕을 하기 쉽고 환자의 근육을 사용하기 때문에 근력을 유지하는 제 2단계나 떨어진 근력을 회복하는 제 1단계에 있다고 평가할 수 있습니다. 재활 시간을 별도로 확보하는 것 또한 중요하지만, 일상적인 케어에서 간호사의 주도 하에 재활 계획을 포함하는 것이 중요합니다.

강제적인 케어라는 사실을 깨닫다

단지 앉거나 일어나도록 강제하면 결과적으로 〈강제적인 케어〉라는 의미를 강조하게 됩니다. 강제하지 않기 위해서는 상대의 의사를 확인하고(p205) 환자가 스스로 움직이도록 하는 기술 또한 필요합니다.

휴머니튜드에서는 강제하지 않는 것이 얼마나 중요한지를 배웁니다.

예를 들어 청결을 위한 케어를 할 때 케어를 하는 사람은 환자의 기분보다는 환자를 깨끗이 하는 것을 더 중요하게 생각하기 쉽습니다. 그렇기 때문에 덮을 것도 준비하지 않고, 추울 것이라는 생각도 하지 않은 채 환자의 팔을 붙잡아 올리는 등의 행동을 하면서 맨 살을 북북 닦습니다.

이렇듯 케어를 하는 사람의 의식이 〈청결 유지〉나 〈영양 섭취〉에만 집중되어 있으면 강제적으로 행동하기 쉬워지고 인지기능이 저하된 사람들은 이를 거부하기 위해 폭언이나 폭력으로 표현하고 있을 가능성이 있습니다.

케어하는 사람은 악의가 없을 뿐 아니라 오히려 상대를 위한 마음으로 몸을 닦거나 기저귀를 교환합니다. 그러나 환자를 대하는 목적이 〈목욕시키기〉 혹은 〈기저귀 교환〉으로만 집약되어 있으면 환자는 자신이 무슨 일을 당하는 것인지를 이해하지 못한 상태에서 갑자기 이불을 뺏기고 사람들이 기저귀를 벗기는 것이 됩니다. 이러한 상황에서 놀라 소리를 지르는 것은 당연한 반응이라 할 수 있습니다.

그러나 케어를 하는 사람은 치매 환자에게 이해할 수 있는 능력이 없으니 "기저귀 갈게요"라고 말을 걸었다는 사실을 이해할 수 없다고 해석하기 십상입니다. 치매 환자의 입장에서 생각하면 (저 사람이 오면 항상 갑자기 기저귀를 벗기고 다리가 아픈데도 억지로 벌린다)고 느낄 것이니 〈폭력을 휘두르는 사람〉이라고 인식됩니다. "어째서 이런 짓을 하는 거냐"고 말하는 환자의 외침을 들은 경험이 있는 간호사는 적지 않으리라 생각하는데, 이것이 바로 치매 환자의 본심인 것입니다.

기저귀 교환, 목욕이나 입욕 케어, 식사 보조 등 환자를 대하는 모든 방식이 강제적으로 행해지면 간호사나 요양보호 시설 직원을 보는 것만으로 화를 내는 사람이 있어도 이상하지 않습니다. 그렇기 때문에 더욱더 목욕이나 기저귀 교환 등의 일상 케어 현장을 환자와 〈접하는 현장〉으로서 의식하고 활용하는 노력이 필요합니다.

어느 치매 환자의 놀라운 변화

일본의 한 병원에서 휴머니튜드를 도입했을 때의 환자 변화를 소개하도록 하겠습니다.

구강 내에 칸디다 궤양이 있어 약제를 도포해야만 하는 A씨는 구강내 처치를 할 때마다 소리를 지르거나 간호사를 꼬집는 등의 행동을 보였습니다. 링거나 경관영양의 튜브를 잡아뺄 우려가 있어 장갑형 억제대로 구속할 필요가 있었습니다. 마레스코티 선생님은 구강 케어를 실시하려 했으나 "싫어하는 행동을 할 수는 없다"고 말씀하시며 바로 실시하지는 않았습니다. 마레스코티 선생님은 A씨가 잠들 때에 입을 열고 잔다는 것을 발견하고 자고 있을 때에 작은 등으로 입 안을 비추어 상태를 확인했습니다. 그리고 간호사에게 자고 있는 사이에 살짝 약제를 바르도록 권고했습니다.

그리고 다른 날 그 병원 소속 간호사와 A씨를 목욕시키기로 했습니다. A씨의 인지기능이 저하된 상태라고는 하나 이제까지의 강제적인 케어에 의해 스스로 벽을 만들고 있었던 상태였기 때문에, 간호사 한 명이 그와 의사소통을 하고(이 역할을 〈마스터 간호사〉라고 합니다) 나머지 한 명이 말없이 케어를 하는(이 역할을 쿠로고-가부키 등에서 검은 옷을 입고 배우 뒤에서 연기를 돕는 사람을 나타내는 말로, 그 자리에 있지만 없는 걸로 치는 사람 혹은 한 발 물러서서 일하는 사람을 관용적으로 나타내는 표현) 방식을 활용했습니다.

마스터 간호사는 A씨의 얼굴과 20cm 정도 거리까지 자신의 얼굴을 가까이 가져가서 웃으면서 이름을 부르며 몇 번이나 "눈을 떠 주세요", "저를 봐 주세요"라고 말했습니다. 그리고 A씨가 눈을 뜨고 시선을 맞추는 순간을 놓치지 않고 자기소개를 한 후 "기분 좋게 해 드리기 위해 왔어요"라고 전했습니다.

이제까지 케어를 할 때엔, 한 번 말을 건 후 바로 처치를 시작했기 때문에 무서워서 소리를 질렀겠죠. 눈을 뜨고 시선을 맞추어 설명을 받았을 때 A씨는 "아, 그래"라고 대답을 한 후 간호사의 손을 잡았습니다. 이 때 욕창 처치도 했지만 A씨는 마스터 간호사의 질문에 집중한 상태였기 때문에 강한 거부반응은 보이지 않는 것으로 판단되었습니다.

이러한 케어를 받은 후 침대 등받이를 움직여서 시험삼아 식사를 준비하자 놀랍게도 대화가 가능했습니다. 간호사가 "A씨를 위해 프랑스에서 선생님이 와 주셨어요"라고 말하자 "아 그래, 감사하네"라고 대답했습니다. 그리고 간호사가 포크를 건네며 식사를 권유하자 스스로 딸기를 먹었습니다. 간호사가 식사 보조를 할 때에도 입을 열어 주었습니다. 더욱이 3일 후에는 자력으로 앉은 자세를 유지하며 스스로의 힘만으로 식사를 하게 되어 경관영양과 구속 또한 하지 않게 되었습니다.

본래 구속이 불필요한 사람에게 케어를 위한 접근방식이 옳지 않았기 때문에 구속을 하고 있었다는 것을 보여주는 사례입니다. 구속을 할 수 밖에 없다고 판단되는 증상은 실제로는 의료 종사자가 환자에게 좋을 것이라고 믿어서 실행했던 케어 방법에 의해 일어난 일이라고 할 수 있습니다. 이는 이 병원에만 국한된 일이 아니라 일본에 있는 많은 병원에서 발생하는 현상이 아닐까요?

휴머니튜드의 〈4가지 기둥〉

휴머니튜드의 기본이 되는 〈4가지 기둥〉을 **[표2]**에 표시했습니다.

"겨우 이런 것이냐"라고 생각하는 사람도 많을 것입니다. 그런데 실제로 이 〈4가지 기둥〉에 기반한 테크닉을 사용해보니 이제까지 딱 한 번 보았을 뿐 계속해서 바라보지 않았다는 사실, 말을 걸었다고 생각했지만 어느 순간부터는 말을 거는 노력을 잊고 있었다는 사실, 상대에게 접촉할 때 상대가 어떻게 느끼는지를 충분히 고려하지 않았다는 사실, 상대가 앉거나 일어설 수 있는지에 대한 평가조차 충분히 행하지 않았다는 사실을 깨닫는 것입니다.

[표2] 휴머니튜드의 기본이 되는 〈4가지 기둥〉

❶ 보다	❷ 말하다	❸ 만지다	❹ 서다

〈보다〉와 〈말하다〉

일상에서 케어를 하면서 우리는 얼마나 환자를 바라볼까요? 사실 〈보기〉는 했어도 〈보다〉는 하지 않았습니다.

간호 수업이나 실습에서 "환자의 눈을 보고 말을 걸자"라고 배우고 이를 실천하고 있다고 여기고 있습니다. 그러나 침상 생활을 하며 반응이 없는 사람과 눈을 맞추기 위해 자신이 서 있는 위치를 바꾸었나요? 환자가 허공을 바라보고 있는 상태에서 환자가 시선을 자신에게 향할 수 있도록 움직이나요? "나는 보고 있다"고 말하는 사람도 실제로는 위에서 내려다보지는 않았나요? 그리고 잠깐 보고 말을 걸었을 뿐 상대의 반응을 확인하지 않고 케어를 시작하지는 않았나요?

"지금부터 ○○하겠습니다"라고 말을 걸기는 해도 반응이 없기 때문에 그 후에도 말을 거는 일이 없지 않았나요? 환자에게 한 번 말을 건네는 것을 끝으로 작업을 하게 되기 십상이라는 사실을 깨달읍시다. 예를 들어 경관영양을 시작할 때에도 환자가 아닌 보틀을 보면서 "식사 시간이에요"라고 말을 걸지는 않나요? 그리고 힐끔 환자를 볼 뿐, 바로 다음 환자에게 이동하지는 않나요?

〈짧은 대화〉와 〈짧은 시선〉만으로는 치매 환자는 인식할 수 없는 경우가 있습니다. 우리가 전달했다고 생각해도, 즉 간호사로서 몇 번이나 말을 걸었다고 생각해도 상대가 인식하지 못한다면 무시하고 있는 것과 같습니다.

그리고 누워서 생활하거나 일어나지 못한다고 판단되는 치매 환자들은 시선을 받지 못하고 아무도 말을 걸어오지 않는 환경에 긴 시간 동안 방치되어 마음의 벽 안에 틀어박히게 됩니다. 왜냐하면 아무도 자신을 보지 않고 말을 걸어오지 않는 상황은 존재 그 자체를 부정하는 것이며 인간에게 있어서는 가장 견디기 힘든 것이기 때문입니다. 이 사람들 중에는 사실 들으려는 의지가 있으면 우리의 이야기를 듣고 대화하고자 하는 의지가 있으면 말을 할 수 있는 사람이 있을 것입니다. 매일 반복되는 케어의 순간마다 불쾌한 일을 억지로 당한다고 느끼며, 그 굴욕감을 견딜 때 마다 마음에 벽을 만들고 말을 걸어도 반응하지 않을 가능성이 있다는 점을 이해합시다.

〈보다〉 기술

먼저 무심한 시선이 갖는 의미를 이해합시다. 위에서 내려다보는 것은 강자의 위치에 있다는 것과 모멸을 나타내고, 힐끔 쳐다보는 시선은 공격성을 나타냅니다. 금세 눈을 돌리는 행동은 자신감이 없거나 도망가는 자세를 나타내며, 거리를 두는 행동은 상대를 향한 부정적인 감정이나 경멸을 나타냅니다. 치매 환자들은 케어하는 사람의 시선, 말하는 방식, 태도에서 상대가 자신을 어떻게 느끼는지를 파악합니다. 또한 감정기억은 유지되기 때문에 상대가 좋은 사람인지 그렇지 않은 사람인지를 판단하지 않을까요?

그렇기 때문에 치매가 악화된 사람에게 말을 걸 때엔 눈 높이를 수평으로 맞추고 정면에서 오랜 시간을 들여서, 상대의 얼굴에서 20cm정도 거리를 두고 말을 거는 것을 권장하고 있습니다〈눈맞춤〉**[표3]**.

지네스트 선생님은 동시에 "바라보지 않는 것보다 내려다보는 것이 그나마 낫다"고 말씀하셨습니다. 아무도 바라보지 않는 것은 그 사람이 존재하지 않는다는 것을 의미하기 때문입니다. 머리로는 보고 있다고 생각해도 실제로는 환자를 바라보지 않았던 이제까지의 접하는 방식을 돌아보면 무의식적으로 내려다보는 것 보다도 심한 행동을 자신이 해왔다는 사실을 깨닫고 가슴이 아픕니다.

또한 노인 중엔 시야 끝에서 얻는 정보는 처리하기 힘든 사람이 있습니다. 옆에 앉아 있을 때에 측면에서 말을 걸었더니 환자가 놀라는 경험이 있지 않나요? 옆에 앉아서 조금 전까지 대화를 했기 때문에 상대가 자신을 인식하고 있다고 생각하기 쉽지만 조금 전까지 대화를 했던 경우라 할지라도 기억 장애로 인해 조금 전 일을 기억하지 못한다면 금세 잊어버리고, 측면에서 얻는 시각적인 정보는 인식되기 힘듭니다. 이러한 사람의 경우엔 일단 거리를 두고 정면에서 천천히 미소를 짓고 다가가면 환자가 놀라지 않고 환자의 의식을 나에게 돌릴 수 있기 때문에 원활한 대화를 할 수 있게 되는 경우가 많습니다.

[표3] 친절을 전하는 시선 기술

❶ 수직이 아니라 수평으로	❷ 옆이 아니라 정면에서
❸ 잠깐이 아니라 일정 시간 동안	❹ 먼 거리가 아니라 가까운 거리에서

〈말하다〉 기술

휴머니튜드의 기술을 활용해 말을 할 때엔 인사를 한 후, 긍정적인 단어를 사용하며, 가능한 한 계속해서 말을 걸도록 합니다.

"오늘은 혈색이 매우 좋으시네요"

"피부가 정말 깨끗하세요"

"옷이 너무 멋져요" 등, 환자 본인과 관련된 긍정적인 말을 반복합니다. 그리고 기분이 좋아졌을 때 자기소개를 하며 용건을 전합니다. 씻기를 싫어하는 사람의 경우 〈몸을 닦는다〉 혹은 〈깨끗하게 한다〉와 같은 표현을 사용하지 않고,

"저는 △△라고 합니다. ○○ 씨를 더 기분 좋게 해드리기 위해 마사지를 하려고 해요" 등과 같이 환자가 싫어하지 않을 말을 고릅니다. 불쾌한 이미지를 떠올리지 않게 말을 고를 필요가 있습니다.

간호사이기 때문에 몇 번이나 자기소개를 할 필요는 없다고 생각하지 않나요? 기억 장애로 인해 조금 전에 있던 일을 잘 기억하지 못하는 경우엔 이전 방문을 기억하지 못할 가능성이 있습니다. 또한 이제까지 무의식적으로 강제적인 케어를 해왔을 경우엔 "이 사람은 나쁜 행동을 하는 사람이다"라고 인식하고 있을 가능성이 있습니다. 그렇기 때문에 자기소개를 한 후, 자신이 할 행동을 미리 이야기하면서 이것은 결코 나쁜 행동이 아니라는 이미지를 전달할 필요가 있습니다.

단, 지네스트 선생님의 말씀에 의하면 휴머니튜드를 배우기 시작한 간호사는 누구나 실제로 케어에 활용하는 데까지 걸리는 시간이 너무 긴 경향이 있다고 합니다. 마사지를 위해 말을 걸었을 때 환자가 "좋네요"라고 답한 후 말을 거는 시간이 너무 길어지면 '언제 시작하는 거지?', '뭘 하는 거였더라?' 등과 같이 생각하며 불안을 고조시킵니다. 긍정적으로 말을 거는 것을 통해 환자의 동의를 얻었다면

바로 케어를 실시하는 것 또한 모처럼 동의해준 사람이 불안해하지 않도록 하는 기술입니다.

〈만지다〉 기술

이제까지 실행한 기술에 대해 이해했다면 다음은 상대에게 접촉하는 방식에 대해 설명하겠습니다. 이 부분에선 자신의 손이 노인 환자에게 어떻게 접촉하는지를 의식해봅시다.

겨드랑이 밑을 닦을 때 등이나 팔을 붙잡아서 들어 올리려고 하지 않나요? 노인의 신체를 케어하는 사람이 마음대로 움직이려고 할 때에는 무심코 팔을 붙잡곤 합니다. 무슨 일을 당하는지 모르는 상태에서 갑자기 팔을 붙잡히면 놀라거나 공포감을 느끼기 때문에 손을 움츠리려 합니다**[그림2]**.

케어를 하는 사람의 의식이 〈닦기〉에 집중되면 접촉 방식 또한 강제적으로 변합니다. 사실 팔꿈치나 어깨 관절의 구축은 우리가 생각하는 것만큼 진행되지 않았

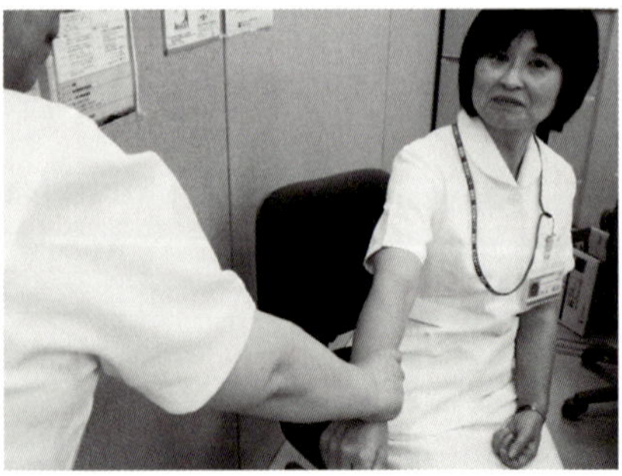

[그림2] 붙잡다

환자의 혈압을 잴 때 팔을 붙잡지는 않나요? 일상생활에서는 누군가에게 팔을 〈붙잡히는〉 것은 혼나거나 연행되는 등 매우 부정적인 상황입니다. 우리가 무의식 중에 하는 행동이 상대에게 부정적인 메시지를 전달할 가능성이 있습니다.

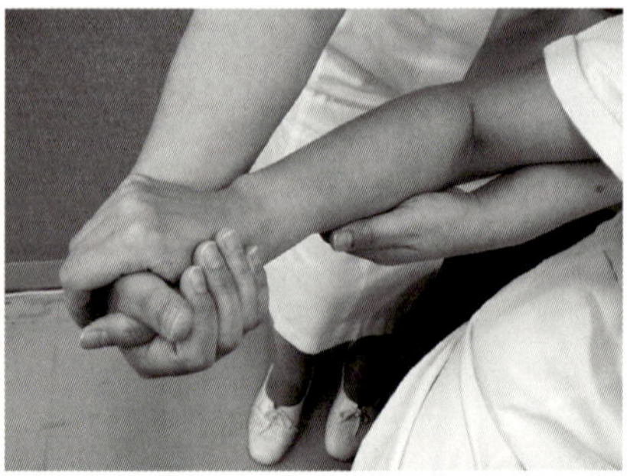

[그림3] 접촉하다

환자에게 접촉할 때에는 밑에서 환자를 지탱합니다. 환자를 붙잡지 않도록 엄지 손가락의 위치에 주의할 필요가 있습니다. 서있는 자세를 유지할 때엔 자신의 엄지손가락을 상대의 손바닥 안에 넣어 지탱합니다.

을 가능성이 있습니다. 우리가 억지로 팔을 잡아 당겨 놀란 사람은 손을 움츠릴 가능성이 있고, 이러한 동작을 반복하다 보면 접촉할 때마다 방어 반응으로 손을 움츠리는 습관이 생길 수 있습니다. 환자가 편안한 상태를 유지할 수 있다면 실제로는 더욱 팔을 뻗을 가능성이 있습니다.

휴머니튜드에서는 〈상대를 붙잡지 않는〉 것을 원칙으로 합니다. 부드럽게 접촉하는 기술을 배우며, 한 번 접촉하면 케어가 끝날 때까지 가능한 한 신체 부위 중 어느 한 부분이라도 접촉하도록 하는 등 세세한 배려를 통해 치매 환자가 안정된 상태에서 케어를 받을 수 있게 합니다**[그림3]**.

치매 환자가 안정된 상태에서 협력한다면 간호사가 뻗을 리 없다고 생각했던 구축된 팔을 천천히 뻗을 수 있습니다. 시연에서는 간호사 중 몇 명이 환자가 구축된 팔을 뻗어서 겨드랑이 밑을 원활하게 씻길 수 있어 이제까지의 인식이 얼마나 안일했는가를 통감했습니다.

〈서다〉 기술

지네스트 선생님 일행은 서다와 걷기의 중요성을 말씀하셨습니다. 〈케어의 3가지 단계〉에서도 서술했지만 일어서거나 걸을 수 있는 사람에게 그렇게 하지 못하게 하는 케어는 사실 환자의 건강을 해치게 됩니다.

서다, 걷기를 안전하게 실행하기 위한 기술은 많이 있습니다. 지네스트 선생님 일행은 먼저 침상생활을 하는 환자가 침대 위에서 몸을 씻기는 상황에서 걷는 기능이 유지되고 있는지를 확인합니다. 그리고 실천적인 케어 기술을 활용하는 것을 통해 치매 환자가 다시 한 번 일어서서 걸을 수 있는 기회를 만들었습니다.

일본 병원에서도 간호사가 일어설 수 없을 것이라고 판단한 환자 몇 명에게 지네스트 선생님이 "이 사람은 일어설 수 있다", "이 사람은 걸을 수 있다"고 판단했고, 실제로 그 사람들은 다시 일어서서 걸을 수 있었습니다. 시연을 실시한 병동의 복도 창문에서 후지산이 보여서 "후지산을 보러 갑시다"라고 말을 걸자 동기부여(motivation)가 되는 듯 했습니다. 지네스트 씨는 이를 보고 〈후지산 효과〉라고 이름 붙였습니다. 뇌혈관장애로 입원했지만 이제까지 재활을 거부했던 남성은 휴머니튜드를 활용해 서다, 걷기를 해본 후 "이거라면 아프지 않으니까 가능하다. 지금까지 해왔던 건 아파서 하고 싶지 않았다"고 말했습니다.

서다 기술은 세부적인 기술을 병행해서 활용하기 때문에 환자의 안전 확보를 위해 연수에 참가하여 기술을 습득한 후 실시해 주세요.

조직 전체에서 휴머니튜드를 이해할 필요성

"천천히 바라보고 말을 걸거나 침대 위에서 목욕을 했던 사람을 일어서게 하는 행위를 하면 케어를 하는 데에 걸리는 시간이 길어져 직원을 늘려야 하지 않은가" 라는 의문이 들지 않으시나요? 이는 연수를 하기 전 의료 시설 관리자로부터 온 수많은 질문 중 하나입니다.

하지만 실제로 케어를 거부해서 케어를 하기까지 많은 시간을 소비할 수 밖에 없었던 환자가 이 과정을 통해 온화하게 케어를 받을 수 있게 되기 때문에 케어에 필요한 시간은 단축된다는 사실이 많은 의료기관에서 확인되었습니다.

여기서 필요한 것은 직원에게 실시하는 교육입니다. 프랑스에선 시설에 휴머니튜드를 도입하기로 결정할 경우 기본적으로 그 조직 구성원 전원이 교육 대상이 되었습니다. 병원이라면 관리자, 의사, 간호사, 물리 치료사, 작업 치료사, 간호 조무사, 간병인, 청소하는 사람… 환자와 접하는 모든 사람이 대상입니다.

조리사도? 청소를 하는 사람도? 라며 놀랄 지도 모르지만, 모든 직원이 노인이 놓여있는 현상을 알게 되는 것으로 조직 전체의 협력 체제를 만들기 쉬워집니다.

연수 중에 본 프랑스에서 촬영한 영상 내용을 소개하겠습니다.

치매 노인 중 음식을 만져도 입으로 옮기지 않는 사람이 있었습니다. 바질 소스를 뿌린 토마토를 포크로 쿡쿡 찌른 후 포크를 내려놓았습니다. 혹시 바질을 벌레로 오해한 것이 아니냐고 생각해 조리사에게 "토마토에 바질을 뿌리지 말아 달라"고 전달하자 바로 변경이 되었습니다. 아무것도 뿌리지 않은 토마토가 나오자 순식간에 토마토를 다 먹었습니다.

이렇듯 치매 환자가 어려움 없이 식사를 할 수 있게 하기 위해서는 조리하는 사람의 협력 또한 필요합니다. 지네스트 선생님은 "모두가 배가 고픈 겁니다. 하지만 어떠한 이유로 먹을 수 없는 노인이 있습니다. 먹는다는 행위는 매우 중요하니 협력해주시는 조리사가 필요한거죠"라고 지적했습니다.

병원이나 시설의 규모나 체제에 따라서는 어려운 부분도 있으리라 생각합니다. 단, 직접 휴머니튜드의 효과를 실감한다면 간호사만으로 이루어진 연수에 그치지 않고 조직 내로 확산될 수 있으면 좋을 것이라 생각합니다.

〈방문간호와 간병〉2015년 4월호 게재

힘든 사례에 활용할 수 있는 기술

이토 미오[8]

휴머니튜드 불필요론

"치매 케어를 전문으로 하고 계신다면 지네스트 선생님이 다음에 일본을 방문하실 때 관심있는 간호사들과 모여서 공부를 할 예정인데 이토 씨도 같이 가시지 않으실래요?"라고 혼다 미와코 의사가 초대해 주셔서 저는 휴머니튜드를 향해 첫 걸음을 내딛었습니다.

저는 생각했습니다. "또 서양이야?"

그런데 저는 이 때 이미 '이제 서양 쪽 방법을 일본에 도입할 필요는 없지 않은가'란 생각을 하기 시작했습니다. 서양의 사고방식이나 방법을 일본에 적용시키는 데에 한계가 있다고 느끼고 있었습니다. 그리고 요양시설에 있는 치매환자를 중점적으로 관찰 조사를 실시하면서 요양보호사나 간호사의 훌륭한 케어를 많이 봐 왔습니다.

8 도쿄도 건강장수의료센터 연구소 〈복지 · 생활 케어 연구팀〉 연구원/지네스트 · 마레스코티 연구소 일본지부/간호사

그런데 많은 이용자 · 환자를 동시에 지켜보면서 소수 인원으로 최선을 다해 케어를 하는 요양보호사 · 간호사를 대상으로 한 〈케어의 이상적인 자세〉에 대한 판별이 동직종, 타직종 사이에서도 범람하고 있습니다. “간병인이나 간호사는 정성을 들여서 좀 더 한사람 한사람을 봐야 한다” 등과 같은 말을 기본적으로 1대 1로 일하는 직종이나 입장에 있는 사람에게 들으면 “다수를 상대로 할 수 밖에 없는 고생은 모르겠지”라며 간호사로서는 짜증이 나고는 합니다. 1대 1로 집중해서 케어를 한다면 그 시간은 자신의 가치관을 기반으로 눈 앞에 있는 사람에게만 맞춘 방법을 생각할 수 있습니다. 그러나 다수를 상대하는 상황에서는 직원 사이의 가치관이 충돌하는 것을 느끼며 다른 이용자 · 환자가 위험한 상황에 있지는 않은가를 확인하고, 동시에 여러 명을 케어하지 않으면 안됩니다.

이러한 힘든 상황에도 굴하지 않고 최선을 다해 이용자 · 환자를 생각해 정말 감동적인 케어를 하는 분이 있습니다. 이 훌륭한 케어는 많이 알려지지 않아 ○○씨가 케어를 하면 어쩐지 치매 환자가 얌전해질지도 모른다… 라고 여겨지는 정도이기 때문에 일본만의 좋은 케어는 널리 알려지지 않았습니다.

그러나 케어에 대한 나쁜 평가만이 언어화되어 여러 형태로 요양보호사나 간병인, 간호사에게 전달됩니다. 그로 인해 지쳐서 이직하는 훌륭한 직원도 적지 않았습니다. 그렇기에 저는 눈에 띄지 않는 훌륭한 케어를 하는 사람과 치매 환자 사이의 상호 관계를 연구하는 것으로 일본을 포함한 아시아의 치매 케어를 증명할 수 있다고 생각해왔습니다.

저는 생각했습니다 “당연한 일이다!”, “현장에선 쓸 수 없어!”

서양의 방식에 대한 위화감을 갖고 공부 모임에 참가했기 때문에 제 태도는 꽤나 무례했을 것이라고 생각합니다. 설명 하나하나에 대해 납득할 수 없었습니다.

휴머니튜드의 핵심인 "인간이란 무엇인가?", "케어를 하는 사람이란 무엇인가?"라는 철학적인 설명도, 〈보다〉, 〈말하다〉, 〈만지다〉, 〈서다(위한 지원)〉의 4가지 기둥도 "그런 것은 당연한 것"이라고 생각했습니다. 케어 상대에게 접근하는 방법부터 멀어지는 방법까지를 나타낸 〈마음을 사로잡는 5가지 단계〉(p95)라는 기법의 필요성을 이해하기에는 2년이나 걸렸습니다!

임상에서 일하는 간호사 중 대부분은 병동에서 경험하면서 유용성을 이해하고 수용하였지만 저는 "이런 것은 당연한 일이다", "이용자 · 환자가 30명이나 있으면 이런 것은 실천할 수 없다" 와 같이 연구자인 저 자신은 실제 현장에서 일하지 않는 주제에 지네스트 선생님에게 끈질기게 의견을 피력했습니다.

한편 병동 실습에서 발생하는 치매 환자의 변화에 충격을 받았지만, 무엇이 그 반응을 일으키는지 설명할 단어가 떠오르지 않아 혼란스러운 시기가 한동안 계속되었습니다.

그러나 휴머니튜드는 무언가 달랐다

그러한 저에게 지네스트 선생님은 언제나 이해하는 태도를 보였습니다. 어느 나라에서나 같은 반응을 보였다고 말이죠. 반발을 느끼면서도 이해하고자 계속해서 노력하러 와 준 것이 기쁘다고 말씀하신 적도 있습니다. 저라면 "내 생각을 비판만 할 것이라면 관심을 갖지 않아도 된다"며 거절할 것을, 지네스트 선생님이 익숙한 듯 반응하는 모습에서도 휴머니튜드의 진수(眞髓)를 느꼈습니다.

반감을 가지면서도 휴머니튜드에서 벗어나지 못했던 이유는 다음과 같습니다.

❶ 반드시 해야만 하는 케어를 할 때에 활용할 수 있는 것이다.

❷ 배설 · 입욕 케어를 할 때에 심한 BPSD(behavioral and psychological symptoms of dementia, 치매의 행동심리증상)을 일으키는 사람을 케어하는 힌트를 준다.

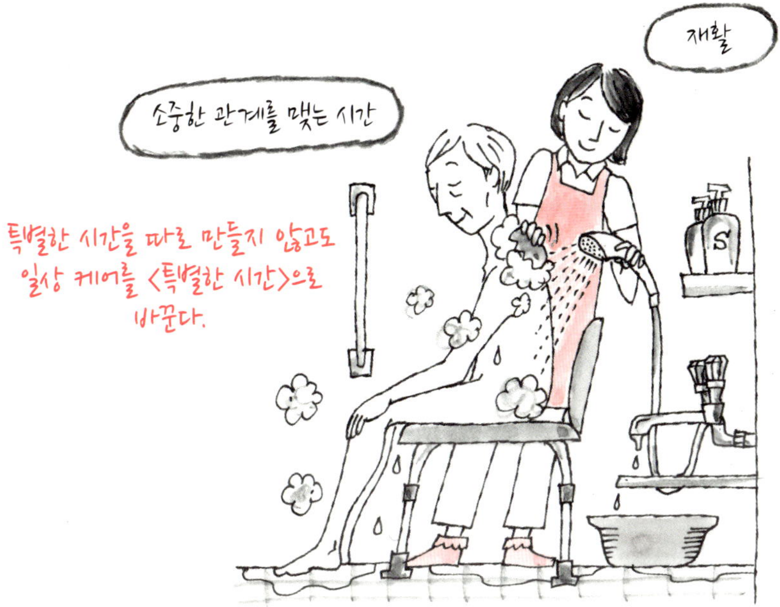
재활
소중한 관계를 맺는 시간
특별한 시간을 따로 만들지 않고도
일상 케어를 〈특별한 시간〉으로
바꾼다.

❸ 기술이 명문화(明文化)되어 있어 치매 환자가 케어를 거부할 때에도 스스로가 부정당했다는 생각이 들지 않아서 좋다.

케어의 의미를 확장시키기도 한다

〈치매 케어〉에 대해서는 국내 · 외에서 논의되어 왔습니다. 다양한 이론이나 사고 방식이 제안되었지만, 〈치매 환자를 존중한다〉는 점에서는 일치했고, 그 표현 방법이 다르다고 해야 될까요? 저도 요양시설에서 제가 고안한 프로그램을 시작하면서 여러 방법을 시도해 보았습니다. 그러나 간병인이나 요양보호사, 간호사가 일상 케어를 하는 중에 특별한 프로그램을 추가하는 것은 어려워 시도가 오래 지속되지는 않았습니다.

그러나 휴머니튜드는 반드시 실시해야 하는 케어에서 활용 가능합니다. 특히 청결 케어(입욕 · 몸닦기)는 긴 시간을 함께 보내기 때문에 이 기회를 〈청결〉에만 집중하지 않고 〈소중한 관계를 맺는 시간〉으로서 휴머니튜드 기술을 활용합니다. 또한 앉을 수 있는 사람은 앉은 자세를, 일어설 수 있는 사람은 서있는 자세를 틈틈이 취하도록 하면서 몸닦기 · 샤워 · 입욕을 실시합니다. 이를 통해 환자가 갖고 있는 기능을 활용한 재활을 겸할 수 있습니다.

이동식 입욕기(스트레쳐 바스)를 활용하여 전체 보조 케어를 실시했던 사람 중에는 휴머니튜드의 기술을 활용해서 앉은 자세로 샤워를 실시하자 안정된 상태로 케어를 받으며 "너무 무서워서 울었던 거에요. 지금은 안 울고 웃을 수 있어요"라고 말씀하신 분도 있습니다. 주위의 상황을 이해할 수 없어 두려워하며 울고 소리칠 수 밖에 없었던 치매 환자에게 우리가 휴머니튜드 기술을 배우는 것으로 편안한 청결 케어를 제공할 수 있는 가능성이 있는 것입니다.

〈일단 흉내내는〉 것부터 시작할 수 있다

또한 휴머니튜드에서는 케어 기술이 상세히 명문화 되어있습니다.

그 중에는 〈3초〉, 〈40초〉, 〈3분〉, 〈70%〉 등 미묘한 표현이 있어 처음엔 저도 "이 수치의 근거는 무엇인가요?'라고 물었습니다. 그 중 대부분은 기본적으로 지네스트 선생님과 또 한 분의 휴머니튜드 창시자 로젯 마레스코티 선생님이 35년 이상 쌓아온 경험에서 도출된 것이므로, 문헌을 활용해 설명할 수 있는 것은 적습니다. 경험을 기반으로 하는 수치를 믿어도 되는 것인가…라는 의문을 갖고 있었던 시기도 있습니다.

그러나 실제로 치매 환자에게 휴머니튜드 기술을 활용한 케어를 시도하다보니 이렇게 생각하게 되었습니다.

"〈실제로 하는 사람〉이 배울 때엔 과학적 근거에 기반한 명확한 수치가 필요한 것이 아니라 지네스트 씨와 그와 함께하는 사람들의 경험을 기반으로 하는 일정 〈기준〉이 제공되는 것이 중요하다"라고 말이죠. 이용자 · 환자에 의해 상황은 변화합니다. 그렇기 때문에 일정 기준을 제공받는 것으로 일단 그것을 시도해 볼 수 있습니다. 그리고 기준보다 길게 하느냐 짧게 하느냐를 상대에게 맞추어 판단하면 되는 것입니다.

즉, 일정 기준으로서 제공받은 수치는 케어하는 사람의 〈척도〉가 됩니다. 케어에 거부적인 태도를 보였던 사람 등을 접하는 계기로써 이 척도를 기준으로 〈일단 흉내내는 것〉으로 새로운 접근 방법을 실시할 수 있게 됩니다.

"감정"을 소모하지 않는 〈3분 규칙〉

그리고 3분 이내에 합의를 얻지 못하면 일단 포기한다는 〈규칙〉이 있습니다.

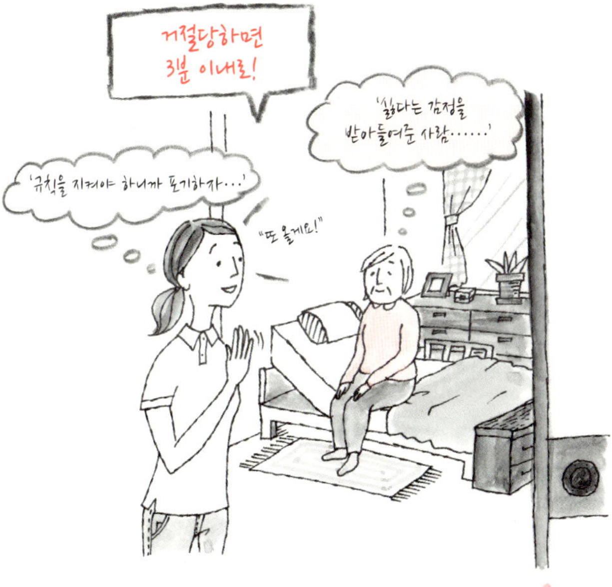

거절당하면 3분 이내로!
'싫다는 감정을 받아들여준 사람……'
'규칙을 지켜야 하니까 포기하자…'
"또 올게요!"

처음엔 "그래서는 일이 끝나지 않는다"며 반박했습니다. 불신하면서도 실제로 해보니 3분 이내에 합의를 얻지 못하면 퇴실한다는 규칙을 따라 저는 퇴실할 수밖에 없었습니다. "죄송합니다. 실례했어요. 조금 있다가 다시 올게요"라고 말하며 말이죠. "이제 오지 마!"라는 말을 들은 적도 있지만 "간다"고 말했으니 다시 갔습니다. 그러자 신기하게도 휴머니튜드 기술을 활용해 몇 번 접근을 반복하는 사이 어쩐지 원활하게 케어를 하는 경우가 있었습니다.

이 규칙 없이 환자에게 다가가면 환자가 화를 낼 때까지 끈질기게 말을 거는 경우가 많습니다. 그러면 〈나쁜 사람〉이라는 감정 기억이 남아 매번 거부당하게 되지 않을까요? 하지만 규칙을 따르면 3분 이내에 합의를 얻지 못하면 상대의 의향에 따르는 형식으로 퇴실하게 됩니다. 이 규칙으로 인해 부정적인 감정 기억을 남기지 않고, 어쩌면 "〈싫다〉는 감정을 받아들여준 사람"이라며 긍정적인 감정 기억을 남기게 되어 다음 방문 시간에는 케어를 원활하게 하고 있을 지도 모릅니다.

케어하는 사람도 구한다 〈기술의 문제일 뿐〉

동시에 케어하는 사람도 "3분으로 안되면 일단 나가자", "화나게 해버렸는데 아까 너무 말을 오래 걸었나? 아니면 말투가 너무 셌나?"와 같은 방식으로 〈기술의 문제〉로서 솔직하게 반성할 수 있습니다. "또 화나게 만들었어. 저 사람은 내가 싫은거야", "이렇게 이것저것 해주는데 왜 맨날 화를 내지?"와 같이 감정적으로 생각하면 정신적으로 피폐해집니다. 그러나 기술의 문제일 뿐이라는 사고방식을 갖고 있으면 마음에 상처를 받을 필요가 없기 때문에 소진(burnout)을 피할 수 있을지도 모릅니다. 휴머니튜드를 도입한 프랑스 노인요양시설에서는 실제로 직원들의 이직률이 감소했다는 보고가 있었습니다.

치매 등에 의해 케어하기 어려운 사람을 접할 때에 필요한 것은 "적성이 아니라 기술이다"라고 말하는 것으로 케어하는 사람 또한 구할 수 있지 않을까요?

격렬한 증상에도 케어 힌트를

저는 〈휴머니튜드 신자〉가 아닙니다. 믿는 것이 아니라 〈실용성을 확인한 것뿐입니다.〉 이론적인 설명 중에서 아직 이해하지 못한 부분도 있습니다. 케어를 실제로 할 때엔 실제로 실용성이 있는지를 이해하는 노력을 계속해야 한다고 생각합니다.

"이제까지도 해 왔다", "당연한 일이다", "이미 충분히 배웠다"와 같은 생각을 조금이나마 고쳤습니다. 저는 이제까지 실시해 온 방법으로 격렬한 증상을 보이는 치매 환자가 안정된 상태에 있을 수 있다면 휴머니튜드는 필요한 것이라고 생각합니다. 열심히 케어를 하는데 격렬한 증상에 직면해 피폐해지는 사람들이 어떠한 힌트를 원한다면 휴머니튜드를 포함해 유용하다고 생각되는 사고방식이나 방법에 관심을 갖고 소개하고 싶다고 생각합니다.

휴머니튜드 시퀀스

앞에서 서술한 〈3분 규칙〉은 휴머니튜드의 중심적인 기법인 〈마음을 사로잡는 5가지 단계〉 중 하나입니다. 이 〈5가지 단계〉는 휴머니튜드의 〈시퀀스〉(하나의 케어 행위의 의미 있는 분절과 그 순서)라고 할 수 있습니다.

〈그렇게 하고 있다고 생각하는〉 케어 VS 〈5가지 단계〉

〈기저귀 교환〉을 예로 설명하도록 하겠습니다. 먼저 기저귀를 교환할 때 종종 있는 패턴입니다.

〈그렇게 하고 있다고 생각하는〉 케어

1. "실례합니다!"라고 말을 걸고 바로 다가가 치매 환자를 본다.
2. "○○씨, 기저귀를 갈 시간이에요"라고 말하며 이불을 젖힌다.
3. "바지 내릴게요!"라고 말하며 바지를 내린다.
4. 이 즈음에서 "그만해!"라며 거부적인 반응이 나타난다 ….

〈그렇게 하고 있다고 생각하는〉 케어

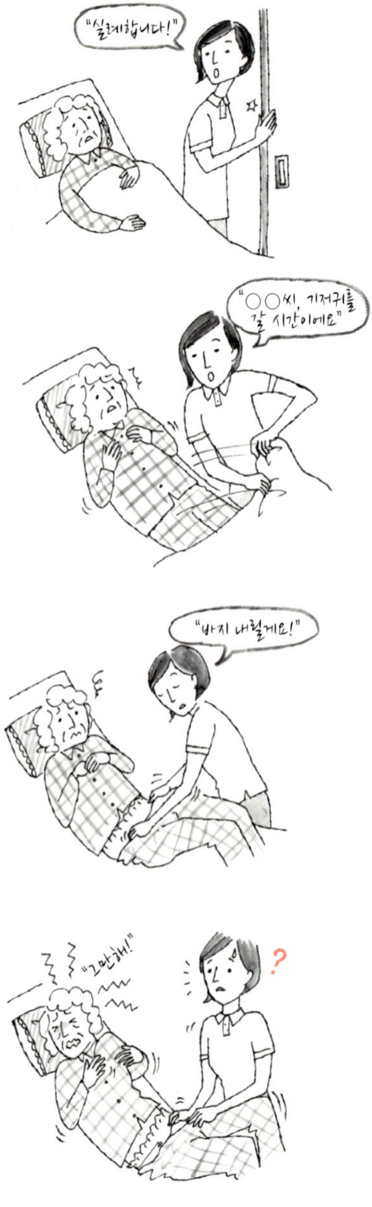

그냥 보기에는 이 일련의 케어에서는 휴머니튜드가 중시하는 〈4가지 기둥〉중 〈보다〉, 〈말하다〉, 〈만지다〉가 행해지는 것처럼 보입니다. 그럼에도 왜 거부적인 반응을 보이는 것일까요?

먼저 〈보다〉, 〈말하다〉, 〈만지다〉의 부분에서는 상대에게 전달되는 방식으로 접근하지 않았습니다. 그렇게 하고 있다고 생각해도 실제로는 상대에게 전달되지 않은 것이죠. 게다가 인지기능이나 감각 기능이 저하된 사람이 안심하고 케어를 받을 수 있는 단계를 밟지 않았습니다.

휴머니튜드의 〈마음을 사로잡는 5가지 단계〉는 다음과 같습니다.

❶ 만남의 준비(상대에게 다가가기까지)
❷ 케어의 준비(케어를 시작하기까지)
❸ 지각의 연결(케어 중)
❹ 감각의 고정(케어 종료 후)
❺ 재회의 약속(멀어질 때)

휴머니튜드의 〈마음을 사로잡는 5가지 단계〉

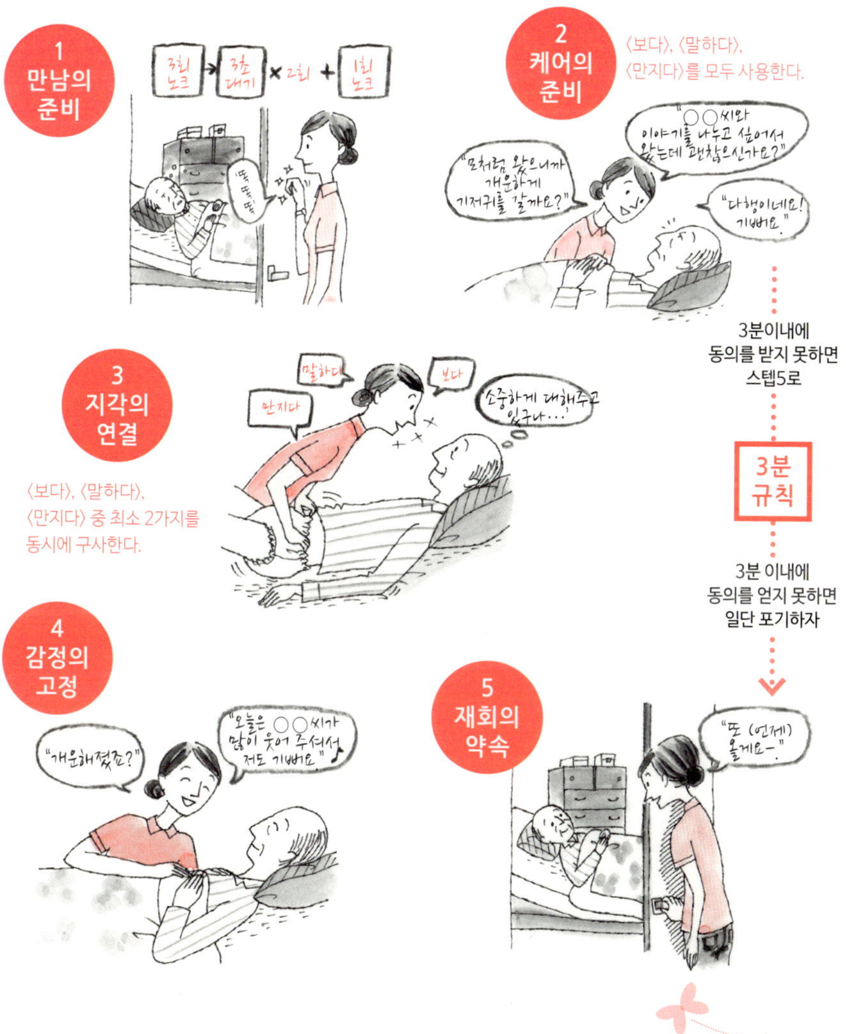

1 만남의 준비
3회 노크
3초 대기
×2회 +
1회 노크
똑똑똑
2 케어의 준비
〈보다〉, 〈말하다〉, 〈만지다〉를 모두 사용한다.
"○○씨와 이야기를 나누고 싶어서 왔는데 괜찮으신가요?"
"모처럼 왔으니까 개운하게 기저귀를 갈까요?"
"다행이네요! 기뻐요."
3분이내에 동의를 받지 못하면 스텝5로
3분 규칙
3분 이내에 동의를 얻지 못하면 일단 포기하자
3 지각의 연결
〈보다〉, 〈말하다〉, 〈만지다〉 중 최소 2가지를 동시에 구사한다.
말하다
보다
만지다
소중하게 대해주고 있구나…
4 감정의 고정
"개운해졌죠?"
"오늘은 ○○씨가 많이 웃어 주셔서 저도 기뻐요."
5 재회의 약속
"또 (언제) 올게요~"

〈기저귀 교환〉 5단계

〈기저귀 교환〉을 예시로 〈5가지 단계〉에 따라 실시하면 이렇게 됩니다.

❶ 노크(3회 노크 → 3초 대기 → 3회 노크 → 3초 대기 → 1회 노크). 대답을 들은 시점에서 멈추고, 눈을 맞출 수 있는 위치에서 다가가 말을 건다.

❷ 먼저 자기소개를 한 후 "○○씨와 대화를 나누고 싶어서 왔는데, 괜찮으신가요?"라고 묻는다(처음부터 "기저귀를 갈러 왔다"고는 말하지 않는다). 〈보다〉, 〈말하다〉, 〈만지다〉를 모두 구사한다. 거부 반응이 없는 것을 확인하고 "다행이네요! 기뻐요" 등 기쁨을 표현한 후 "모처럼 왔으니까 개운하게 기저귀를 갈까요?"라며 케어에 대한 이야기로 옮긴다(여기서 3분 이내에 동의를 얻지 못하면 ❺ 재회의 약속을 하고 일단 자리를 벗어나는 것이 중요).

❸ 케어 중에는 〈보다〉, 〈말하다〉, 〈만지다〉 기술을 적어도 두 가지 이상 동시에 활용하여 상대가 〈자신을 소중히 대해주고 있다〉고 느낄 수 있도록 실시한다. 또한 허리를 드는 등, 어떠한 작은 일이라도 환자 스스로 가능한 일은 스스로 하도록 하며 본인의 기능을 사용하는 것을 의식한다.

❹ 케어가 끝나면 "개운해졌죠? 오늘은 ○○씨가 많이 웃어 주셔서 저도 기뻐요" 등과 같이 긍정적인 평가를 한 후 케어하는 측의 〈기쁘다〉, 〈즐겁다〉와 같은 감정을 표현한다.

❺ "점심에 다시 올게요" 등 자신이 다시 올 사람이라는 사실을 전한 후 퇴실한다.

휴머니튜드는 시간이 오래 걸리는가?

앞에서 서술한 문장에서 설명하면 길어지기 때문에 "그럴 시간은 없다"고 생각하실 것입니다.

저도 ❶에서 노크를 하는 것 만으로도 "끈질기다", "시간이 너무 오래 걸려서 케어를 할 수가 없다", "30명 있으면 몇 분 걸릴까"라고 생각했습니다. 그러나 익숙해지면 ❶❷❹❺는 각각 약 1~2분이면 끝납니다.

이 시간을 아까워하며 효율적으로 케어를 하고자 20분 동안 거부 반응을 보이는 환자와 고군분투하는 것과 어느 쪽이 현명한 선택인가를 생각했으면 합니다. 자세히 설명하기는 어려우나 끈질기게 느껴지는 노크에도 상대의 감각 각성수준을 천천히 높이기 때문에, 이를 필요로 하는 확실한 이유가 있는 것입니다.[9]

필연적으로 〈전하기 힘든 환경〉이기 때문에

노인요양시설이나 병원에서 열심히 일하고 있는 간병인이나 간호사는 번잡한 업무에 쫓기며 일하기 때문에 멈춰서 느긋하게 한 사람의 케어를 생각하기는 어려운 상황에 놓여있습니다. 반면 방문간호 · 돌봄 현장은 1대 1 케어를 제공할 수 있지만 단시간에 수많은 케어를 해내야만 합니다.

즉 양측 모두 업무와 시간에 쫓기는 가운데 규정된 케어 내용을 완수해야만 하고, 끊임없는 절박감 · 긴박감을 느끼며 업무를 하게 됩니다. 우리는 서둘러 케어를 해야만 하기 때문에 얼굴을 보고, 이름을 부르며, 케어 내용을 전달하는 것과 같은 〈케어를 시작하기 전 동작〉이 너무 빠르거나 거리가 너무 멀어서 인지기능이나 감각기능이 저하된 사람에게는 전달되지 않는 사태를 일으킵니다.

---

9 혼다 미와코, 이브 지네스트, 로젯 마레스코티 : 휴머니튜드 입문, 의학서원, 2014.

이는 개인의 문제가 아닙니다. 해야만 하는 일(업무)를 시간 내에 완수하는 것을 의식해야만 하는 현장에선 자연스럽게 일어날 수 있는 행동입니다. 그렇기 때문에 하나하나의 관계의 포인트를 의식하는 것이 중요합니다.

일본인에게는 너무 가깝다?

하나하나의 관계에서 의식해야 하는 포인트 중 하나는 "가까이에서 상대와 눈을 맞추는 〈보다〉"라는 것이 있습니다.

반응하지 않는 사람의 눈을 바라보고 말을 걸어도 의미가 없다?

저는 다른 사람들보다 시간적으로 여유가 있는 관찰조사라는 일을 해왔습니다. 배회나 폭력 · 폭언과 같은 행동을 하는 환자들의 증상의 원인을 〈관계성〉을 통해 밝혀내는 노력을 해 왔지만[10], 말을 걸어도 반응이 없는 사람과 〈가까이에서 상대의 눈을 맞추기〉 등은 전혀 생각지도 못했습니다. 본래 상대의 눈을 직시하면서 대화를 하는 편은 아니기 때문에 상대와 시선을 맞추러 가는 휴머니튜드의 〈보다〉 기술을 봤을 때 "너무 가깝지 않나…"라며 주저했습니다. 가족 등 매우 친밀한 관계여도 일본인이라면 조금 주춤거릴만한 거리감이었기 때문입니다.

〈눈이 마주치면 2초 규칙〉

그러나 병동실습에서 마레스코티 선생님과 함께 목욕 케어에 들어가서 〈가까이에서 시선을 마주치는 역할(2인조 케어에서 마스터 역할)〉을 담당했을 때의 일입니다. 허공을 바라본 채로 시선이 움직이지 않아 아무리 들여다보아도 초점이 맞

10 이토 미오, 그 외: 동의 없는 메시지에 대한 깨달음-요양보호사와의 관계 속에서 나타나는 치매의 행동심리증상의 회피를 향한 케어, 일본 노년 간호학회지, 15(1), 5-12,2011.

지 않는 환자였기 때문에 '아무리 그래도 이 사람에게는 내가 하는 말은 들리지 않는 것 아닌가'라고 생각하며 기술을 흉내내었습니다. 그런데 어깨를 가볍게 문지르며 "제 눈을 봐 주세요"라며 몇 번이나 반복했을 때, 갑자기 눈동자가 움직여서 제 눈을 바라보았습니다.

너무나도 충격적이어서 눈을 크게 뜨고 당황하자 마레스코티 선생님이 "바로 말을 걸어요! 아무 말없이 보면 무서워하니까."라고 말씀하셨습니다. "어, 그렇지. 〈눈이 마주치면 2초 이내로 말을 건다〉는 기술이 있었어. 이걸 말하는 거구나…" 라고 떠올리며 말을 걸자 조금씩 말을 하게 되었습니다.

인지 · 감각 기능이 저하된 사람에게는 다가가지 않으면 닿지 않는다

이 변화는 시선이 맞지 않으면 일어나지 않는 것입니다. 제가 아무리 상대를 보고 있다고 생각해도 상대가 저를 보려고 하지 않는다면 상대에게는 제가 보이지

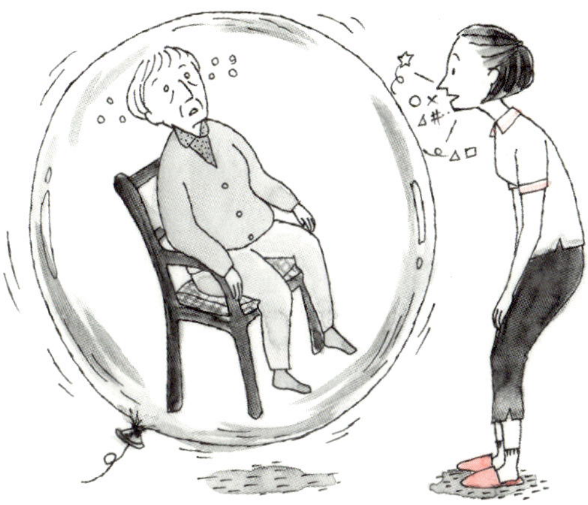

치매 환자에게 있어서 당신은 존재하지 않는다……

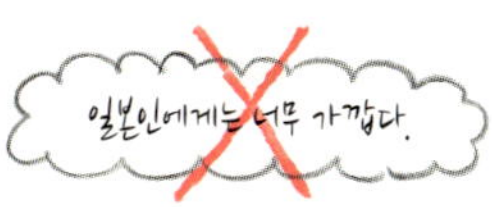

않는 것입니다. 즉 아무리 가까이 있어도 상대에게 있어서 저는 존재하지 않고, 아무리 말을 걸어도 그 말은 잡음일 뿐이다… 이런 상황인 거죠.

여기서 강조하고 싶은 것은 일본인이기 때문에 그 문화에 맞춰서 대응하면 인지기능이나 감각기능이 저하된 사람에게 도달하는 접근방법을 할 수 없을 가능성입니다. "문화에 맞지 않기 때문에"라며 우리가 가까이 다가가기를 망실이는 것으로 인해 환자는 스스로가 만든 마음의 벽 뒤에 틀어박힐 수 밖에 없는 노인을 얼마나 늘리고 있는지를 깨달아야만 한다고 지금은 믿고 있습니다.

앞으로의 휴머니튜드

휴머니튜드에 대한 간단한 강의를 수강한 학생이 그룹 홈에서 실습을 실시하여 〈보다〉, 〈말하다〉, 〈만지다〉 3가지 기술을 사용했습니다. 그 때 강의를 수강한 학생이 "치매 환자의 반응은 확실히 늘었는데, 너무 가까이 다가가서 기분 나쁘다, 너무 들러붙는다…라고 직원에게 주의를 들었습니다"라고 보고했습니다. 이것은 학생이 아니라도 일어날 수 있는 일입니다. 주위 사람들이 신경쓰여서 충분히 활용하지 못하는 부분이 있는 것입니다.

〈한 명〉의 한계를 넘기 위해서는 조직적으로

앞에서 서술한 바와 같이 휴머니튜드의 기술에는 한 사람이 실행할 수 있는 것도 있습니다. 그러나 혼자서는 한계가 있는 것도 사실입니다.

많은 요양 시설과 병원에서 "휴머니튜드를 도입하고 싶다"고 연락을 받았습니다. 단 〈도입〉을 한다고 하면 전 직원이 휴머니튜드에 대해 배울 기회가 필요합니다. 사람에 따라 다르게 환자를 대하면 환자가 혼란을 일으키기 쉽기 때문입니다.

조직적인 도입을 할 때엔 반드시 조직 전체에서 사고방식을 공유해야 합니다. 휴머니튜드가 만들어진 프랑스에서는 그 시설이나 병원에 출근하는 직원이 휴머니튜드의 방법을 배우는 것을 〈도입〉이라고 부르며, 한계점을 만들지 않기 위해 매우 중요시되고 있습니다. 실제로 노인에게 있어서 필요하다고 여겨진다면 입욕 순서나 케어 방법 등, 조직 전체의 〈규칙〉을 바꿀 필요가 있으며, 전원이 같은 방향을 향해 케어 방침을 공유하지 않으면 이러한 대규모의 개혁을 할 수 없습니다.

나아가 지역 단위로

그리고 앞으로는 지역 단위로 도입할 필요도 있다고 여겨집니다. 치매 환자의 생활 범위는 요양시설 · 병원을 포함한 〈지역〉입니다.

생활 배경이나 치매 증상, 그 외에 질환 등을 이유로 생활 환경은 변화합니다. 지역에서 아무리 좋은 케어가 실시되고 있어도, 그 장소를 한 발짝 벗어난 순간 치매 환자가 위협을 당한다면 증상의 악화를 초래합니다.

후쿠오카 시에서는 지역의 병원 · 시설의 전문직이나 가족 간병인에게 휴머니튜드의 기본적인 사고방식이나 기술을 가르치는 것을 통한 효과를 검증하는 제도를 실시하고 있습니다.

〈방문간호와 간병〉2015년 4월 게재

[Q&A]

"휴머니튜드는 무엇이 다른가"

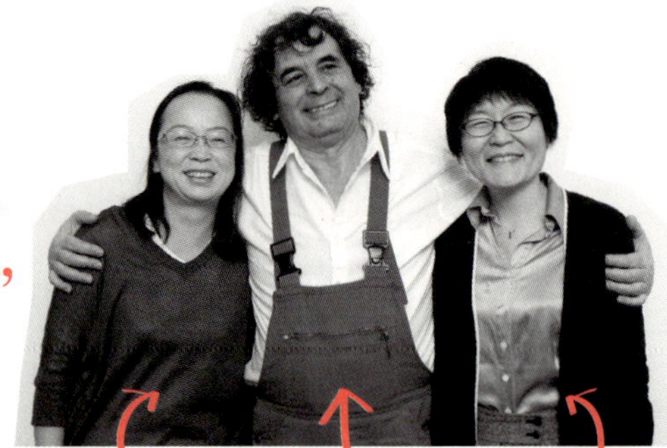

이토 미오　　이브 지네스트　　혼다 미와코

휴머니튜드에 대한 소박한 질문 · 고민에 답해보았습니다.

처음엔 치매 환자에게 물리거나 맞기도 했습니다.

창시자인 이브씨가 "환자가 케어를 거부하는 데에는 어떠한 이유가 있을 것이다"라며 35년에 걸쳐 탐구해온 휴머니튜드는 도(道. 사람이 지켜야 할 도리)이고, 검도, 다도와 같이 그 분야가 추구하는 바에 다다르는 과정이라고 말했습니다.

일본 전문직의 케어에 대한 자세에 감명을 받은 이브 씨와 함께, 당신도 〈휴머니튜도(道)〉를 탐구해보지 않겠습니까?

Q1. 휴머니튜드란 당연한 것 아닌가요? 다른 치매 케어 체재와 같은 말을 하고 있는 것 같은데, 정확히 무엇이 다른가요?

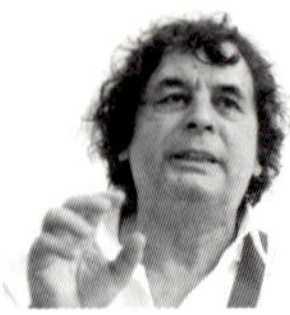

"Don't Stop! Move!"

이브 : 첫 번째로, 저와 또 한 명의 창시자인 로젯은 둘 다 〈체육 교사〉입니다. 간호사도 요양보호사도 아니죠. 즉, 애초에 우리의 사고 배경은 의료나 요양 세계의 문화나 사고방식과는 전혀 다릅니다. 의료직이나 간호, 요양업무에 종사하시는 모든 분들은 환자에게 "움직이지 말아주세요, 금방 끝나요"라고 종종 말하죠?

의료 · 간호, 간병의 전통적인 문화에서 말하는 〈좋은 환자〉란 움직이지 않는 사람, 어슬렁어슬렁 다른 곳으로 가버리지 않는 사람, 케어를 할 때 가만히 받아들이는 사람입니다. 이에 반해 저는 체육 교사이기 때문에 "멈추지 마! 계속 움직여!"라고 말합니다. '움직이는 것 = 살아있는 것', '움직이지 않는 것 = 죽음'이기 때문이죠. 만약 당신의 팔을 묶어서 움직이지 못하게 한다면 몇 주 내로 근육이 손실되고 뼈는 칼슘이 부족해지며 관절은 굳어 버리겠죠. 움직이지 않으면 건강은 퇴화합니다.

그렇기 때문에 35년 전 병원에 발을 들였을 때에는 큰 문화 충격을 받았습니다.

예를 들어 몸닦기는 세계적으로 〈침대 위〉에서 합니다. 이는 〈움직이지 않는 몸닦기 방식〉입니다. 일본에서도 제가 만난 환자는 거의 전원이 매일 침대 위에서 몸닦기를 받았는데, 그 대부분은 일어서서 몸닦기를 받을 수 있는 상태였습니다. 우리는 본래 〈건강〉을 위해 일해야만 하는데, 정신을 차리면 〈질병〉을 위해 일하는 것 같은 생각이 듭니다.

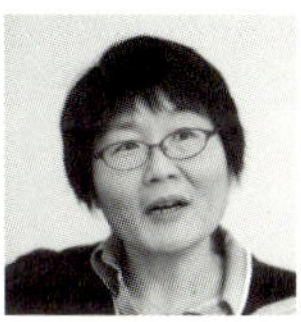

"〈하는〉 게 아니라 〈하지 않는〉 거다."

혼다 : 덧붙이자면 케어의 목표 설정이 크게 다릅니다. 우리는 무언가 "좋은 일을 해준다"는 것이 중요하다고 교육을 받았습니다. 그렇기에 휴머니튜드의 〈해가 되지 않는다〉는 사고 방식을 통해 이제까지 생각해본 적 없는 관점에서 〈건강〉

을 생각하게 되었습니다.

이전부터, 예를 들어 〈걷기〉가 중요하다는 사실은 알고 있었습니다. 하지만 〈걷지 않기〉가 그 사람의 힘을 빼앗는다고 의식한 적은 별로 없었다고 생각합니다. 〈해가 되는 일을 하지 않는다〉는 점을 항상 염두에 두며 케어 내용을 선택하는 것이 휴머니튜드입니다.

이브 : 그 결과로써 〈좋은 일을 하는 것〉입니다.

혼다 : 그렇습니다. 그러니까 일단 목표 설정이 중요합니다. 휴머니튜드가 아니어도 〈좋은 일〉을 하고 있는 사례는 많습니다. 이것들과 휴머니튜드는 결코 대립하지 않습니다. 그 외의 치매 케어 체재도 목표를 두고 병용한다면 가능성이 늘어날 것이라고 생각합니다.

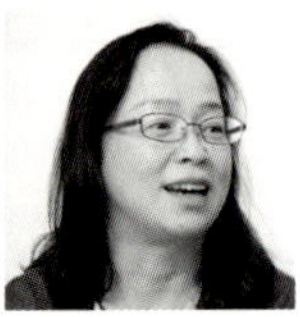

"가장 격렬한 거절에 대응할 수 있다"

이토 : 저는 요양 시설에서 실행되는 치매 케어에 대해 관찰 연구를 실시하고 있었는데, 가끔 정말 격렬하게 입욕을 거절하는 환자가 있었습니다. 휴머니튜드를 배우고 그 기술을 따라해보니 그 분도 목욕탕에 들어갔습니다. 케어를 실제로 하는 사람이 가장 곤란해 할 때야 말로 힌트를 줘요(p86).

Q2. 환자를 해할 생각은 없고, 모두 환자를 위해 하고 있는 일이에요. 그런데도 왜 거절하는 건가요?

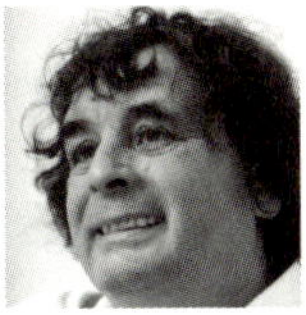

"아무 생각 없이 하는 행동에도 <방법론>이 있다"

이브 : 휴머니튜드에는 400가지 이상의 기법이 있습니다. 〈휴머니튜드 입문〉[11]에서 소개한 것은 극히 일부에 불과합니다. 각각의 기술을 구체적으로 언어화하고 언제, 어느 기술을 사용하는가라는 평가 방법도 포함해서 누구나 익힐 수 있도록 연구 프로그램을 만들었습니다. 휴머니튜드를 시설에 도입하기 위한 인증 제도도 만들었습니다(p275).

물론 〈환자를 위한 것〉을 생각하는 것은 좋은 일입니다. 실제로 일본 간호사는 정말로 친절합니다. 전세계에서 본 적이 없을 정도로 열심히 하는 마음가짐이 있습니다. 그리고 조금 가르친 것 만으로 순식간에 익혀갔습니다. 보통은 3일동안 배워도 어려운 내용을 반나절만에 배웠죠. 정말 특별한 간호사인가 봤더니 정말 평범한 간호사라고 하니, 일본 간호사의 질이 높다는 사실에 놀랐습니다.

하지만 이렇게 우수한 간호사들이라도 이제까지 환자에게 거부당했었다 한다면 역시 무언가 달랐던 것입니다.

환자를 바라보고는 있어도 그 시선은 케어를 실시하는 부위를 향해 있을 뿐, 의사소통을 위한 〈보다〉는 아니었던 거죠. 휴머니튜드를 배운 후 같은 케어를 할 때

11 이브 지네스트, 로젯 마레스코티, 혼다 미와코 : 휴머니튜드 입문, 의학서원, 2014.

에 환자를 바라보는 시간이 20배 이상 늘어났습니다.

시간 뿐 아닙니다. 그저 보기만 하면 되는 것이 아니니까요. 〈보다〉에는 방법론(눈맞춤, p98)이 있어서 이를 확실히 실천하기 위해서는 훈련이 필요합니다.

이토 : 하지만 〈보다〉, 〈말하다〉, 〈만지다〉는 "이미 하고 있다"고 말하는 경우가 특히 많죠.

이브 : 이는 〈그렇게 하고 있다고 생각〉(p94) 할 뿐일지도 모릅니다. 그도 그럴 것이 허벅지를 닦으면서 눈을 보는 건 꽤 어렵잖아요(웃음). 보통은 긴장을 늦추면 손을 보면서 케어를 하게 되죠. 그렇기 때문에 특히 케어가 어려운 환자에게는 2인 케어(마스터와 실무를 하는 사람, p76)을 실시합니다.

일본에서도 강하게 거절하는 환자를 2명이서 케어하는 경우를 보았는데, 예를 들어 몸닦기를 할 때에 상반신과 하반신, 좌우와 같이 신체 부분을 각각 분담하고 있는 경우가 많았습니다. 단지 여러 명이서 하면 되는 것이 아니라, 그 분담에 의미를 둘 필요가 있습니다. 〈의사소통을 하는 사람〉과 〈실제로 손을 움직여 몸을 닦는 사람〉과 같은 분담입니다. 이 때에 양측 모두 〈상대를 소중히 대하고 있다〉는 메시지를 조화롭게 전달하는 것이 중요합니다.

구체적으로는 2명 중 한 사람은 〈마스터 역〉으로서 〈보다〉, 〈말하다〉, 〈만지다〉 기술을 구사하며 환자와의 〈관계 구성〉에 집중합니다. 환자의 주의를 끄는 역이죠. 나머지 한 사람은 쿠로고(黒子 배우의 시중꾼) 역할을 맡아서 몸을 닦거나 기저귀를 가는 등 실제 케어를 실시합니다.

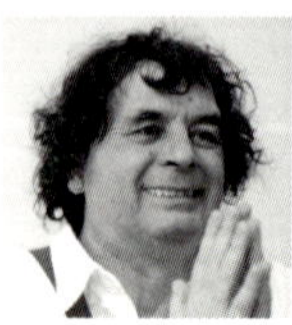

"〈환자 중심〉을 넘어 〈관계성 중심〉"

이브 : 역사를 살펴보면 과거엔 〈질병 중심적 케어〉가 행해졌습니다. 하지만 지금은 세계적으로 〈환자 중심적 케어〉를 추구하게 되었습니다. 이는 혁명적인 일입니다. 나쁘지 않은 사고방식이죠.

하지만 실제로는 〈환자 중심주의〉는 기능하지 않는 것처럼 느껴집니다. 왜 그럴까요?

그 이유 중 하나는 역사적으로 존재해온 의료 · 간호의 암묵적인 룰입니다. 예를 들어 제가 노인이라고 하면 키우는 강아지를 데리고 입소하려고 하는 것은 어렵겠죠. "당신을 중심으로 생각하고 있습니다"라고 입으로는 말해도 현실적으로는 그렇지 않습니다.

또 한가지, 환자를 위한다며 중요시하는 〈안전〉 문제가 있습니다. 환자의 안전을 제일로 생각해 〈구속한다〉는 선택지를 만드는 경우도 있는데, 이는 실제로는 〈환자를 위한〉 것이 아닙니다. 슬로건만으로는 〈환자 중심〉은 실현할 수 없습니다.

그렇기 때문에 휴머니튜드에서는 〈환자 중심〉을 말하지 않습니다. 그러면 그 대신 무엇을 중심으로 하고 있는가? 바로 〈관계성〉입니다.

예를 들어 미오 씨(간호사)가 환자에게 식사를 주어도 환자가 거부했습니다. 그러자 미와코 씨(의사)가 섭식(攝食)이 힘들다고 판단해 코에 튜브를 삽입했습니다. 치매 환자가 이 튜브를 뽑으려 하기 때문에 손을 억제대로 묶었습니다. 움직이지 못하게 하는 것으로 환자는 건강이 퇴화할 위험에 놓이게 되었습니다. …이래서는 좋은 관계를 맺을 수 없죠.

하지만 애초에 미오 씨와의 관계성이 좋다면 환자는 식사를 하고, 약을 먹고, 케어를 거부하는 등의 행동을 하지 않을 것입니다. 그렇게 〈건강〉을 회복해가는 것입니다. 건강은 좋은 관계성을 기반으로 성립됩니다. 환자의 건강은 케어하는 사람이 프로의식을 발휘할 수 있는 것에서 비로소 회복할 수 있습니다.

그렇다면 〈건강〉이란 무엇일까요? 나을 수 없는 병도 있지만 그럼에도 환자, 즉

〈인간〉에게 있어서 가장 중요한 것은 무엇일까요?

그것은 좋은 〈관계성〉 그 자체입니다. 인간은 〈타인〉과 관계를 맺지 않으면 존재할 수 없기 때문입니다. 타인의 인지 · 인식, 애정과 친절… 다양한 조건이 모여 비로소 유지되는 〈관계성〉을 기반으로 서로의 〈인간성〉을 회복하는 것. 이것이 휴머니튜드의 철학이자 목표입니다.

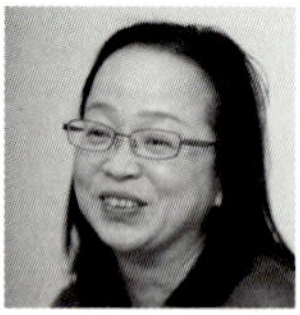

“〈환자 중심〉을 넘어 〈관계성 중심〉”

이토 : 좋은 관계성을 유지하기 위해 휴머니튜드에서는 〈3분 이내에 합의를 얻지 못하면 일단 포기한다〉는 규칙이 있습니다(p91). 저를 포함해서 간호사는 끈질기게 말을 걸게 되죠(웃음). 해야 하는 일에 쫓겨서 끈질기게 강요하게 됩니다. 하지만 3분 동안 케어 동의를 얻지 못하면 일단 물러나야 한다는 것이 규칙이라면 지켜야 하기 때문에 〈포기〉가 아니라 〈기술〉로 받아들일 수도 있습니다.

〈그 시간에 반드시 해야 하는 케어〉도 있다고 생각할지도 모르지만 사실 환자에게 〈지금 당장 해야만 하는 것〉은 매우 한정되어 있습니다. “지금 해결해 놓으면 (내가) 편하다”며 케어를 하는 사람 입장에서의 효율성을 추구해서 거절당했음에도 집요하게 열심히 일을 해서 〈관계성〉을 무너뜨릴 뿐 아니라 오히려 효율이 떨어지게 되는 것이 현실이라고 생각합니다.

이브 : 그래요. 예를 들어 기저귀 교환 시간이라고 해서 자고 있는 환자를 깨워서는 안됩니다. 기억장애를 일으켜 치매를 악화시키니까요. 환자에게 맞춰서 케어 순서를 바꿔야 합니다.

강제 케어는 절대로 하지 말아야 합니다. 환자를 해치는 일이니까요. 저는 “환자의 건강을 해치기 위해 일하고 있다"고 말하는 간호사는 한 번도 만난 적이 없습니다. 그런데도 왜 강제 케어를 하는 것인가? 강제하지 않고 케어를 할 수 있는 〈지혜〉와 〈기술〉을 모르기 때문입니다. 저도 35년 전에는 그걸 몰라서 환자가 할퀸 적도 여러 번 있습니다.

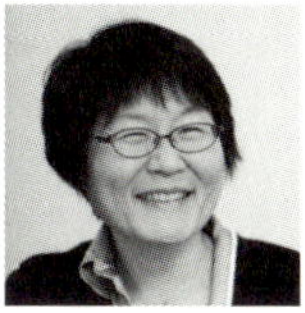

"〈기술〉이 있어야 비로소 마음이 있습니다"

혼다 : 대부분의 사람들이 상냥한 마음으로 일을 하고 있는데도 그것이 잘 전달되지 않아 힘든 경험을 하는 사람이 적지 않습니다. 전달하는 방법을 모르기 때문이에요.

휴머니튜드는 친절을 잘 전달하는 〈기술〉입니다. 바꿔 말하면 이 기술만 제대로 익히면 상냥한 마음이 없어도 프로가 될 수 있다는 거죠(웃음). 하지만 좋은 〈관계성〉을 유지하다보면 자연스럽게 서로를 향한 감정이 깊어지는 것을 경험했습니다.

Q3. 서다가 〈환자를 위한〉 일이라는 부분은 이해할 수 있지만, 넘어지는 것은 환자를 위한 일이 아니지 않나요?

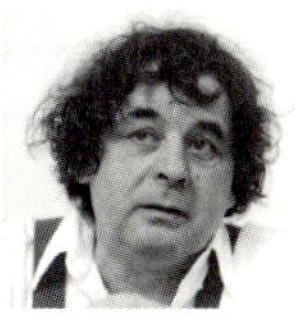

"문제는 〈골절〉에 있다"

이브 : 〈서다〉는 〈인간성〉의 기본요소이기 때문에(p83) 〈넘어지지 않도록 예방〉하는 것을 필요 이상으로 중시하는 것은 역시 케어 목표와 모순됩니다. 넘어지지

않는 것을 목표로 해서는 안됩니다. 물론 (걸어도) 넘어지지 않는 것이 제일 좋고 넘어져서 큰 사고로 이어지는 것은 방지해야 하지만, 사실 〈넘어지는 것〉 자체를 회피할 필요는 없습니다.

왜냐하면 위험한 것은 넘어지는 것이 아니라 〈골절〉이기 때문입니다. 대퇴골 경부가 골절된 노인 여성 환자의 18%, 노인 남성 환자 36%가 1년 이내에 사망합니다.[12] 조사 보고에 따르면 신체가 구속된 사람은 구속되지 않은 사람과 비교해 미끄러짐과 낙상에 의해 중상을 입을 확률이 3.4배, 골절은 5배 높다고 합니다.[13] 그렇기 때문에 지금 전세계가 환자를 구속하지 않도록 지향하고 있는 것입니다.

침대에서 침상 생활을 하도록 방치하는 것, 보행 능력이 있는데 휠체어로 이동하는 것은 좋지 않습니다.

이토 : 하지만 〈서다〉에 대해서 현장은 갈등을 겪고 있습니다. 침대위에서 움직이지 않으면 낙상의 위험도 줄어든다는 것이 정설이고, 환자가 넘어지면 사고 보고서를 써야만 하고… 실제로 도입하려고 하면 그 조직의 가치관을 바꿔야하기 때문에 그렇게 쉽지 않죠.

혼다 : 휴머니튜드에서는 물론 가능한 한 넘어지지 않도록 하는 서다 · 걷기 기술이 많이 있습니다. 또한 프랑스의 재활 병원에서는 〈선 자세(立位)보조기〉 등을 잘 활용하여 케어하는 사람 · 받는 사람 양측에게 안전한 방법으로 〈서다〉를 지원하는 모습을 견학했습니다.

---

12 Jeffrey Halter, Joseph Ouslander : Hazzard's McGraw-Hill Medical, 2009.

13 Tinetti M, et al : Medical restraint use and fail-related injuries among resident on skilled nursing home, Annals of internal medicine, 116:369-374, 1992.

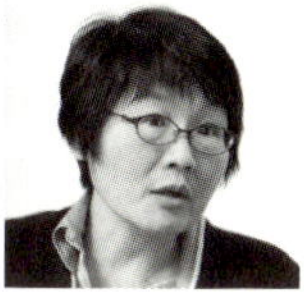

"특별히 시간을 소비하지 않는 〈재활〉"

혼다 : 〈특별히 시간을 소비하지 않아도 된다〉는 것도 휴머니튜드의 특징 중 하나입니다. 휴머니튜드는 케어를 하는 현장이라면 하루 종일, 24시간 365일 사용할 수 있습니다.

병원에서 실시하는 재활은 재활을 위한 시간을 만들어서 병실과 전용 공간을 휠체어로 이동하는 것이 일반적입니다. 하지만 항상 〈해가 되는 일을 하지 않고〉 그 사람의 생활을 지지한다는 관점에서 본다면, 몸 닦기 · 환복 · 양치질 등 일상적인 케어에서 〈서다〉를 틈틈이 실시하면 하루 종일 〈재활〉이 될 수 있습니다. 〈서있는 자세〉에서 실시하는 것으로 재활이 되는 일상적인 케어는 매우 많습니다. 설령 일어서지 못해도 몸닦기를 할 때 스스로 팔을 올리도록 하거나 자세를 바꿀 때 스스로 몸을 틀도록 하는 것 만으로도 좋습니다.

〈재활〉이라는 측면에서 휴머니튜드의 가능성은 매우 크다고 생각합니다. 다행히도 물리치료나 작업 치료 등의 전문직에 종사하고 있는 분들이 관심을 가져 주셔서 이후 케어와 융합해간다면 좋을 것 같습니다.

이브 : 노인(자연적인 노화)의 경우는 본래 대부분이 바로 얼마 전까지 일어설 수 있는 상태에서 마지막을 맞이할 수 있을 터입니다. 좋은 케어가 있어서 인간적인 생활을 보내면서 맞이하는 자연스러운 죽음의 과정에 있어서 휴머니튜드를 도입한 프랑스 시설에서는 죽기 3일 전까지 환자가 걸어서 다녔다는 이야기도 적지 않습니다.

Q4. 환자와 거리가 너무 가까워서 놀랐습니다. 일본 문화성에 맞지 않는 것 아닌가요?

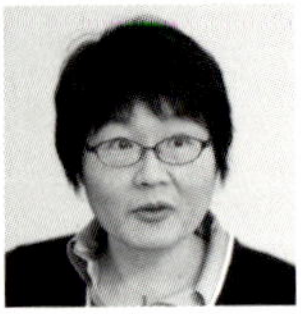

"거리가 가까운지를 판단하는 건 <환자>입니다."

이브 : 흔히들 말하지만 〈가깝다〉고 느끼는 것은 누구일까요? 〈적절한 거리〉를 판단하는 것은 우리가 아닙니다. 우리가 너무 가깝다고 느껴도 그 환자가 좋다고 한다면 〈적당한 거리〉입니다.

혼다 : 확실히 사람에게는 개인 공간(personal space)이 있으며 문화의 영향 또한 받습니다. 하지만 같은 일본인이라고 할지라도 퍼스널 스페이스가 어느 정도인지는 개인차가 있고, 나이에 따라서도 다릅니다. 예를 들어 3세 아이라면 어머니와 딱 붙어 있는 것이 자연스럽습니다. 일본에서 태어나서 일본 사회에서 성장하면서 사회 규범으로써 사람들 앞에서는 타인에게 너무 가까이 가지 않는다는 것을 배우고 스스로에게 있어서 편안한 퍼스널 스페이스도 정해지지만, 치매로 인해 기능이 저하된 사람은 어떨까요?

치매가 발병하면 인지기능이나 감각기능이 떨어져갑니다. 그러한 상태에 있는 사람과 의사소통을 하고 싶다면 가까이 다가갈 필요가 있습니다.

하지만 누구에게나 가까이 다가가라는 것은 아닙니다. 인지기능이나 감각기능의 상태에도 차이가 있기 때문에 다가가면 표정이 나빠지거나 얼굴을 돌리는 등 "더 이상 다가오지 마라"는 메시지가 나타나는 표정을 보이는 거리가 각각 있습니다. 그 반응을 주의 깊게 관찰하는 것으로 좋은 관계성을 쌓아 케어를 실시하는 데에 필요한 거리를 판단하는 것이 중요하다고 생각합니다. 같은 사람이라도 때에 따라 적절한 거리는 변합니다.

가까운지 어떤지를 판단하는 사람은 〈케어를 받는 사람〉이지 의료인이 아닙니다.

이토 : 어려운 점은 환자와 저 둘만의 관계가 아니기에 케어 현장에서는 이를 보고있는 사람이 있기 때문에 설령 가까이 다가간 것으로 케어가 원활하게 진행되어도, 주위 사람이 "그렇게 가까이 다가가냐"고 생각한다면 실천하기 쉽지 않다는 것입니다.

동료가 자신을 이상하게 생각하는 것 아니냐고 판단되면 주저하게 됩니다. 그렇기 때문에 "저 사람은 휴머니튜드 기술을 활용하고 있다(필요한 거리에서 케어를 하고 있다)"는 공통 인식, 즉 〈케어 전문가로서의 문화성〉이 직장에 필요하게 될 것이라고 생각합니다.

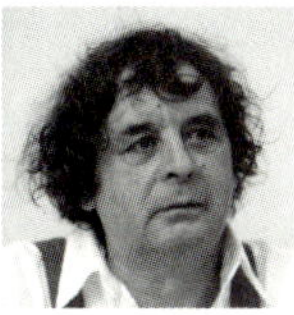

〈문화성〉보다 선행되는 것

혼다 : 지네스트 선생님께 일본 환자 케어를 부탁드리면 선생님이 접촉을 하는 것이 아니라 오히려 환자 측에서 선생님에게 손을 뻗어옵니다. 선생님은 그저 손을 내미실 뿐이죠. 그 손 위에 환자가 자연스럽게 자신의 손을 올립니다.

이브 : 그렇죠. 일본 환자분께서 키스를 많이 해 주셨습니다(웃음).

혼다 : 그것은 지네스트 선생님이 〈프랑스인〉이기 때문에 환자가 맞춰 주는 것일까요?

이브 : 아뇨(웃음), 그렇지 않습니다. 〈갓난아이〉의 경우를 생각해 주세요. 아직 대뇌피질이 충분히 발달되지 않은 상태입니다. 대뇌피질은 〈사회〉란 무엇인지를

이해 · 분석하는 기능을 합니다(사회뇌, p236). 〈문화〉를 이해하고 이에 적응하는 능력 또한 갖고 있는 부분입니다. 일본은 사회적 규범이 세세하고 엄하게 정해져 있는데, 이것은 〈발달〉에 따라 시간을 들여서 학습해 나가는 것이죠. 그렇기 때문에 갓난아이는 상체를 숙여서 하는 인사를 잘하지 못합니다(웃음). 당신 또한 〈일본인(일본 국적의 성인)〉이 되기 전에는 평범한 〈인간(의 갓난아이)〉이었을 것입니다.

치매가 발병하면 대뇌피질이 변성되기 시작합니다. 이른바 후천적으로 학습하는 〈문화성〉을 상실하기 시작하는 것입니다. 하지만 〈감정기억〉만은 기능을 유지합니다. 그렇기 때문에 환자는 케어 행위의 의미를 이해할 수 없더라도 그 사람의 〈움직임〉을 감정기억과 비교하고 대조해서 반응합니다. 그 움직임이 갓난아이였을 때의 좋은 기억을 어렴풋이 떠올리게 한다면 그때의 기뻤던 감정을 떠올리는 것이죠. 어머니가 부드럽게 안아주거나 기저귀를 갈아서 음부를 깨끗하게 해 줄 때의 편안함은 나이가 들어도 감정기억에 남아있습니다. 케어를 통해 그 감정기억을 불러일으키는 것으로 다른 때보다 오히려 더 깊은 관계성을 맺을 수 있는 것입니다.

휴머니튜드라는 것은 〈문화성〉에 기인한 기술은 아닙니다. 〈인간 형성(발달)〉의 과정에 기인한 기술인 것입니다.

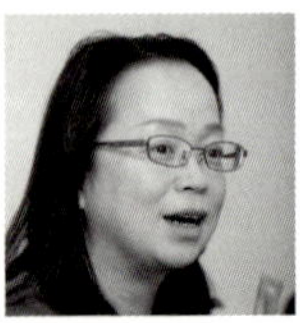

일본인이기 때문에 적절하게 접근하는 〈기술〉을

이토 : 저도 처음엔 거리감에 상당히 거부감을 느꼈습니다. 하지만 지금은 제가 일본인이기 때문에 더욱 〈기술〉로써 휴머니튜드를 익힐 필요가 있다고 생각합니

다. 〈일본인〉으로서 갖고 있는 문화성이 방해가 되어 〈케어 전문가〉로서 〈필요한 거리감〉을 파악하지 못하는 것이 아닌가란 사실을 깨달았기 때문입니다.

실제로 본래 상대의 눈을 보고 말하는 것을 어려워해서 환자와 눈이 마주쳐도 바로 눈을 돌리는 타입이었습니다. 하지만 거부감을 느끼면서도 지네스트 선생님이나 마레스코티 선생님이 말씀하시는 대로 〈보다〉를 해보니 어느 순간 그 전까지 반응이 전혀 없었던 환자와 눈이 딱 맞은 거에요.

그전까지는 〈바라보고 있지 않았다〉는 사실을 절실히 실감했습니다. 저는 환자를 바라보고 있다고 생각해도 상대가 바라보고자 하는 거리에 들어가지 않으면 눈이 맞지 않는 것입니다. 더욱이 눈을 마주 본 상태에서 말을 걸 때와 마주 보지 않고 말을 걸 때의 환자의 리액션이 전혀 다른 거에요!

〈하고 싶은 말이 전달되고 있다〉는 사실을 깨달으니 너무 기뻐서(웃음) 더 가까이 다가가게 되었어요.

이브 : 눈을 바라보지 않는다는 것은 설령 그럴 생각이 없더라도 상대를 얕잡아 보고 있다는 메시지를 전달하게 됩니다. 눈을 마주 보면 그 반대의 일이 일어날 수 있는 거죠.

이토 : 눈을 직시하거나 케어 이외의 상황에서 상대에게 접촉하는 등의 일본인이기 때문에 어려운 일을 〈기술〉로써 익히고 실천하는 것이 중요하다고 생각합니다.

이브 : 강연회가 끝난 후 종종 일본인 간호사에게 "포옹해주세요"라는 부탁을 받습니다. 남성에게도 부탁을 받았어요(웃음). 프랑스인보다도 훨씬 많습니다. 일본인은 포옹하는 걸 어려워한다고 하는데 사실은 포옹을 하고 싶어 하는 것 아닌가요?

이는 인간의 본능, 근본적인 욕구일지도 모릅니다. 고작 두 시간 동안 실시한 강연이라도, 그 이후의 간호사들의 분위기가 확연히 달라집니다. 매우 〈자유〉로워지는 겁니다.

타인에게 두려움을 느끼지 않을 때 사람은 자유를 느낍니다. 그리고 자유로워지면 받아들일 수 있는 것이 많아지죠. 저는 휴머니튜드를 〈자유의 철학〉이라고 생각하고 있습니다.

Q5. 책을 읽으면서 〈보다〉, 〈말하다〉, 〈만지다〉를 해 보았습니다. 하지만 잘 안됐어요! 어떻게 하면 되나요? 연수를 수강하면 될까요?

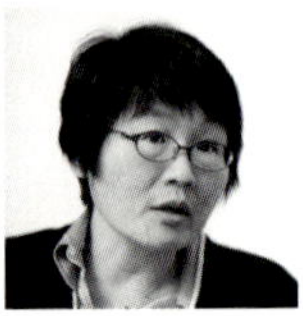

"그것만 해봤자……"

혼다 : 잘 되지 않았던 건 아마 〈보다〉, 〈말하다〉, 〈만지다〉 요소를 각각 따로 〈그것만〉 실시했기 때문이 아닐까 생각합니다. 모든 요소를 하나의 〈시퀀스〉(p93)로서 실시하지 않으면 "일단 가까이에서 바라보면 된다"는 생각에 갑자기 다가가게 됩니다. 이래서는 잘 안되는 것도 당연하죠. 책을 1~2페이지 읽고 그것만 실행한다고 해도 전체로서는 원활하게 되지 않습니다.

휴머니튜드에서는 한 가지의 케어 행위일지라도 몇 가지 세세한 기술을 조합하며 끊임없이 구사합니다. 예를 들어 "이 장면에서는 메뉴얼 No. 55 기술을 활용하면 된다"와 같은 것이 아닙니다. 지금 시점에서 어떤 기술을 사용하면 좋은가를 생각하면서 이를 실행하는 것을 케어 목표로 하는 거죠.

휴머니튜드를 활용하기 위해서는 개별적인 기술 이전에 먼저 전체를 이해할 필요가 있습니다. “케어를 하는 사람이란 무엇인가?(p55)”, “올바른 수준의 케어란 무엇인가?(p73)” 등과 같은 이른바 〈휴머니튜드의 철학〉을 먼저 배워야 한다는 것을 저는 이제까지의 경험에서 실감했습니다. 케어를 실천하는 데에 필요한 기술은 이 철학을 기초로 익히는 것입니다. 책을 읽는 것 만으로는 어려울 것이라고 생각합니다. 휴머니튜드를 몸소 실천하는 사람이 되기 위해서는 역시 연수를 받고 사고방식과 기술의 기본을 먼저 배울 필요가 있다고 생각합니다.

이브 : 휴머니튜드를 〈가르치고 싶다〉는 사람들도 늘고 있어 매우 자랑스럽습니다. 하지만 처음엔 연수를 받고 스스로 여러 번 실천할 필요가 있습니다. 〈함정〉에 빠질 위험이 크기 때문이죠.

한 간호사는 연수를 받기 전 “저는 항상 환자를 제대로 바라보고 있습니다”라고 말했습니다. 하지만 연수를 받은 후 〈바라보는〉 시간이 20배로 늘었다고 하니, 그 전까지는 바라보고 있다고 착각하고 있었던 거죠. 연수를 받는 것과 받지 않는 것은 기술 면에서 큰 격차가 있습니다.

게다가 오랜 기간 익숙했던 의료 · 돌봄의 역사적 문화가 항상 무의식적으로 〈질병〉(p103)을 위해 일하도록 유도하고 있죠(웃음). 이에 저항하기 위해서는 큰 의식 개혁이 필요합니다. 휴머니튜드는 간호사가 〈자율적〉으로 움직이기 위한 수단이기도 합니다.

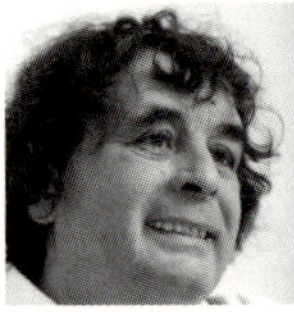

"휴머니튜드는 〈팀 스포츠〉이다"

혼다 : 여러 사람이 케어를 하는 병원이나 요양 시설에서는 조화를 이루는 케어의 계속적인 제공이 무척 중요합니다. "해를 끼치는 일은 하지 않는다"는 목표를 달성하기 위해서는 전원이 〈해를 끼치는 일을 하지 않도록〉 해야만 합니다. 한 사람이 한 순간만 좋은 케어를 실시해도 그 다음에는 다른 사람이 와서 〈해가 되는 일〉을 하고 간다면 전체적으로는 잘 진행되지 않기 때문이죠.

이토 : 제가 근무하는 도쿄도 건강장수의료센터나 고오리야마 시 요양병원(p193)에서는 병동 단위로 실시했습니다. 병동이라는 하나의 조직에 속한 〈전원〉협동의 중요성을 느꼈어요. 전원이 알고 있으면 환자에게 너무 가까이 다가가서 눈치를 볼 일도 없고(웃음), 목표를 공유한다면 매일 여러 케어를 〈하나의 선〉으로써 끊기지 않고 해를 주지 않으면서 행하는 노력을 할 수 있습니다.

혼다 : 이 관점에서 시설 단위에서 도입하는 준비 코스 등의 연수 체제를 정비하고 있습니다(p275).

이브 : 조직적인 가치관을 통째로 바꾸지 않으면 큰 효과를 볼 수 없기 때문에 운영 결정권을 갖고 있는 관리자도 함께 배웠으면 합니다.

혼다 : 모순적이지만 조직 전원이 알지 못한다고 해서 아예 하지 못하는 것은 아닙니다. 누구 한 명이 직장에서 본보기를 보여서 직장 내에 "왜 저 사람은 환자에게 거부당하지 않는 걸까?", "나도 저렇게 하고 싶다"와 같은 생각이 공유되면 좋겠다고 생각합니다.

특히 의사는 어떠한 의미에서 환자를 붙잡는 행위가 매우 익숙하죠… 예를 들어 혈압을 잴 때에도 "자, 이토 씨"라며 친절하게 이름을 부르더니 갑자기 팔을 붙잡아서 옷을 걷어 올리곤 합니다. "그것이 왜 문제냐"고 말하는 사람도 많을 것입니다. 저도 그랬죠. 하지만 누군가의 중요한 것에 접촉할 때 그것을 붙잡지는 않죠?

〈팔을 붙잡는다〉는 것은 환자의 신체를 〈내 것〉과 같이 생각하고 있기 때문이라고 지네스트 선생님이 지적했을 때 정말로 놀랐습니다. 의사에게도 의식 개혁이 필요하다고 통감했습니다.

이브 : 휴머니튜드는 팀 스포츠입니다. 팀으로 스포츠를 할 때 전원이 같은 규칙을 공유할 필요가 있죠. 그리고 좋은 감독이나 코치도 필요합니다. 훈련된 간호사와 의사, 환자나 케어를 받는 사람과 관련된 모든 직원이 훈련을 받을 필요가 있습니다.

Q6. 신체적인 거부가 아니라 도둑 망상이나 행동심리증상에 대한 대응은 어떻게 해야 할까요?

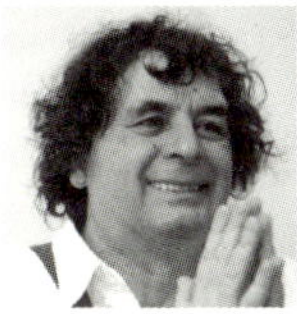

"〈불안〉을 해소하는 기술을"

이브 : 허그를 하는 것과 음부를 닦는 것 중에서 환자에게 더 공격적인 행동은 어느 쪽일까요?

음부를 닦는 것이 훨씬 공격적인 케어 행위입니다. 음부를 닦을 수는 있는데 허그하는 것을 망설인다면 그 이유는 무엇일까요?

연인 사이라도 관계가 나쁘면 서로 바라보는 행동은 하지 않죠. 대화도 줄게 되고, 당연히 접촉하는 빈도 또한 줄게 됩니다. 즉, 이는 〈관계성〉이 끊어진 상태입니다. 이것은 케어 전문가이든 〈가족〉이든 마찬가지입니다.

당신이 치매가 발병한 가족과의 〈관계성〉을 회복하고 싶다고 생각하는지가 중요합니다. 만약 회복하고 싶다고 바란다면 그러한 마음뿐 아니라 〈기술〉이 필요하죠. 치매에 걸린 아내를 간호하던 프랑스인 남성은 휴머니튜드를 배웠을 때 "나는 아내를 예전 모습으로 되돌리고 싶다"고 말했습니다.[14] 그리고 죽음이 두 사람을 갈라놓을 때까지 온전하게 옆을 지킬 수 있었습니다.

확실히 하루에 몇 번이나 "지금 몇 시냐"는 질문을 받는 것은 고통스럽습니다. 게다가 단 하나 대처 가능한 것은 기억의 메커니즘을 이해하고 10초 후에는 잊어버리는 병리를 이해하는 것입니다. 이해를 통해 관대 · 관용하게 될 수 있습니다.

또한 〈보다〉, 〈말하다〉, 〈만지다〉 등의 신체적인 기본 기술은 치매의 〈심리증상〉에도 효과를 나타냅니다. 왜냐하면 이를 통해 환자의 안심도가 높아지기 때문입니다. 그에 따라 〈도둑 망상〉 등도 줄어듭니다. 이러한 망상은 〈불안〉이 쌓인 결과이기 때문이죠. 물론 통합 실조증에 속하는 정신병적 망상의 경우엔 전문의를 통한 약물치료도 중요합니다.

치매 환자의 불안을 줄이는 것은 케어에서도 중요한 부분입니다. 이를 위해서는 불안이 고조되는 증상의 신호를 파악하는 능력, 그리고 불안이 폭발하기 전에 초기단계에서 해소하는 기술이 필요합니다. 불안이 고조되어 폭발한다면 이미 늦은 것입니다. 제어할 수 없어지니까요. 〈가족〉에게도 훈련이 필요하죠.

제 아내가 치매이고 불안해하며 진정하지 못하는 상태가 된다면 저는 그녀에게 다가가 눈을 바라보며 "사랑한다"고 말할 것입니다. 그리고 그녀가 좋아하는 무언

---

14 IGM Japan : [DVD] 휴머니튜드-친절을 전하는 기술, 주식회사 엑사 위저스, 2015.

가를 하게 해 줄 것입니다. 예를 들어 요리하는 것을 좋아한다면 함께 요리를 하겠죠. 그러면 코르티솔이 떨어져서 불안이 해소됩니다.

Q7. 휴머니튜드는 전체적으로 어떠한 효과가 있나요?

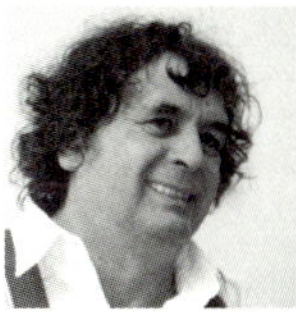

"인간다운 생활과 비용 감소를 양립"

이브 : 휴머니튜드는 케어를 하는 사람/받는 사람의 〈관계성〉에 중심을 두고 있기 때문에 당연히 양측에 다양한 효과를 보입니다.

치매환자는 안심하고 케어를 받을 수 있고, 인간다운 나날을 보낼 수 있을 것입니다. 휴머니튜드를 도입한 프랑스의 요양 시설에서는 애완동물을 데려와도 되요. 아내 혹은 연인, 동성 연인도 함께 침대에서 잠을 잘 수 있고, 한밤중에 식사를 하거나 목욕을 해도 되죠. 그리고 케어를 하는 사람은 모두 당신을 상냥하게 쓰다듬어 줍니다. 매우 인간적인 생활을 보내고 있고, 죽기 3일 전까지 스스로 걸어 다닐 수 있는 경우도 흔히 있습니다.

케어하는 사람은 거절당하지 않고 원활하게 케어를 실시할 수 있습니다. 역시 휴머니튜드를 도입한 요양 시설에서는 이직률이 줄어들고 비용을 크게 절약했습니다.

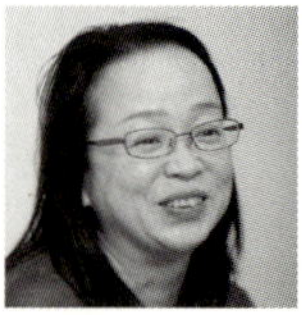

"〈케어하는 사람〉을 위해서도"

이토 : 〈3분 이내에 합의를 얻지 못하면 일단 포기하라〉는 규칙을 실행할 수 있게 된 이후로 저는 거절당했을 때 받는 충격이 매우 줄었습니다. 게다가 휴머니튜드의 기술을 활용하면 지금까지 한 번도 반응을 보인 적이 없었던 사람과도 의사소통을 할 수 있기 때문에 너무 기뻐서 의사소통에 열중해 케어를 시작할 타이밍을 놓친 경우도 있어요(웃음). 하지만 대체 무엇을 위해 휴머니튜드를 실시하고 있는 것인가. 의사소통을 통해 얻는 기쁨이 목적은 아니죠. 환자와 저의 관계성을 양호하게 유지하기 위해서 반드시 해야만 하는 케어 시간을 이용합니다.

휴머니튜드는 〈보다〉, 〈말하다〉, 〈만지다〉 등의 기술을 하나하나 열심히 해야 하기 때문에 "시간이 너무 오래 걸려서 활용하지 않는다"는 말을 들은 적도 있습니다. 하지만 환자의 거절을 무시하면서 무리하게 케어할 필요가 없어지고, 오히려 케어 시간을 단축시킬 가능성이 있습니다. 실제로 휴머니튜드를 도입한 프랑스의 요양시설에서는 이러한 결과가 나와서 직원과 환자 모두 편안한 시간을 보냈습니다. 환자와의 관계성에 기쁨을 느끼면서 동시에 원활하게 케어를 할 수 있죠. 휴머니튜드는 〈환자를 위할〉 뿐 아니라 〈케어하는 사람을 위함〉입니다.

단, 병원이나 요양시설 등의 기관 전체에 도입하기에는 큰 노력이 필요하기 때문에 간단하지 않다는 사실을 실감하고 있습니다. 일본에는 어떠한 도입 방법이 적절하고 가능한지를 혼다 의사 선생님을 선두로 지도 담당자와 함께 매일 생각하고 있습니다.

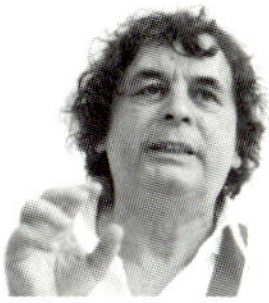

"당신은 내 것이 아니다"

이브 : 케어를 하는 사람은 왜 때때로 〈번 아웃〉된다고 생각하나요? 이것은 환자와 〈적절한 거리〉를 두지 못했기 때문입니다. 이 때문에 환자에게 필요 이상으로 감정 이입하지 않도록 거리를 두고 관계를 맺으라고 배우는 것입니다. 이 〈거리〉란 대체 어떠한 거리일까요? 거리에는 여러 종류가 있습니다.

소진(burn out)되지 않기 위해서 필요한 거리란 〈물리적인 거리〉나 〈애정적인 거리〉가 아닙니다. 〈철학적인 거리〉라고도 하죠. 이것은 "내가 당신을 치료한 것이 아니다", "나는 당신에게 아무런 권한이 없다"와 구분하는 것을 의미합니다. 욕창이 완치되었을 때 "봐! 내가 케어한 덕분이야"라며 자랑스러워 하는 것이 아니라 환자에게 "정말 수고하셨어요! 고마워요"라고 말할 수 있는 거리입니다.

그러한 경우에도 환자의 죽음은 괴롭습니다. 하지만 이것은 번 아웃할 정도의 괴로움이 아닐 터입니다. 왜냐하면 환자가 죽기 전에 준 수많은 것들이 당신의 마음을 충족시키기 때문입니다. 오히려 자신이 환자에게 어떠한 권한이 있다는 잘못된 생각을 갖고 "내 환자이니 내가 치료하고 싶다"는 생각을 갖고 있으면 마치 자신의 일부가 죽은 것 같은 상실감에 빠지게 됩니다.

어느 나라에서나 〈나는 주기만 한다〉고 한탄하는 간호사가 있습니다. 하지만 이는 〈철학적인 거리〉를 두지 못했기 때문입니다. 철학적인 거리를 둘 수만 있다면 〈물리적인 거리〉나 〈애정적인 거리〉가 아무리 가까워도 당신이 마음에 상처를 얻는 일은 없습니다. 그러니 부디 그 친절을 전달하는 것을 두려워하지 말아주었으면 합니다. "당신은 내 것이 아니다" 그렇게 선언하는 것으로 비로소 당신은 환자

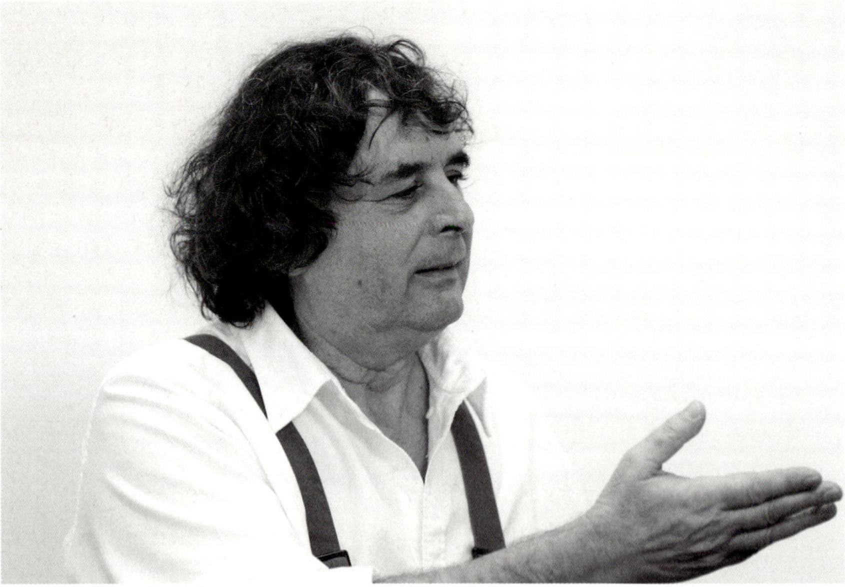

를 진실로 사랑할 수 있을 것입니다. 당신은 내 것이 아니니 결코 구속하지 않습니다. 당신은 내 것이 아니니 환자의 어떤 바람도 막을 수 없는 것입니다.

그러니 〈해가 되지 않을〉 수 있습니다. 휴머니튜드란 권한을 포기하고 겸허하게 환자를 마주보기 위한 철학입니다. 케어하는 사람의 자유와 자율, 그리고 겸허를 향한 〈도(道)〉인 것입니다.

〈방문 간호와 간병〉 2015년 4 · 5월호 게재
통역: 후지타 미카

2장

휴머니튜드를 어떻게 활용하는가

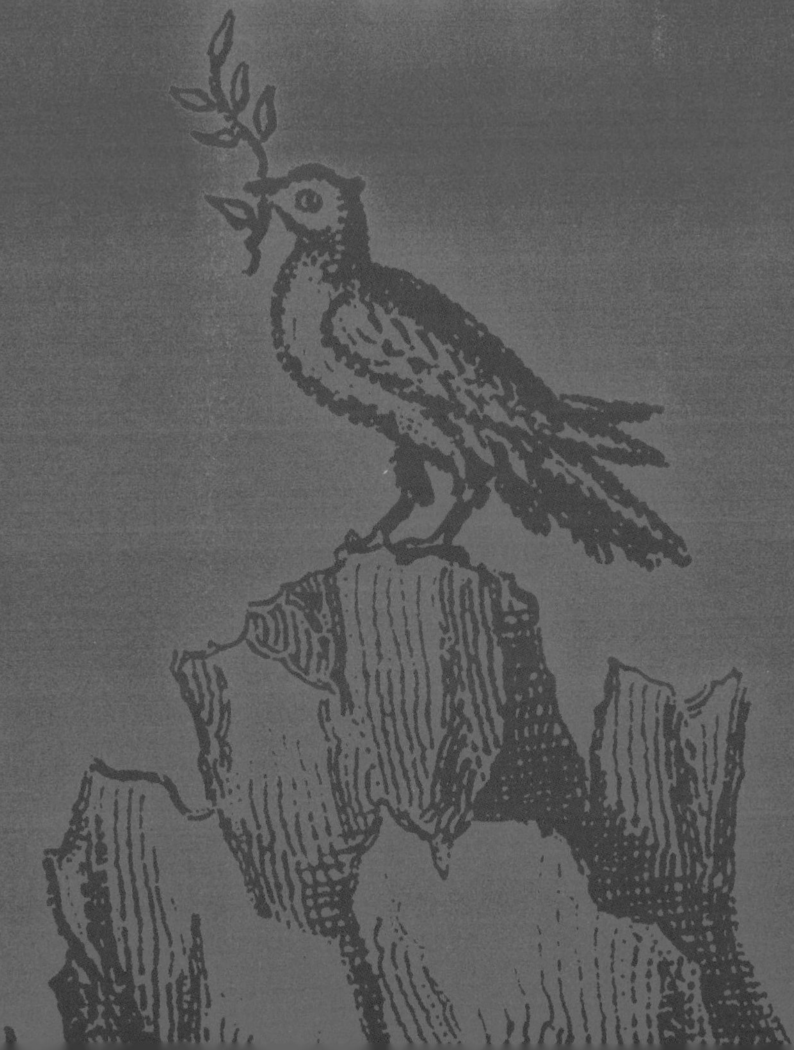

2장에서는
간호 환경에서
휴머니튜드를 활용하기 위한
구체적인 방책을 살펴본다.

「조직에 효과적으로 도입하기 위해서는」

「스태프의 노인 케어 기술을 향상시키기 위해서는」

「신체 억제를 없애기 위해서는」

무엇을 해야 하는가라는 주제로

휴머니튜드를 의료 현장의 최전선에서 실천하는

관리자 · 지도 담당자가 함께한 좌담회를 통해

구체적인 힌트를 소개한다.

또한 간호사에 의한 〈실천 경험〉, 그리고

〈케어 종사자〉와 〈인지기능이 저하된 사람〉의 모습을

오랜 기간 관찰해 온 연구에서 발견한

휴머니튜드 활용의 핵심을 소개한다.

[도입시설 관리자 좌담회]

〈환경 만들기 비법〉

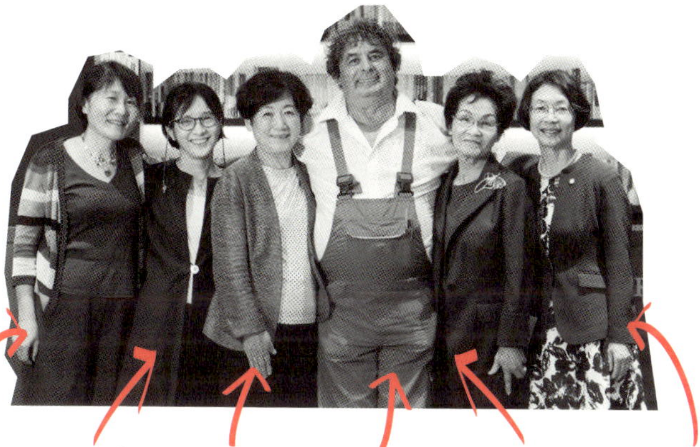

혼다 미와코[1], 오가와 사토코[2], 무나카타 하쓰에[3], 이브 지네스트[4], 다나카 토모에[5], 가와사키 쓰마코[6]
(사회)

휴머니튜드를 도입한 시설에서는 〈벽〉에 부딪친다고 한다.

휴머니튜드가 탄생한 프랑스에서도 같은 일이 일어나 그 벽을 넘어서 현재에 이르렀다. 어떻게 하면 휴머니튜드가 일본 의료 현장에 뿌리내릴 수 있는가? 이미 휴머니튜드를 도입한 각 시설의 관리자가 휴머니튜드 도입 · 실천의 〈환경 만들기〉를 중심으로 경험담을 말한다.

---

1 국립병원기구 도쿄의료센터 통합내과 과장/지네스트 · 마레스코티 연구소 일본지부 대표

2 의료 사단법인 히가시야마회 이사장/의사

3 사단법인 고오리야마 의사회 고오리야마 시 의료 요양병원 간호부장

4 휴머니튜드 창시자

5 사회복지법인 고호엔 케어 홈 니시오이 고호엔 시설장

6 도쿄의료치과대학 의학부 부속병원 간호부장

혼다(사회) : 휴머니튜드를 도입하는 과정에서 마주하는 〈벽〉이라 할 수 있는 것에 도대체 어떻게 대처하고 실천하는 환경을 조성하면 좋을까요? 앞으로 도입을 생각하는 분들에게 도움이 되었으면 좋겠다는 생각에 이미 도입하고 있는 시설의 관리자 분들을 초대했습니다.

첫 번째 〈벽〉 : 동료들의 비판적 반응

"이렇게 바쁜데 뭘 하는 거야?"

무나카타 : 도입 당시 동료의 반응 중 기억에 남은 건 "이렇게 바쁜데 이제 와서 뭘 하는 거냐", "그런 건 지금까지 계속 해왔다"와 같은 베테랑 스태프의 의견이었습니다. 하지만 말은 그렇게 해도 휴머니튜드 연수를 받은 그룹 사람들의 케어에 대한 의식이 많이 바뀌었습니다. 구강 케어를 할 때엔 입을 벌린 채로 있게 하는 구강고정대를 사용했는데 연수 후 고작 3개월 만에 구강 고정대가 필요 없게 되었습니다.

무나카타 하쓰에

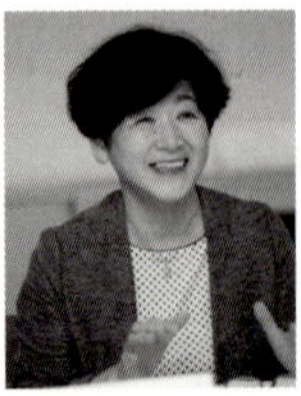

동일본 대지진 피해를 입은 지역에서 모자(母子) 보건사업을 하면서 '건강해진다는 것은 무엇일까'라는 생각을 하고 있을 때에 잡지 〈간호관리〉에 게재된 휴머니튜드 특집(vol. 23 no11, 2013)을 읽고 〈친절을 전달하는 기술〉에 감동했습니다. 그와 거의 같은 시기에 도쿄도 건강 장수 의료 센터 사람이 우리 병원을 방문했습니다. 잡지를 통해 휴머니튜드의 훌륭함을 알게 되어 어떻게든 이를 도입하고 싶다고 생각할 때에 이러한 조사를 위해 오신 것은 운명이라는 생각에 휴머니튜드를 도입 · 실천하는 것은 어떤지 원장님께 제안하자 바로 "앞으로는 이 방법밖에 없다고 생각한다"며 허가를 받았습니다. 그렇게 2014년 병원 전체에 휴머니튜드를 도입하기로(일본 최초로) 결정한 이후 현재에도 계속되고 있습니다.

오가와 사토코

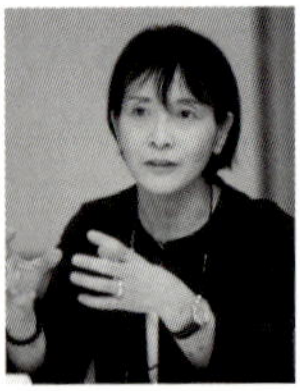

"왜 지역 급성기 병원은 이렇게 고령 입원 환자 대응으로 인해 점점 피폐해지는가"-6년 전엔 우리 병원도 일본 내의 모든 급성기 병원이 갖고 있는 갈등 속에 있었습니다. 집중적 의료가 필요한 사람들이기 때문에 거절하지 않고 받아들이고자 의사들은 필사적으로 입원환자를 받아들였으나, 섬망으로 인해 야간에는 상태가 급변하는 고령 환자들을 보며 어떻게 대응하면 좋을지 간호사들이 고민하는 일이 늘어났습니다. "그들에게 무언가 유효한 무기를 만들어 주어야해… 나는 더 이상 힘내라는 말만 할 수가 없어…". 무언가 대책을 세워야 한다, 무언가 좋은 방법이 없을까 생각하고 모색한 결과 휴머니튜드를 만났습니다. 최근에는 직원들이 보람을 되찾아 법인 전체에서 도입하고 있습니다.

혼다 : 모두가 "그러고 보면 최근엔 사용하지 않는다"는 사실을 깨달은 듯 했죠.

무나카타 : 네. 그리고 또 한 가지는 휴머니튜드 조사 연구에 협력하면서 데이터를 모아 기록하는 것으로 좋은 결과가 나타난 것입니다. 이것이 휴머니튜드에 대한 스태프들의 비판적 의견이 사라진 요인이 되었다고 생각합니다.

비디오 촬영을 통해서 볼 때 생각지도 못한 성과를 내다

혼다 : 정보학적으로 케어를 분석하기 위해 케어하는 모습을 촬영하기로 하였고, 고오리야마 시 의료 요양병원 분들에게서 협력을 받았습니다. 본인이 케어하는 모습을 촬영하는 걸 바로 받아들이신 것은 아니었지만, 어느 날 베테랑 간호사가 촬영에 대해 매우 긍정적인 발언을 해 주셨다고 들었습니다.

무나카타 : 맞습니다. 촬영을 통해 처음으로 스스로의 모습을 본 것이죠. 처음에는 "그런 걸 해서 무슨 소용이냐"는 반응을 보였던 스태프들이 3회의 촬영에서 3번째 케어는 이전보다 원활하게 진행되었습니다. 그러자 그들은 촬영 전 날에 "○○씨, 내일은 촬영이 있으니 협력해주세요~! 잘 부탁드려요"라고 말했다고 해요. 당시에는 어? 이래서는 휴머니튜드 기술을 사용해서 원활하게 진행되었다고 할 순 없진 않은가…란 생각을 했지만, 이야말로 관계성 만들기 = 휴머니튜드 기술이라는 사실을 깨달았습니다.

혼다 : 그래서 지금은 영상을 업무에 이용하고, 영상을 보면서 서로가 평가하는 세션을 정기적으로 개최하는 것이군요.

무나카타 : 네. 괜찮다/나쁘다, 좋다/나쁘다가 아닌, 휴머니튜드의 사고방식에 기반한 객관적인 평가를 작은 그룹 단위로 실시하고 있습니다. 이것이 다같이 기술에 대해 공부하는 좋은 기회가 되었습니다.

"감동해서 바뀌겠지"란 생각은 안일하다

오가와 : 저는 "휴머니튜드 연수에 가면 누구나가 감동해서 바뀔 것이다"라고 생각했는데, 안일한 생각이었습니다. 먼저 관리직(과장, 주임 층) 혹은 리더십 있는 일반직 6~7명이 연수에 가도록 부탁했지만, "좋았어요. 하지만… 실제로 도입하지는 못하겠네요."라는 답이 돌아왔어요. 역시 휴머니튜드는 기술입니다. 배워 온 사람들이라도 실천할 수 있는지에 대해 피드백을 받지 않으면 열정이 식는 것 같습니다. 이 때는 인내심을 가져야 하는 시기였습니다.

혼다 : 그러한 시기에 우리가 비디오 촬영을 위해 찾아 뵈었죠.

오가와 : 그랬죠. 그 비디오 촬영에서 받은 피드백으로 인해 직원들 중 몇 명이 다시 열정을 되찾았습니다. 기술이기 때문에 "이 부분을 고치면 된다"며 올바르게 수정을 받을 수 있어 자신감이 붙는 것으로 활기차지죠.

혼다 : 연수를 받는 것 뿐 아니라 기술 습득을 위한 도움이 필요하다는 것인가요?

오가와 : 네. 하지만 이를 통해 직원 스스로가 더 배우고 싶다고 말하다까지는 몇 년이 더 걸렸습니다.

또한 수많은 직원을 연수에 보내면 된다는 것이 아니라는 사실도 알게 되었습니다. 어느 날 고령자 시설에서 3년 이상 말을 하지 않았던 환자가 우리 병원에 입원했습니다. 그런데 입원 당일 병원 지도 담당자[7]가 케어를 하자 "고맙다"고 말했습니다. 직원들은 그 모습을 눈 앞에서 보았습니다. "대체 어떻게 한 것이냐"며 흥미를 갖게 되었습니다. 이것이 조직 안에 공식적으로 알려진 계기입니다.

혼다 : 즉, 현장에서 지도 담당자가 같은 간호사 입장에서 그리고 실천하는 사람

7 지도 담당자 : 휴머니튜드 인정 지도 담당자. 휴머니튜드의 인스트럭터·트레이닝 코스(10주간)를 수강하고 시험을 치뤄서 합격해 휴머니튜드를 가르칠 자격을 갖춘 사람.

으로서 모니터해야 한다는 것이군요.

오가와 : 이를 위해서는 "당신은 연수를 받았다"라며 스태프들에게만 맡겨 두어서는 안되고, 경영측의 지원이 필요합니다. 휴머니튜드를 조직에 뿌리내려서 실천하기 위해서는 수많은 방법을 실천해야 한다고 실감했습니다.

수많은 방법을 조직적으로 실행할 필요가 있다

혼다 : 실제로 진행한 구체적인 방법은 무엇인가요?

오가와 : 법인조직을 움직일 때에는 톱 매니지먼트(여기서는 이사장인 저와 간호부장)이 각오를 다질 필요가 있습니다. 먼저 〈휴머니튜드 추진실〉을 만들고 휴머니튜드를 전파하는 것에 전념할 수 있는 부서를 만든 후 그곳을 거점으로 한다는 결단을 내렸습니다. 간호사를 중심으로 한 전문 스텝으로, 그들은 지도 담당자이기도 하기 때문에 조직을 자유롭게 움직일 수 있게 되어있습니다. 더욱이 "법인 전체가 도입에 힘쓴다"는 내용을 직원 총회에서 전직원에게 메시지를 발신했습니다. 이를 통해 추진실 스텝의 활동과 입장을 지킬 수 있었습니다.

혼다 : 자유롭게 움직인다는 것은 지도 담당자가 여러 케어 현장에 들어가 휴머니튜드를 이렇게 실천한다는 구체적인 활용 방법을 현장에서 일하는 분들에게 보여드릴 기회를 만들기 위해 고안한 방법 중 하나이군요.

오가와 : 그렇습니다. 의뢰를 받으면 진료 접수, 방문 간호의 재택 현장, 법인내 시설의 외래 투석 부문 등 어디든지 가고, 의뢰가 없을 때엔 병동에서 함께 케어에 참여하는 형식입니다. 또한 추진실 소속 지도 담당자들이 플랜을 세워서 재현한 입문 코스(원내 연수, 2일간)에 반드시 모든 부서의 스텝을 파견하도록 각 부장에게 지시를 내렸습니다. "유급의 훈련시간을 드릴 테니 파견해 달라"고 전달해서 조직이 연계하고 있다는 사실을 피력했습니다. 이미 사무직원을 포함한 직원 중

3/4에 달하는 직원이 지도 담당자 강의를 수강하였습니다.

실제로는 강의를 수강하면 사무 직원 또한 "대단하다"는 반응을 보여 접수처 직원도 휴머니튜드 기술을 활용한 대응을 시작하였습니다. 전문 기술에 대한 지식이 없는 그들은 이제까지 쭈뼛거리면서 환자를 대했다고 하지만, "휴머니튜드 기술을 활용하고 눈을 바라보면서 말을 하자 싱긋 웃으며 "고맙다"는 말을 들었어요."라고 합니다. 또한 간병인이 휠체어로 환자를 이동시킬 때에도 이와같은 일이 일어났습니다. 이 체험이 자신감으로 이어져서 그들의 기쁨과 자부심이 되었다고 합니다. 이것은 조직에 있어 매우 긍정적인 일입니다.

다나카 토모에[8]

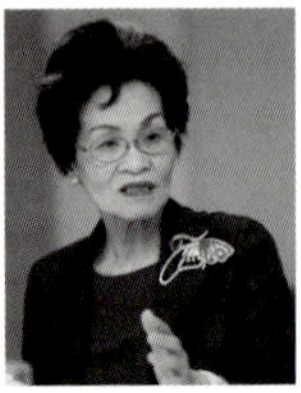

지금은 요양시설에 있지만, 오랜 간호 경험이 있습니다. 정신과나 치매 병동에서 신체억제를 하지 않는 방식을 도입하고 있었습니다. 당시 시설은 개설하고 10년을 맞이했습니다. 개설 당시부터 입소자의 관점을 기반으로 "아직 나는 이 곳에 들어오고 싶지 않다", "내 집에서 더 오래 생활할 수 있도록" 등과 같이 항상 입소에 대한 문제 의식을 스태프들이 가지고 있어야 한다고 주장하던 중 휴머니튜드를 만났습니다. 이제까지 "이념을 축으로 하는 사고방식이 중요하다"라는 생각은 있었으나, 〈철학〉이라는 단어를 사용한 것은 없었습니다. -바로 이거다! 라고 생각했습니다. 스스로가 솔선수범해서 직원 2명과 함께 제 1회 휴머니튜드 연수에서 배우고 다른 10명이 연수를 수강했습니다. 2018년은 지도 담당자 양성 연수를 시설로서 등록하여 이해도와 실천 수준을 높이는데 더욱 주력하고 있습니다.

가와사키 쓰마코

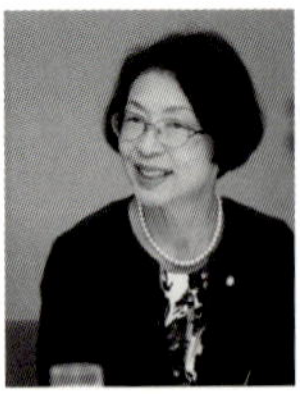

이전 근무했던 급성기 병원에서 생긴 고민을 끌어안은 채 휴머니튜드를 만나게 되었습니다. 위험하다는 이유로 직원 휴게실로 끌려온 치매 환자들이 "방으로 돌아가고 싶다"며 근무 중인 저의 유니폼을 잡아당겼습니다. 또한 방문 간호스테이션에서는 "입원하면 ADL이 떨어져서 재택에서 생활할 수 없는 수준이 된다"는 말도 들어서… 이러한 상황은 우리가 바라는 케어가 아니다, 이것은 간호학계에서 해결해야 하는 과제가 아닐까… 이러한 고민을 하면서 돌봄 영역에서 배워보고자 잡지[9]를 보고 있었을 때에 혼다 선생님의 기사를 발견했습니다. 당시엔 ユマニチュード가 아니라 〈ヒューマニチユード (발음은 동일하게 휴머니튜드)〉라고 쓰여 있었습니다. 혼다 선생님을 통해 지네스트 선생님과도 만남을 갖고, 간호사의 입장에서 〈휴머니튜드 입문〉[10]의 〈후기〉에도 이름을 올리는 인연이 있었습니다. 이후 일관적으로 휴머니튜드에 큰 관심을 갖게 되어 대학병원에도 알리고 싶다고 생각하고 있습니다.

---

8 저서에 〈구속하지 않는 간호〉 의학서원, 1999년

9 혼다 미와코: 휴머니튜드(ヒューマニチュード, Humanitude)가 케어하는 사람의 문화 · 의식 개혁을 일으킨다~치매에 대한 새로운 케어 체계-, CARA WORK, 11 (7), 3-7, 2013

10 혼다 미와코, 이브 지네스트, 로젯 마레스코티: 휴머니튜드 입문, 의학서원, 2014.

두 번째 〈벽〉 : "할 수 있는 누군가"에게 맡기게 된다

"저 사람에게 맡기면 된다"고 생각하게 된다

혼다 : 가와사키 씨가 도쿄 의과 치과 대학 병원에 처음 방문하셨을 때엔 이미 지도 담당자 지원자가 선정되어 있었고, 두 분 모두 간호부장 이었습니다.

가와사키 : "지도 담당자 연수에 가고 싶은 사람!"이라며 공모를 했을 때에 "아무도 지원하지 않으면 간호부장인 제가 가도 될까요?"라고 말한 사람이 한 명 있었습니다. 혼다 선생님이 "반드시 두 사람이어야 한다"고 말씀하셔서 희망자를 한 명 더 모았더니, 지원한 사람이 우연히 다른 간호부장이었습니다. 간호부장과 스텝 간호사가 함께 가면 서로 눈치가 보이지 않을까 생각했기 때문에 다행이었습니다.

혼다 : 휴머니튜드는 이제까지와는 다른 사고 방식이나 기술을 활용한 케어를 실행하기 때문에 시설 안에서 실천하고 확실하게 전달하기 위해서는 적어도 2명 이상 동료가 있어야만 고립되지 않습니다. 간호부장을 두 분이나 파견해 주셔서 정말 감사했어요. 10주간 진행되었던 지도 담당자 양성 연수에 다녀오신 두 분의 활동은 어떤가요?

가와사키 : 섬망이나 치매 환자가 많은 병동에 속한 간호사들의 교육을 시작으로 하여, 주로 컨설팅을 받도록 했습니다. 불러와서 케어를 보여주고 스태프와 함께 생각하는 기회가 되었으면 좋겠다고 생각하고 있지만, 바쁜 현장에서 일하는 간호사들은 원활하게 대응할 수 있는 사람 두 명이 오면 "부탁드립니다"라며 다른 곳으로 향하기 일쑤입니다. 간호부장직을 맡고 있는 그들은 현장이 바쁘다는 사실을 이해하고 있고, 스스로가 케어 하는 것으로 환자가 변화하는 기쁨 또한 느끼고 있기 때문에 "바쁘다는 것은 알지만 잠시 거기서 보세요"라고 하기 어렵죠. 이러한

부분이 지도 담당자로서 해결해야 할 과제라고 생각합니다.

혼다 : 지도 담당자 좌담회에 초대받은 분들 중에 집중치료실(ICU) 소속 간호부장인 분이 계십니다. 그곳에서는 지도 담당자인 간호부장이 항상 병동에 상주하고 있기 때문에 무언가 문제가 생겼을 시에는 "간호부장님, 같이 봐 주세요"라는 말이면 침대 옆에서 함께 〈해보면서 배우는 기회〉를 갖게 된다고 합니다. 간호부장님은 휴머니튜드 도입 후에 가장 큰 변화는 〈스태프들의 사고방식〉이라고 말씀하셨습니다. 이제까지는 생명 유지에 필요한 삽관 튜브와 링거, A라인 등을 관리하는 것이 우리가 해야 할 일이라고 생각했지만, "정말로 그것이 필요한가?"라고 생각하기 시작했다고 합니다. 〈간호 문화〉가 바뀌는 것을 실감했다지요. 신체억제도 반 이상 줄었다고 합니다. 그 결과가 일전에 영국 섬망 학회에서 발표되었습니다.

가와사키 : 그렇군요. 한 대학 병원에서도 신체억제를 아예 하지 않게 된 것이 화제가 되었는데, 그 원인이 된 케어는 휴머니튜드라고 합니다.

〈사례 보고〉로 생각을 깊게 하는 기회를 만들다

오가와 : 우리 병원에서도 "할 수 있는 사람에게 맡기자, 이 다음은 부탁해"와 같은 분위기가 있다고 들었습니다. 지도 담당자 이외에도 연수를 받은 사람들이 있어 각 병동에 배치되어 있습니다. 하지만 그들만 실천하는 것이 아니라, 어떻게 다른 스태프들이 실천하도록 유도할지가 과제입니다.

혼다 : 그렇군요. 두 분이 계신 병원에서 있었던 일처럼, "저 사람에게 맡기면 된다"와 같이 생각하게 되죠. 이를 해결하기 위해서는 어떻게 하면 좋을까요? 또는, 바쁜 간호 현장에서 〈모두가 함께 배우는〉 기회를 갖기 위해서는 어떻게 하면 좋을까요? 할 줄 아는 사람에게만 맡긴다면 지치게 마련이죠.

무나카타 : 저도 오가와 선생님처럼 휴머니튜드를 정착시키기 위해서 조직 내에

서 열심히 전파했습니다. 그 과정에서 어떤 사람에게 지도 담당자 직책을 맡기고, 어떤 방식으로 일을 하도록 할지가 과제였습니다. 지도 담당자가 스태프들에게 얼마나 신뢰받는지가 중요하다고 직감했기 때문에 리더십이 있고 신뢰받는 사람을 지도 담당자로 골라 현장에 두기로 결정했습니다.

혼다 : 원활하게 스며들게 하는 매니지먼트군요.

무나카타 : 그리고 또 한 가지로 매월 실시하는 원내 사례 보고가 효과적이었습니다. 매월 지도 담당자가 중심이 되어 재활이나 데이 서비스를 포함한 위원회에서 어떤 방식을 시도하고 있는지를 보고하는 것이죠. 약 2년동안 실시하고 있어 학회[11]에서도 그 성과를 발표했습니다. 왜 효과적인가 하니, 사례를 정리한 사람들의 사고방식이 깊어진다는 사실을 알 수 있었습니다. 지도 담당자가 시키는 대로 하거나 대신 생각해주는 것 뿐 아니라 보고과정을 통해 "자신들이 의견을 내게 된다"는 점이 장점이라고 느꼈습니다. 그렇기 때문에 지금은 "지도 담당자에게 맡기자"와 같은 생각은 하지 않습니다.

마음 속에 〈불씨〉를 품은 사람들은 들린다

오가와 : 기술을 알리기 위해서는 어떻게 움직여야 하냐는 것은 휴머니튜드 뿐 아니라 모든 간호에 있어서 중요한 테마이죠. 어떻게 조직이 원하는 방향으로 다 같이 나아가야 하는가? 그를 위해서는 무엇이 필요한가? 조직 상층부가 방침을 세우고, 책임을 갖고 아래에 전달해 나아간다. 언행일치는 중요합니다. 한편, 휴머니튜드는 실천하는 기술이기 때문에 환자를 대하는 현장 스태프들이 자신의 일이라고 생각하면서 마음 속에 불씨를 태워야 하기 때문에 이 부분이 과제입니다.

여러분의 대화를 듣고 저는 매우 구체적인 힌트를 얻었습니다. "항상 그것을 생

11 제 18, 19회 치매 케어 학회 및 제 48, 49회 일본 간호 학회 학술대회 만성기 간호

각해야만 하는 환경"을 만들고 쌓아가는 것. 어떻게 그 장소를 만들어갈 지는 현장 관리직과 휴머니튜드 팀이 소통하면서 매일, 매주, 매월 할 일을 정합니다. 이를 철저하게 반복하는 것이 사실 가장 중요하고 결과적으로 지름길이라고 생각합니다. 현장 관리직 레벨에서 실시하는 조직적 관리로 인한 환경 설정이 중요하며, 이를 엄중하게 지도하는 것이 중요하다고 생각합니다.

〈노인 간호 · 의료, 어떻게 해야 하는가?〉를 시작으로

가와사키 : 우리 병원은 고도 급성기 병원에 속하는 큰 조직입니다. 간호사들은 케어에 대해서도 배워야만 합니다. 수많은 의학적인 학습을 해야 하기 때문에, 그 바쁜 교육 속에 어떻게 함께 가르치는가가 현재 과제입니다.

일단 휴머니튜드라는 단어를 많은 사람들이 접할 기회를 만들고자 제가 〈후기〉를 집필한 〈휴머니튜드 입문〉[12]을 모든 병동에 구입하고, 비디오 또한 구입해서 연구회를 만들었습니다. 갑자기 "휴머니튜드를 활용한 케어를 하자"고 하는 것 보다는 "섬망 간호나 치매 간호, 노인 간호를 어떻게 하면 좋을까" 부터 시작하여 노년병 내과 의사와 협력해서 진행하는 점이 좋았다고 생각합니다. 치매 간호 · 의료에서 반드시 말하는 중요한 점은 어찌되었든 〈어떤 환경〉을 만들어서 〈케어의 질을 높이는가〉입니다. 그 상황에서 어떤 케어를 실시하는가 고민할 때 "휴머니튜드를 활용한다"는 논리로 생각하고 있습니다.

최근에는 치매 서포터 양성연수가 있는데 이를 8월 말에 동료들에게 가도록 부탁했습니다. 그러자 "이제는 일반인도 어느정도 지식을 갖는 시대이기 때문에 케어 전문가인 간호사들이 지식이 없으면 수치이다"라고 자각했습니다. 이러한 장치를 몇 가지 준비하여 〈휴머니튜드〉라는 단어를 알고 있는 사람이 늘어나서 케어의

12 혼다 미와코, 이브 지네스트, 로젯 마레스코티 : 휴머니튜드 입문, 의학서원, 2014.

의미를 이해하는 사람이 늘어나고, 점차 늘려나가는 거죠. 큰 조직을 관리하는 사람은 이러한 작은 일을 일일이 할 수는 없지만요.

혼다 : 매우 중요한 부분입니다. 이러한 수순이 정형화되지 않으면 아무도 움직일 수 없으니까요.

가와사키 : 조금 전 억제를 완전히 없앤 대학 병원을 예시로 들었는데, 급성기 병원도 10년이라는 시간을 들여서 그러한 결과를 낸 것입니다. 한 번에 바꾸기란 어렵다고 생각합니다.

우리가 휴머니튜드를 도입할 때에 조사를 했는데, 혼다 선생님이나 지네스트 선생님의 말씀처럼 간호사에게 나타나는 효과-케어를 하는 본인의 기쁨이나 심적 치유가 매우 크다는 것을 잘 알 수 있었습니다. 도입해서 실시하는 사람들이 그렇게 생각하는 것은 틀림없죠. 효과는 환자에게 나타나는 것뿐이 아니라, 〈일하는 사람들도 변화한다〉는 것입니다.

〈노인 간호란 무엇인가〉를 이야기하는 스텝들

혼다 : 오가와 선생님이 "간호사에게 무기를 주어라"라고 말씀하셨는데, 저 또한 그렇게 생각했습니다. 가와사키씨가 말씀하신 것처럼 입원 치료에 의해 질병은 치료해도 ADL 등이 악화된다는 점이 노인 간호에서는 큰 문제가 되고 있습니다. 순환기병동이라면 심전도를 읽을 수 있고, 호흡기병동이라면 인공호흡기 설정을 할 수 있듯 한 눈에 보았을 때 알기 쉬운 전문기술이 있지만 노인 케어 전문 병동, 통합내과 병동에서는 이러한 것들이 잘 보이지 않아 "우리의 전문성은 무엇일까?"라는 고민을 하게 됩니다..

하지만 우리 병원의 통합내과 병동에서도 지네스트 선생님에게 휴머니튜드를 직접 배운 간호사가 야간 근무에 들어가면 "저 사람이 야간 근무를 할 때엔 왜인지

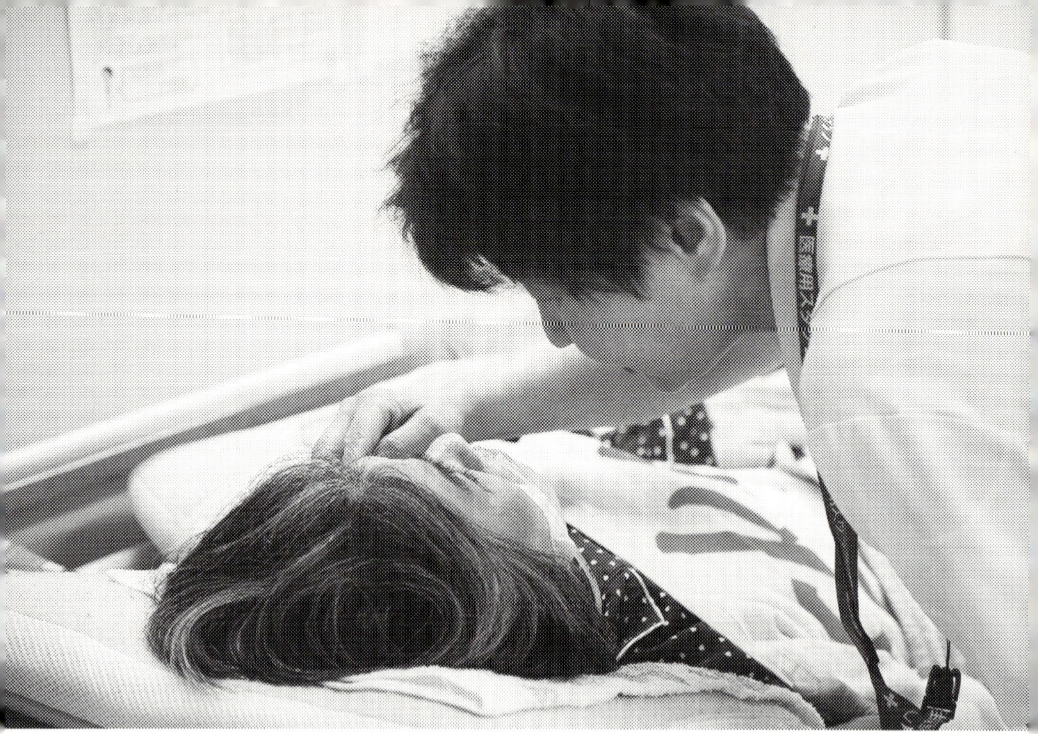

모르게 병동이 조용하다"는 사실을 모두가 눈치채기 시작했습니다. 점차 의사들이 자신의 환자를 "빨리 통합내과 병동으로 옮기고 싶다"고 말하게 되었습니다. 왜냐하면 "그곳으로 가면 빨리 낫는다"는 사실을 깨닫기 시작했기 때문입니다. 간호사들도 "우리들은 다른 병동과 비교해서 노인 환자 케어를 더 잘한다"는 사실을 깨닫기 시작합니다. 다른 병동에서는 신체를 억제당하고 병동을 옮길 때에 "케어하기 매우 힘든 분이에요"라는 말과 함께 인계를 받았다고 해도, 통합내과 병동에서는 그렇게 문제가 되지않는다는 사실을 깨닫게 된 것입니다. 즉, 노인 의료의 전문성을 자각하기 시작했습니다.

무나카타 : 우리 병원에서도 휴머니튜드를 배우기 전과 후로 직원들의 표정이 바뀌었습니다. 간호의 전문성이 보이지 않는다는 말을 종종 듣지만, 저 또한 조산사로 일했던 통합병원에서 요양형 시설인 지금 병원으로 옮긴 후에는 여기서 간호사

가 무엇인지를 알지 못해 헤매고 있었습니다. 이러한 때에 휴머니튜드를 만난 것입니다.

우리 병원은 공설 민영으로, 시에서 평가가 들어갈 때에 과장 회의가 있습니다. 그곳에서 우리는 지금 무엇을 하는가를 의논했을 때에 "만성기 간호란 무엇을 추구(追究)하는 것인가"라는 말이 나왔습니다. 사회적인 문제에도 관심을 가져야만 하고, 자신들의 업무, 간호사로서의 사명, 전문성이란 무엇인가와 같은 이야기를 나누는 것이 직원들의 표정을 자랑스럽게 바꾸어 간 큰 요인이라고 생각합니다.

혼다 : 자연스럽게 긍지가 생기는 것이군요.

"힘들다"는 말이 직원들 입에서 나오지 않게 되었다

무나카타 : 우리 병원의 지도 담당자가 "꼭 소개해주세요"라고 말한 적이 있기에 저의 이야기를 잘 들어 주셨으면 좋겠습니다(웃음). 최근 심한 뇌기능장애 환자가 우리 병원에 입원했습니다. 밤에는 여기저기서 소변을 보고, 식사도 여기저기서 반찬을 집어 먹는 등 매우 케어하기 어려운 분이었습니다. 하지만 "곤란한 점은 있지만 힘들지는 않다"고 직원들이 말했습니다. 그러고 보면 최근 들어서 "힘들다"고 말하는 것을 보지 못했어요. 어떻게 하고 있는지를 물어보니 "이 사람은 왜 이런 행동을 하는 것일까? 라고 생각하게 되었다"라는 답을 들었습니다.

예를 들어, "저 사람은 신문을 주면 읽을 수 있다", "안경이 있으면 쓸 수 있다", "하지만 왜 소변을 저렇게 하는 것일까?"라고 말했더니 한 직원이 "저것은 수치심 때문이 아닐까?"라고 말했습니다. 그 때문에 여러 장소에서 소변을 보려고 굼실굼실 거릴 때엔 화장실로 데려가게 되었습니다. 화장실로 데려가서 잘 할 수 있는가 보니 하지 못했습니다. 몇 번이나 실금을 했죠. 그러는 중에 알게 된 사실은 잠옷 바지의 앞부분에 열려 있는 부분이 없기 때문이라는 것을 깨닫고 앞부분이 열려 있는 잠옷을 사용하게 되었습니다. 이렇게 상황마다 무조건 "생각하게 되었다"는 것입니다. 지도 담당자가 아니라 환자의 옆에 있는 직원의 발언에서 케어가 싹 바뀌었다는 것을 확인할 수 있는 사례입니다.

다나카 : "수치심이 아닐까"라고 깨달았다는 것은 환자와 의사소통이 되고 있다는 증거죠. 새롭게 부임한 직원은 "반응이 없습니다. 곤란해요"라고 종종 말합니다. 거기서 저는 "들었어?"라고 답했습니다. "어, 듣는 거에요?" "그래, 듣는 거야" "어떻게 듣나요?" "가보자"라며 함께 입소자에게 향합니다. 언어는 아니어도 눈이나 입모양의 변화로 충분히 의사소통이 가능하죠. "대답했어. 봐, 들을 수 있잖아." "네, 이게요?". 마음의 소리 같은 것이 아니라 눈과 귀로 듣는 거라고 말했죠(웃음).

무나카타 : 아무리 케어하기 힘든 사람이라도 입원했을 때부터 휴머니튜드를 활용해서 관계성을 만들면 원활하게 케어할 수 있죠. 현장 스태프들에게도 이러한 변화가 나타나고 있습니다. 저는 이 이야기를 듣는 것 만으로도 기뻤습니다. 하지만 사실 이것은 다음 〈벽〉으로 이어져요.

세 번째 〈벽〉: 나만 할 줄 알아도……

우리들이 있는 곳에서만 〈일어설〉 수 있어도

무나카타 : 우리 병원에서는 〈서다〉라는 방법을 지네스트 선생님에게 배워서 도입한 후부터는 누구나 일으켜 세울 수 있어요.

혼다 : 입체보조기를 구입하셨었죠.

무나카타 : 네. 하지만 기계를 사용하지 않아도 일으켜 세울 수 있어요. 일어선다는 건 참 좋은 것이죠.

혼다 : 휴머니튜드에서는 〈서다〉 기술을 일상 케어에 도입해서 사용하기를 권유하고 있으니까요.

무나카타 : 네. 그것이 정말로 회복으로 연결되요. 그런데 반대로 문제점이 생기죠. 즉, 회복하는 것으로 지원 단계와 요양등급이 내려간다고 합니다. 그러면 다른 병원으로 옮겨야만 하죠. 하지만 가족이 환자를 수용하지 않아 시설에 입소하면 그곳에서 갑자기 상태가 나빠지거나 돌아가시는 경우가 있습니다. 케어 환경이 바뀌는 것으로 급격히 악화하는 상황을 눈앞에 두고 있습니다.

혼다 : 급성기 병원에서 회복기 병원으로, 병원에서 시설 혹은 자택으로 계속적인 케어가 필요하게 된다는 것이죠.

무나카타 : 어느 분이 시설에 입소해서 1개월 만에 돌아가셨습니다. 남편분이 오셔서 "거기서는 말을 걸어주지 않아", "계속 눕혀두지" 라고 말씀하셨습니다. 이런 이야기를 들으면 우리만 휴머니튜드를 실천해서는 아무런 소용이 없다는 것이 솔직한 심정입니다.

오가와 : 동감이에요. 과제는 아직 많이 있습니다. "이 병원은 간호사가 정말 친절하다"는 말을 들으면 이는 정말 기쁜 변화지만, 한편으로는 급성기 병원이기 때문에 완치되면 퇴원을 하게 됩니다. 자택으로 돌아가거나 시설로 옮기면 금세 상태가 악화되어서 다시 돌아오시는 환자분도 계십니다. 이게 정말 슬픕니다. 시설에 계신 분도 최선을 다해서 케어를 하고 있는 가운데도 어려워하고 있을 것이라고 생각합니다. 결국 가장 힘든 것은 치매 환자와 그 가족입니다.

우리는 휴머니튜드를 알고 도입했기 때문에 앞으로도 반드시 실천해야 한다고 생각하지만, 퇴원한 후 긴 시간 생활하는 장소에서 휴머니튜드가 없어도 괜찮을지 모르나 대화를 하고 사람으로서 대우받는 환경이 늘어가면 좋겠다고 절실히 바라고 있습니다. 행정으로 범위를 넓혀서 앞으로도 휴머니튜드의 계몽에 힘쓰

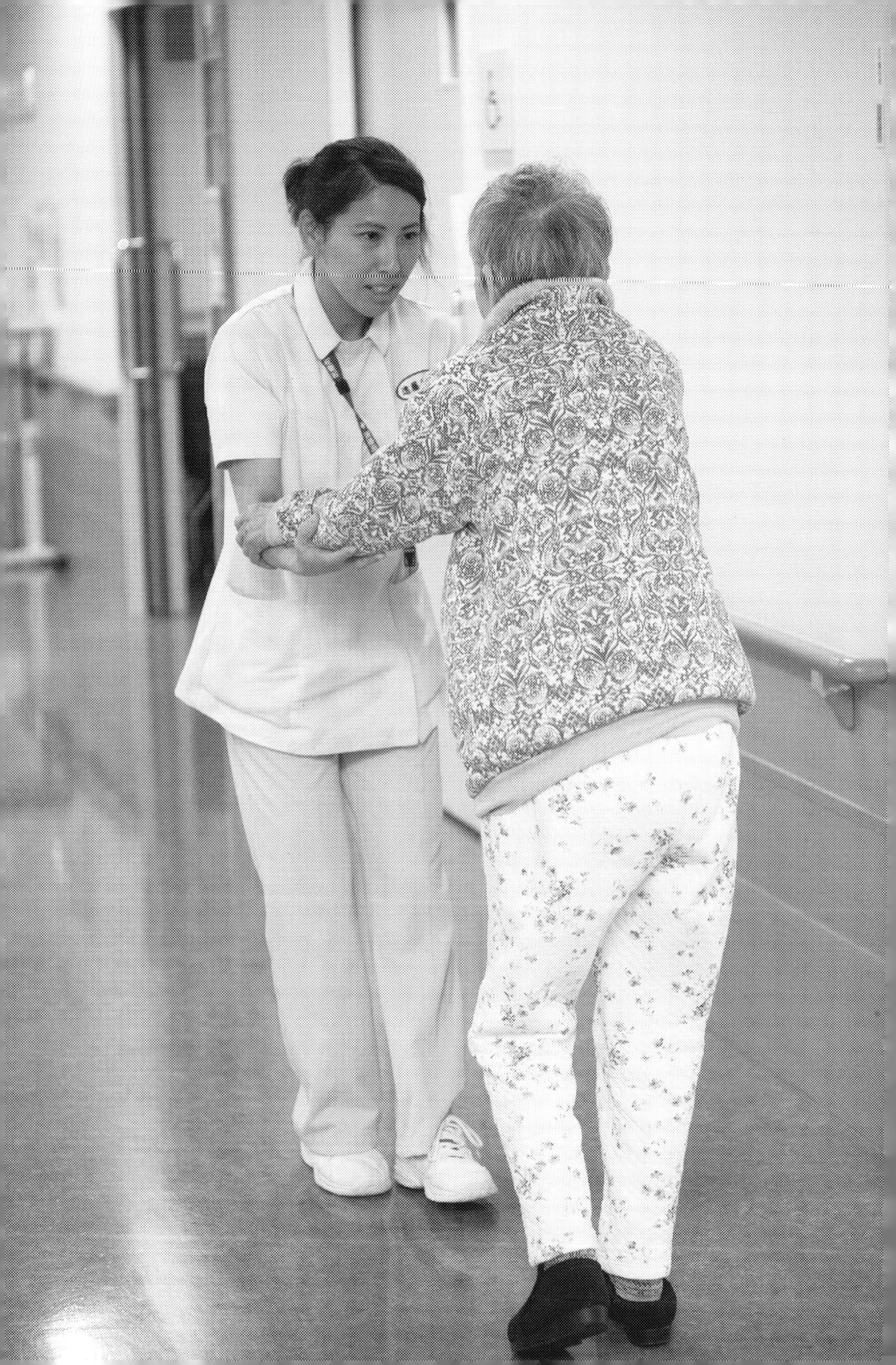

고자 합니다.

다나카 : 이것은 매우 중요한 이야기입니다. 반대로 우리가 일하는 곳과 같은 시설에서 보면 입원하고 다음날 방문하면 억제대를 하고 있는 경우가 아직도 있습니다. "왜 억제대를 하는 것인가요?"라고 간호부장에게 물어보면 "움직여서요" 라고 답합니다. 아니, 움직이는 건 당연하잖아요(웃음). "움직이면 안되요" "왜죠?" "몸을 옆으로 돌리면 침대 밖으로 다리가 빠져나와서 다치니까요" "아, 그렇군요. 그러면 왜 손을 묶은 것인가요?" "응급호출벨을 입에 넣기 때문이에요" "기저귀에 넣어서 더럽기 때문이에요" "… 할 일이 아무것도 없기 때문인 것 아닐까요? 풀어도 될까요?" "병원은 안정을 취하는 곳이에요"와 같은 대화였습니다. 더욱이 설사약도 일률적으로 〈3일간 배변을 하지 않으면 투여〉라고 합니다.

단, 그 병원의 간호사들도 이걸로 괜찮다고는 생각하지 못하는 것입니다. 낡은 교육에서 배워온 것처럼 '요양 = 안정'이라고 믿고 있을 뿐입니다. 더욱이 치매 증상이 보이면 더 억제를 하는 방향으로 향하고 맙니다. 저는 지네스트 선생님과 혼다 선생님이 일본의 구속(억제) 현황을 말씀하시면서 휴머니튜드를 배웠을 때에 "움직이게 하지 않는 억제는 당치도 않다"고 이해하고 낡은 교육을 뛰어 넘었습니다.

병원, 요양 시설을 불문하고 억제나 구속이 행해지는 상황은 아직도 심각합니다. 그러므로 서로가 배우고 연대하는 노력이 시급합니다.

기초 교육에 대한 기대

오가와 : 휴머니튜드를 배우면서 "이렇게 하면 된다"는 것을 알게 되었습니다. 우리 병원도 간호부장이 지역 간호사와 지역 포괄 지원 센터 직원, 케어 매니저, 행정부 직원을 모아서 1년에 2~3회 연구회를 개최하고 있습니다. 아는 사람이 늘

어나는 것은 매우 중요합니다. 의료계의 기초 교육에 휴머니튜드를 도입하면 매우 큰 변화가 일어날 것이라고 생각합니다.

혼다 : 그렇죠. 일본에서는 사실 간호학부보다도 의학부 교육에 먼저 도입되었고, 아사히가와 의료대학, 오카야마 대학은 의학부 교육 중에서 휴머니튜드를 배울 시간을 개설했습니다.

또한 도야마 현 대학 간호학부가 2019년 4월에 개교합니다. 그곳에서는 매년 1주간×4년간 전 학생이 참가하는 휴머니튜드 집중 코스가 개최됩니다.

오가와 : 우리 병원 또한 올해(2018년도)부터 무사시노 적십자병원의 내과전문의(경력 4년차)가 반년에 한 번 한 명씩 지역 의료를 배우러 옵니다. 그들에게는 반드시 이틀간 원내에서 실시하는 휴머니튜드 입문 코스를 수강하도록 합니다. 모두들 깜짝 놀랍니다(웃음). 그리고 우리 병원의 취업 방식을 이제까지와는 다르게 바꾸었습니다. 신임의사는 이제까지 처음 몇 시간 법인의 방침에 대한 교육만 듣고 바로 진료에 들어갔었지만, 의사를 포함한 전 직종이 4일간 실시하는 신입연수를 받도록 하고, 그 중 이틀 동안은 휴머니튜드에 대한 설명을 듣습니다.

혼다 : 많은 시간을 투자하고 계시군요. 연수에서 "대답을 안하는 환자에게 대답을 들을 수 있는 의사소통"을 익히는 것 만으로도 그 후의 진료행위가 크게 변화될 것이라고 생각합니다.

다나카 : 우리 시설은 현재 4개의 간호대학에서 3학년 학생의 임상실습시설로 등록되어 있습니다. 노인간호학을 지도하는 선생님들은 생활과 존엄을 매우 중요하게 여기고 있어서 돌봄을 필요로 하는 상태의 단계에 따라 "풍족한 〈삶〉이란 무엇인가"를 배우고 있습니다. 취업을 희망하는 학생도 많아 내년에 새로 졸업하는 학생 4명의 취업이 결정되었고, 휴머니튜드 관련 시설이라는 점에서 경력직으로 취업한 간호사 · 간병인도 많습니다. 매우 기쁜 일이지만 책임도 느끼고 있어요.

가와사키 : 우리도 작년부터 앞서 말씀드린 지도 담당자 두 분이 간호대학으로 가서 수업을 하게 되었습니다. 휴머니튜드를 알게 된 학생이 졸업하여 우리 병원에 취업하는 것이 매우 기뻐요. 통합 실습 등에서도 휴머니튜드를 활용하는 장면을 볼 기회를 프로그램에 포함하고 있습니다.

우리 병원은 전국에서 우수한 간호사들이 모이기 때문에 지네스트 선생님의 철학이나 사고 방식에 대해서는 벽을 느끼는 일 없이 들어주지 않을까 생각합니다. 단, 좀처럼 기술적으로 쫓아가지 못하는 부분을 딜레마처럼 느끼고 있을지도 모릅니다.

오늘 여러분의 이야기를 듣고 변화가 있었던 점이나 성공한 점을 보다 가시화하여 확인하는 장면, 간호의 관계 맺음에 의해 무엇이 변했는지를 직접 체감할 수 있는 환경을 조성해야만 한다고 새삼 생각했습니다. 어떠한 집단에서도 관심이 없는 사람은 반드시 있을 것이라고 생각합니다. 하지만 전체적인 움직임이 발생하여 그 움직임이 여러분의 시설처럼 자연스럽게 녹아들어가도록 변화하면서 포기하지 않고 열심히 하고자 합니다.

혼다 : 가와사키씨가 계신 곳은 간호 연구도 활발히 진행되고 있으니 부디 성공 체험도 가시화해서 전국에 홍보되었으면 좋겠어요.

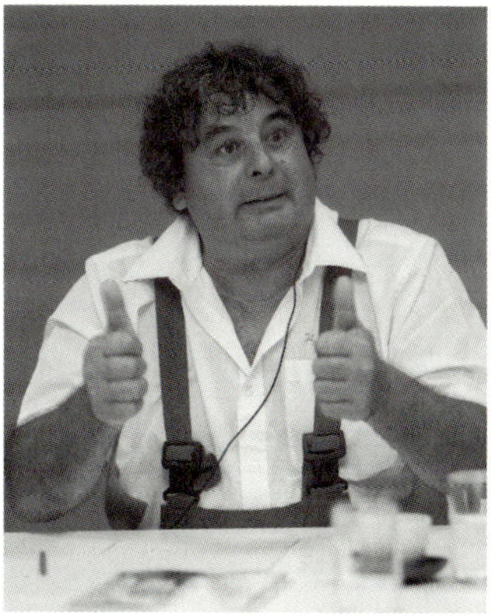

[감독관(Supervisor)] 이브 지네스트

예술의 영역에 달하는 케어

이브 : 브라보-! 훌륭하다고 말씀드리고 싶습니다. 일전에 휴머니튜드 인증 시설을 살펴보기 위해서 혼다 선생님 일행과 함께 프랑스에 갔었습니다. 프랑스에서는 일본 병원 평가 기구처럼

휴머니튜드에 의거해 훌륭한 케어를 실시하고 있는 시설을 평가하는 제도를 실시하고 있습니다.

노인 요양 시설이 휴머니튜드 인증을 가장 많이 취득하고 있지만 이러한 시설은 케어보다는 기술이 예술의 경지에 도달해 있습니다. 하루 동안 실시하는 업무량은 일본과 크게 다르지 않고 인원 배치는 일본보다도 적지만, 모두가 침착하게 행동하며 허둥대는 모습은 전혀 보이지 않고 하루에 한 번은 샤워도 하면서 놀라울 정도로 평온한 시간을 보내고 있죠. 케어는 분 단위로 계획이 잡혀있으며 상황에 맞추어서 자유롭게 적용할 수 있도록 케어 제공자에게 일임하고 있습니다. 간호사와 간병인 모두가 입소한 환자들에 대해 잘 알고 있습니다. 예를 들어서 "그녀는 머리카락을 귀 뒤로 넘긴다", "오른쪽은 귀 뒤로 넘기고, 왼쪽은 넘기지 않는다"와 같이 사소한 부분까지 말이죠.

혼다 : 프랑스에 함께 갔던 일본 지도 담당자가 "일본의 개별 케어 플랜은 이름을 가리면 누구 것인지 알 수 없다. 하지만 프랑스는 "머리카락은 이렇다"라는 것만으로 누구의 케어 플랜인지 금방 알 수 있다"고 말했습니다. 게다가 설명을 해주었던 젊은 간병인이 인상적이었습니다. "자, 제 업무를 지금부터 설명하겠습니다. 가장 중요한 것은 그 환자의 자율성을 존중하는 것입니다."라고 말했죠. 기술이나 방법에 대해 설명을 시작할 법도 한데 〈자율성의 존중〉에 대해서부터 설명을 시작했습니다. 그 내용은 시설 이사장이나 간호부장이 우리들에게 각각 설명해주었던 내용과 같았습니다. 일을 하는 사람 모두가 같은 이념을 기반으로 일을 하고 있는 것이죠.

"모든 사람은 입소해서 죽을 때까지 자율성이 있습니다. 대부분의 경우 점차적으로 자율성을 잃어가면서 마지막에 죽음에 이르지만, 우리는 다릅니다. 사람은 스스로의 자율성을 죽는 그 날까지 지킬 수 있고, 우리는 이를 실현하기 위한 보조

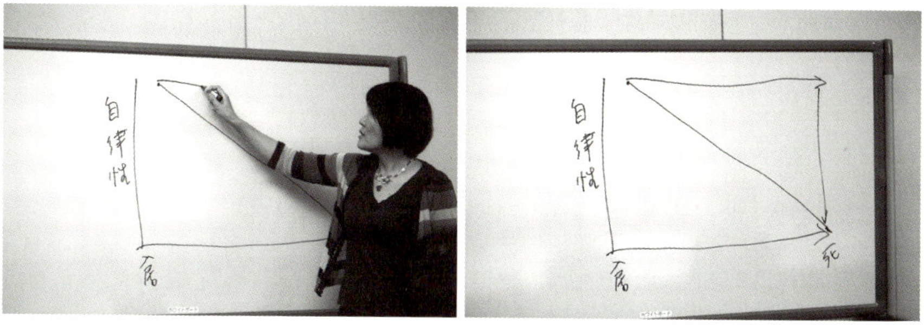

[그림4] 모든 사람은 마지막까지 자율성을 지킬 수 있다.

자이다."라고 모든 직원이 생각하면서 움직이고 있는 것입니다.

"속옷은 어느 것으로 하시겠어요?"부터

혼다 : 실제로 업무를 시작하고 "구두의 매직 테이프는(3개 중) 어느 것부터 잠그시겠어요?", "오늘 속옷은 어느 것으로 하시겠어요?"와 같은 것까지도 환자 본인에게 물어봐서 직접 고르게 합니다. 케어 중에는 계속 대화를 하는데, 대체로 이용자가 말을 하고 간병인은 중간에 맞장구를 치는 정도입니다.

이브 : 말하는 것을 좋아하는 거죠. 15분 정도를 계속 말하고 있었어요. 치매 환자분도 계속 말하고 있었죠.

혼다 : 맞아요. 그 외에도 함께 갔던 지도 담당자가 크게 놀랐던 부분이 있었어요. 예를 들어 "일어설까요?"라고 말하고 욕실로 데려가서 속옷을 고르게 한 후 옷을 갈아 입히고 돌아오면 침대 높이가 이미 앉기 딱 좋은 높이로 맞춰져 있다. 다음에 해야할 행동을 생각해서 준비를 확실하게 하면서 케어를 실시하고 있다…고 말했어요.

무나카타 : 물 흐르는 듯 한 … 끊기지 않는 케어군요.

이브 : 그러면서 동시에 그 누구도 서두르지 않죠. 이용자 중에는 다리가 없는

사람이나 손이 없는 사람도 계신데, 그분들을 모두 일어서게 해 주고요. 물론 경관 영양도 실시하지 않고 억제도 하지 않습니다. 이게 가능한 거예요. 죽을 때까지 일어서서 몸을 움직이자는 메시지를 입소자 분들이 전달받고 있는 것이라고 생각했습니다. 저보다도 그들이 더 훌륭하게 케어를 한다고 생각했습니다. 역시 매일 직접 실천하고 있으니 말이죠. 앞으로 프랑스인들도 연수를 위해 일본을 방문해서 어떠한 방식으로 실시하고 있는지를 견학하는 교류를 할 수 있었으면 좋겠어요.

2018년 9월 16일 의학서원 수록
통역: 다카노 세이코

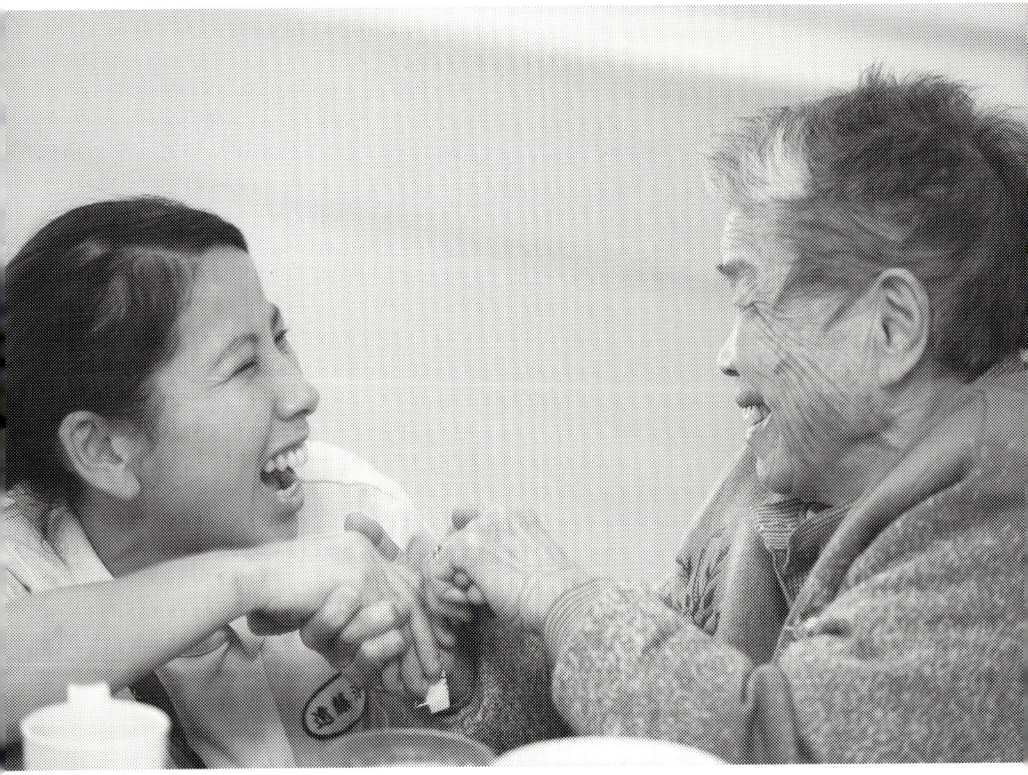

[좌담회]

〈동료의 변혁을 지지하는 비법〉

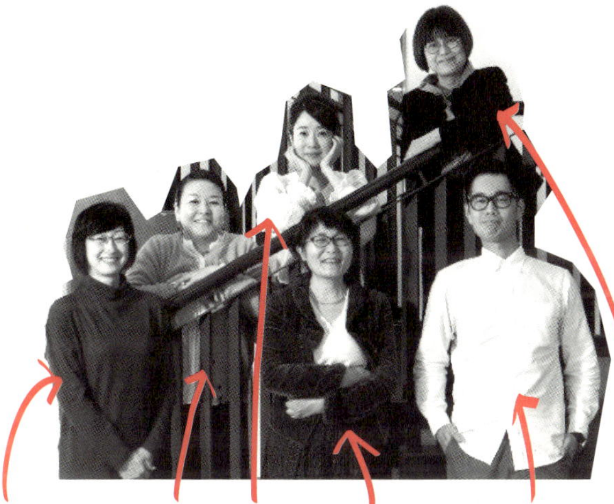

오오시마 스미코[13], 스기모토 치나미[14], 안도 나쓰코[15], 혼다 미와코[16], 야스타케 스미오[17], 모리야마 유카[18]
(사회)

휴머니튜드를 실천하며 가르치는 사람들인 〈지도 담당자〉[19]와 양성연수에서 얻은 충격과 케어 전문직으로서 자신이나 동료의 〈변혁〉에 대해 이야기를 나눠 보았다.

13 호쿠세이가쿠엔 대학 문학부 심리 · 응용 커뮤니케이션학과 교수

14 사회의료법인 눈의 성모회 성 마리아 병원/간호사 · ICU간호부장

15 의료 사단법인 히가시야마카이 조후 히사기야마 병원/간호사 · 휴머니튜드 추진실

16 국립병원기구 도쿄 의료센터 통합내과 의장/ 지네스트 · 마레스코티 연구소 일본지부 대표

17 사회의료법인 하라도이 병원/작업치료사

18 사회복지법인 미사사카이 노인 통합복지시설 히우나 장원/물리치료사 · 돌봄지원 전문가

19 치매 · 노인 케어 최전선에서 휴머니튜드 체계를 널리 알릴 자격을 취득한 사람들

지도 담당자가 되기로 결심한 사건

젊은 사키 씨의 한 마디

안도 : 5년 전 병동에서 근무하고 있을 때, 병원에 들어온 지 2년 된 사키라는 후배와 간호 연구를 하게 되었습니다. 그러자 테마를 정할 때에 그녀가 "치매 환자를 대하는 간호사의 태도가 신경 쓰인다"고 말했습니다. "환자를 대할 때 그런 식으로 말하면 안되는 것 아닌가"라고 생각한 적이 많다고 말이죠. 아직 풋풋하기에 그런 부분이 눈에 보인 거겠죠. 저는 충격을 받았습니다.

우리 병원 소속 오가와 이사장님과 간호부장님께 추천을 받아서 지네스트 선생님이 주최하신 연수에 참가한 사키씨가 감동을 받아서 왔습니다. "배운 내용을 병동에 전달하는 것으로 직원들의 의식이 바뀔 것인가를 간호 연구로 하고싶다". 거기서 저도 연수에 참가하기로 했지만, 사실 반신반의해서 "진짜 그럴까"라며 색안경을 끼고 보았습니다. 그런데 그곳에서 배운 내용을 저의 서투른 기술로 실제로 해보니 환자의 반응이 확 바뀌어서 또 큰 충격을 받았습니다. 간호사가 되고 몇 년이 지났지만 환자의 죽음에 익숙해져 슬퍼하지 않게 되었는데, 환자가 "괜찮다"는 딱 한 마디 하는 것 만으로 이렇게 기쁠 줄이야. 휴머니튜드는 상대뿐 아니라 일을 하는 우리를 구하는 것이기도 한다고 생각했을 때, 제대로 배워보자고 생각했습니다.

회복 경과에 〈차이〉가 나타나는 원인은 무엇일까?

안도 : 스기모토 씨는 메일을 직접 받으신 일이 계기가 되어서 지도 담당자 양성 연수가 시작된다는 것을 알고 10주간 트레이닝을 받으러 와 주셨죠.

스기모토 : 줄곧 구급 현장에서 일하다가 뇌졸중의 영역에 발을 들였을 때 즈음이었어요. 늘 그런것은 아니겠지만 뇌졸중의 경우 같은 혈관에 똑같은 경색, 같은

양의 출혈이라면 같은 치료를 하기로 결정합니다. 그런데도 〈회복〉 경과에 차이가 나는 이유는 무엇인가? 여기엔 환자 본인의 개성-간호에서 말하는 자기개념-을 지지하는 힘, 즉 〈케어〉가 매우 큰 영향을 주고 있기 때문이라고 깨달은 계기가 있었습니다.

어느 날 집중 치료실에서 환자가 금방이라도 돌아가실 것 같을 때에 뇌신경 센터장이 저와 수련의에게 "두 사람이 환자 옆을 지켜주어라"라는 말을 들었습니다. 개인실에서 가족이 환자의 손을 잡아주거나 마지막 순간을 보내고 계시는 가운데 있으려니 우리는 그 자리에 있기가 불편해서 수련의와 함께 "잠시 나가 있자"며 방을 나온 것이었습니다. 그 후 바로 모니터가 멈추었고 마지막은 그 자리에 있지 못했습니다. 이 일로 인해 센터장님에게 매우 혼났습니다. 제가 "기다리고 있는 것 같아서 싫었어요. 가족끼리 시간을 보내는 것이 뭐가 나쁜 건가요?"라고 말하자 "너는 구급 상황 밖에 모르니까 그러는 거야!"라고 말이죠. 그 땐 그 의미를 알지 못했습니다.

안도 나쓰코

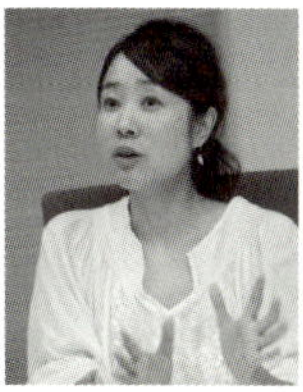

1년 반 전에 우리 병원에 휴머니튜드 추진실이 신설되어 지금은 "휴머니튜드를 조직 내에 알리는 것"이 업무입니다. 간호사 경력 15년입니다. 저는 몇 년 전까지 치매가 가장 자신 없는 분야였습니다. 간호 연구를 함께 하게 된 사키 씨라는 후배가 연수를 받은 것을 계기로 휴머니튜드를 알게 되어 그 때부터 여러 기회를 통해 연수에 참여해 지도 담당자가 되었습니다.

스기모토 치나미

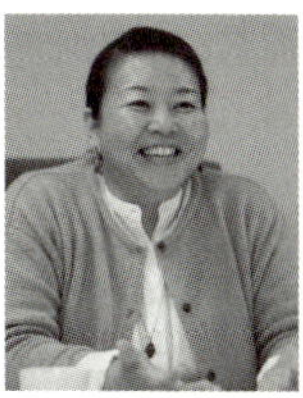

간호부장으로서 2부서 관할 집중치료실을 담당하고 있습니다. 또한 뇌졸중 재활 간호 인정 간호사 역할도 담당하고 있습니다. 중상자 발생 시 구급차에 동승하는 것이 꿈으로, 간호대학을 졸업하고 나서 줄곧 응급구조센터에서 일해왔습니다. 하지만 뇌신경 센터장과의 만남으로 인해 2년 전에 휴머니튜드 지도 담당자 자격을 취득했습니다. 휴머니튜드 철학에 비추어 보았을 때 가장 위화감을 느낀 것이 억제입니다. 〈억제를 하지 않는〉 〈서다〉 실천을 급성기 의료 현장에 도입하고 있습니다.

혼다 : 그런 일이 있었군요.

스기모토 : 얼마 후 그 센터장님이 방문간호를 지휘하게 되어 저는 불려가서 방문간호 부서로 이동하게 되었습니다. 거기서 처음으로 센터장님이 하셨던 말이 무슨 뜻인지 알 수 있었습니다. 그 때 마음이 불편했던 이유는 그 환자와 가족 사이에서 제가 확실한 신뢰관계를 형성하지 못했기 때문이었습니다. "집중치료실에서 돌아가신다는 것은 인생에서 가장 큰 불행이라고 생각해라. 하지만 그럴 수 밖에 없는 분들이 계신다. 그 때에 너희는 무엇을 해야하냐?"는 질문을 받았습니다. 하지만 자택에서 돌아가시는 분들도 결코 행복한 분만 계시지는 않았습니다. 저는 이것은 급성기 의료가 해결해야 할 과제가 아닌가 생각하여 다시 급성기 병동으로 돌아간 것입니다.

환자들을 보고 있으면 특정 간호사가 가면 반응이 좋아 평온한 시간을 보낼 수 있는데 담당이 다른 간호사로 바뀌자마자 "난 아무것도 안해!"와 같은 행동을 합니다. 도대체 무슨 차이가 있는 것일까 생각하고 계속해서 관찰했지만 좀처럼 답을 찾을 수 없었습니다. "궁합이 좋은 건가…"라며 마무리했습니다. 단지 스트레스로 가득한 시간을 보내는 환자의 예후는 결코 좋은 결과를 보이지는 않았습니다.

고민하면서도 반쯤 포기하고 있을 때, 다시 한 번 그 센터장님이 "휴머니튜드를 알고 있냐"고 물어왔습니다. 센터장님이 주신 책을 읽고 어쩌면 이것은 〈기술〉의 차이가 아니었을까 생각했습니다. 그래서 센터장님과 함께 휴머니튜드 입문 코스를 수강했습니다.

그리고 꼭 직원들에게 알려서 병원 전체에 알리려고 했지만 생각지도 못하게 "직원에게 가르치기 위해서는 지도 담당자 자격이 있어야만 해요"라는 한 문장이 실려 있어서 혼다 선생님에게 양성 연수를 받고 싶다는 취지의 메일을 보냈습니다.

혼다 : 스기모토 씨가 보내주신 메일에는 열정이 담겨 있었고, 이렇게 열정적인 분이라면 부디 지도 담당자가 되어 주셨으면 좋겠다고 생각하여 참가해 주시기를 부탁했습니다. 그런 현장에서 겪은 경험이 계기가 되었던 거군요.

양성 연수의 충격

가치관의 전환을 독촉 당하는 10주

혼다 : 지도 담당자가 되기 위한 트레이닝을 받았을 때, 여러분은 어떠셨나요?

모리야마 : 대학교를 졸업하고 30년이 지난 시점에서 제 자신의 전문성에 대해 다시 한 번 생각하게 되었습니다. 본래 재활이란 "인간다운 생활을 되찾는 인간성의 회복"입니다. 하지만 현재의 간호 현장에서는 어떠한 장애가 있는 환자에게 "더 이상 서다는 어렵다"고 설명하는 경우가 대부분입니다. 〈서다〉의 해부학적 · 생리학적 효과에 대해서는 이해하고 있었지만 "휠체어로 자유롭게 이동할 수 있으니 문제없다"며 자기만족에 도취해 있었습니다. 휴머니튜드에서는 죽기 직전까지 〈서다〉를 존중 받아야하고, 이러한 철학을 배웠을 때 "일어서게 하지 않는다", "걷게 하지 않는다"는 현재 상황에 대해 스스로가 "전문직으로서 할 일을 하지 못했다"는 사실을 깨달았습니다. 정면에서 마주보아서 지금부터 실시할 일에 대해 불안과 갈등을 느껴서 힘든 부분도 있습니다. 하지만 시설에 돌아가자 직원이 "무엇을 공부하고 왔냐"고 물어왔습니다. 그 반짝이는 눈을 보면서 "나는 도망갈 수 없다"고 생각하고 분발했습니다.

혼다 : 작업치료사이신 야스타케 씨는 어떤가요?

야스타케 : 10주간 전혀 알지 못했던 세계에 있는 듯 했습니다. 가장 기억에 남았

던 것이 "휴머니튜드는 철학" 이라는 것이었습니다. 이 철학 앞에서는 물리치료사, 작업치료사, 의사, 간호사, 간병인, 영양사, 치위생사, 상담원 등 모두가 〈케어를 하는 사람〉인 거죠. 지금 전문직의 전문성을 더욱 갈고 닦아야 하여 ○○전문 간호사, ○○인정 물리치료사와 같은 자격증이 있습니다. 이것도 중요하지만, 이것만으로는 무언가를 빠뜨린 것이 아닌가 하는 생각이 들었을 때에 "케어 하는 사람으로서 당신은 어떤 목표를 갖고 있나요?"라는 질문을 받았습니다. 저는 충격을 받았습니다.

혼다 : 스기모토 씨는 어땠나요?

스기모토 : 저는 입문 코스도 밟지 않아서 책으로만 읽고 연수를 수강했기 때문에 10주간 실시된 지도 담당자 양성 연수는 가치관의 전환을 독촉 받았다고 해야 할지… "지금까지 해왔던 것은 뭐였지?" 생각하면서 솔직히 혼란스러웠습니다. 배우면 배울수록 내가 잘 되라는 목적으로 해왔던 케어는 정말로 상대에게 와 닿았을까 생각했죠.

모리야마 유카

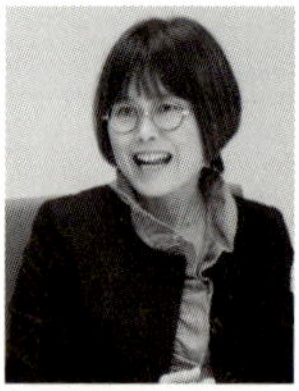

뇌·외과 병원에 취직하고 1년이 지났을 때에 퇴원 후 환자가 어떻게 되었는가를 알고 싶어서 자택이나 시설에 가보니 걸어서 퇴원했어도 침상생활을 하게 되는 현실을 직면했습니다. 그때부터 인연이 닿아서 현재 근무처로 26년 전에 이직했습니다. 신체 구속을 없애는 것부터 시작해서 수많은 치매 케어 방법을 공부해왔습니다. 그래도 좀처럼 생각대로 되지 않아 고민하고 있을 때에 TV 방송에서 휴머니튜드를 보게 되었습니다. 바로 시설 도입 준비 코스 연수를 수강하고 "이건 진짜다!"라고 생각했습니다. "휴머니튜드에 의한 변화를 환자의 인생에까지"-우리가 중요하게 생각하는 〈삶의 질을 높이기〉 위한 하나의 수단으로써 즐겁게 착수하고 있습니다.

야스타케 스미오

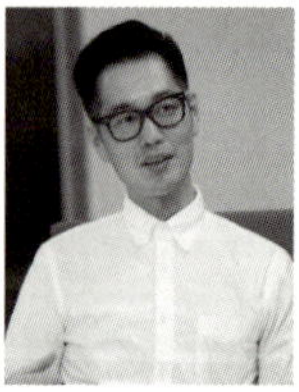

회복기, 장기 요양, 지역 포괄 케어 병동… 어느 병동을 가도 치매 환자가 많은 것이 현재 상황이기 때문에 재활 부서 내에서 〈치매 전문 부서〉를 만들고 레크리에이션과 같은 타인과의 교류를 통해 〈개인〉에게 적용하는 재활활동을 도입했습니다. 이로 인해 치매에 대해 공부할 기회가 늘어나 3년 전 우리 병원 치과 부장인 이와사 야스유키 선생님의 소개로 당시에도 주목을 받고 있던 휴머니튜드의 지도 담당자 양성 연수에 참가했습니다. 현재 구강 케어에 대한 임상 연구에도 착수하고 있어, 트레이닝을 받은 사람의 변화를 조사하고 있습니다.

단지 철학이 중요하다고 이해해서 가치관을 전환하려고 해도 아주 기본적인 것에서부터 발버둥치는 제게 있어서 "내가 이해하지 못한 것을 어떻게 전달하지?"라며 자문자답을 하는 나날이었습니다.

하지만 임상으로 돌아가서 새롭게 동료들의 모습을 보고 나서야 이해가 되었습니다. 직원들도 "잘 되었으면 좋겠다고 생각해서 최선을 다하고 있다!"며 즉, 조금 전의 제 모습과 같았습니다. 그야말로 〈케어를 하는 사람들〉이 되기 위해서는 기술위주로 도입해서는 안된다고 느끼고 현장에서는 교육 방법부터 다시 짰습니다.

전문가의 〈권력〉을 포기하는 기술

혼다 : 지도 담당자 양성 연수 중에서 가장 인상 깊었던 것은 무엇인가요?

스기모토 : 실습에서 야스타케 씨와 함께 뇌졸중 환자의 케어에 들어갔습니다. 저와 야스타케 씨 모두 자신 있는 분야입니다. "환자 분이 걸을 수 있도록 해봅시다. 자, 스미오 씨!" "좋아, 맡겨 주세요!"라며 의기양양하게 병실에 들어갔습니다.

야스타케 : 그랬었죠.

스기모토 : 그런데 환자분 상태가 너무 안 좋으셔서 도저히 일어설 수가 없었어요. 그야말로 "남은 시간을 가족과 보내야 한다"는 상태라고 생각해 우리는 "이번에는 안되겠네요"라고 생각했죠. 하지만 이 연수에서 지도자를 맡고 있던 하야시 사요시 씨(p182 실천사례)가 "친절을 전하러 갑시다"라고 말씀하셔서 "무슨 뜻이지? 어떻게 하는 거지?"라고 생각하면서 따라 가서 뭐가 뭔지 모르는 상태로 집으로 돌아왔습니다.

돌아오기 전에 "무엇을 하러 갔는지 모르겠다"고 물어보았습니다. 그랬더니 하야시 씨가 "스기모토 씨의 손이 전하려고 하지 않았기 때문 아닌가요? 전하려고 하지 않는 손에서는 아무것도 전해지지 않아요"라고 말씀하셨고…저는 정곡을

찔렸죠.

야스타케 : 참 명언이었죠.

스기모토 : 그 후로 계속 휴머니튜드를 실천해 온 지금이라면 알 수 있지만, 솔직히 그 때 동료가 없었다면 짐을 챙겨서 나왔을지도 모르겠어요.

혼다 : 케어 경험이 없는 상태에서 참가하셨던 의사소통 전문가이신 오오시마 씨가 보실 때엔 어떠셨나요?

오오시마 : 부모님을 간병해 본 경험조차 없고 저 자신도 입원을 한 적이 없었습니다. 즉 케어 경험이 전무한 상태였죠. 그런 제가 참 대단하다고 생각한 점은 "하나하나 다 통한다!"는 것이었습니다. 〈노크〉를 하면 반응을 보이고(p26), 다가가서 눈을 맞추고 말을 걸면 대답이 돌아오죠. 저에게 있어서 이것은 마치 어린 아이와 같은 감동의 연속이었습니다. 한편 함께 공부하는 사람들은 고생을 하고 있는 듯 했습니다.

야스타케 : 아, 그런 거군요!

오오시마 : 이제까지 해왔던 방식들이 무심코 나오는 등의 행동을 해서 크게 반성하셨다고 합니다. 저는 반성을 할 재료가 없었지만요.

야스타케 : 맞아요, 충격이었죠…

오오시마 스미코

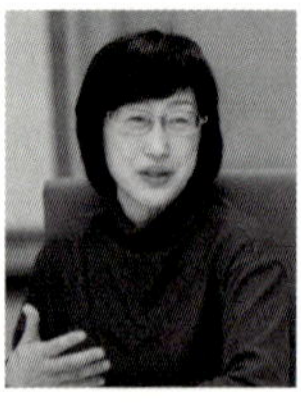

케어 전문직이 아니라 오랜 기간 동안 과학 분야의 기사를 쓰는 기자였습니다. 대학에 온 후부터는 과학 커뮤니케이션이나 암 잔존에 대해 연구를 하고 있습니다. 기자가 된 계기인 "과학은 어떻게 일반인들에게 알려지는가"라는 관점에서도 전문적 지식을 〈갖고 있는 사람〉과 〈갖고 있지 않는 사람〉의 관계성이 매우 중요하다고 생각해 왔습니다. 암 잔존 연구에서 알게 된 것은 환자가 의료인과의 관계에 고민을 갖고 있다는 점이었습니다. 그 안에는 분노를 느끼거나 포기를 하는 사람도 있었습니다. 옛날부터 알고 지낸 혼다 미와코 선생님을 만나서 이브 지네스트 선생님과 세명과 말씀을 나누었을 때 관심 분야가 매우 많이 겹친다는 사실에 흥분하고 감명을 받았습니다. 제가 대학의 국내 연수로 도쿄에 오게 되었을 때 프랑스에도 초대받아서 연수를 겸해서 지도 담당자 양성 연수에도 참가하게 되었습니다. 본래 기자이기 때문에 자세히 보고, 관찰해 보았죠. 그리고 여러분에게 가르침을 받아 지도 담당자가 되었습니다.

오오시마 : 이 기법에서 가장 재미있는 부분은 "지금 이 순간을 눈 앞에 있는 사람과 좋은 시간을 보내기 위해서 전력을 다한다"는 것이었습니다. 그렇기에 성공도 실패도 없을 테죠.

혼다 : 내가 하고 싶은 일을 만족스럽게 했느냐가 아니라, 상대에게 무언가를 전하고 상대의 반응을 얻는 데에 성공했는지가 중요하다는 건가요?

오오시마 : 네. 내가 하는 것 이상으로 상대가 주는 것이 많다고 느꼈습니다. 본래 제가 갖고 있던 문제의식으로 돌아가자면 전문가가 갖고 있는 권력이 얼마나 본인의 자각 없이 실행되고 있는지 였습니다. 연수를 받는 중에도 "힘을 써서는 안 된다"는 내용을 반복해서 배우죠. 이 〈권력을 어떻게 포기하느냐〉라는 것이 중요하며, 휴머니튜드는 이를 위한 기술이라는 것이 제가 발견한 것 중 가장 중요한 내용입니다.

철학을 이해하면 어려움이 생기기 시작한다

혼다 : 스기모토 씨가 연수 수강을 마치고 얼마 되지 않아서 "휴머니튜드에서 중요한 점은 기술의 문제가 아니다. 철학이 없으면 안된다는 것을 현장에서 통감하고 있다"고 말씀하신 적이 있었습니다. 직장에서 동료에게 휴머니튜드를 가르치면서 왜 그렇게 느끼셨나요?

스기모토 : 기술만 가르치면 점점 사용하지 않게 됩니다. 왜냐하면 〈어려움〉이 없기 때문이죠. 그러나 철학을 이해하면 조금씩 어려움이 생기기 시작합니다. 아무래도 철학을 기본으로 하는 것이 올바른 모습이기 때문에 "이걸로 괜찮은가?"라는 생각이 들기 시작합니다. 바꿔 말하자면 그렇게 생각하지 않으면 이 기술을 사용하지 않습니다. 이를 연수 받는 10주 동안은 깨닫지 못했습니다.

안도 : 지금 생각해보면 저도 언어를 배우기 전의 헬렌 켈러(미국의 여류 저술가

· 사회 사업가)와 같은 상태였습니다. 10주 동안 저는 기술적으로는 숙달했습니다. 하지만 배운 것을 직접 하는 것 만으로 〈철학〉을 이해하기까지 현장으로 돌아가서 1년 정도 시간이 더 걸렸습니다. 지도 담당자가 된 후에도 마음 속에서 "〈서다〉라는 것은 간호사의 일이 아니다"라고 생각하고 있었습니다.

그런 가운데 어느 순간 실천을 통해 상대의 반응을 느끼면서 "이런 의미구나! 그래서 철학이 중요하구나!"라고 깨달았습니다. "이게 WATER!"라는 생각이 머릿속에서 번뜩였죠(웃음). 이건 정말로 환자가 가르쳐 주는 것 같아요. 그렇게 해서 비로소 사람들 앞에서 철학을 말할 수 있게 되었습니다. 내 안에서 확실하게 이해가 가지 않는 것은 말할 수 없는 법이죠.

스기모토 : 정말 그 말대로에요.

안도 : 단, 가끔은 기술이 앞서도 좋다고 생각해요. 우리 병원에 "기술은 사용하지 않지만 철학은 이해하고 있다고 말하신 의사가 계십니다." 환자에게 신뢰를 받고 사랑받는 의사 선생님입니다. 평소 업무 수행 능력을 보면 환자를 소중히 대하고 싶다는 철학을 갖고 계신다는 것을 알 수 있습니다. 그렇기 때문에 세세한 기술은 필요하지 않아요. 반대로 철학은 아직 이해하지 못했지만 "어려움이 생겼을 때엔 눈맞춤이 중요하다"와 같은 기술이 더 와 닿는 사람도 있습니다. 사람에 따라서 와 닿는 내용이 무엇인지를 판단하면서 휴머니튜드를 알리고 싶어요.

휴머니튜드를 통해 억제를 줄이다

1년 동안 섬망이 1/5, 신체 억제는 반으로 줄다

혼다 : 지도 담당자 시험에 합격한 후 여러분이 직장에서 겪은 경험담을 들려주세요.

스기모토 : 지금 가장 힘쓰고 있는 부분은 "철학으로 현장을 다시 보기"로, 가장 위화감을 느끼는 것은 억제입니다. 급성기 병원의 집중치료실이기에 〈철학〉을 중요시하고 싶어요. 원내에서 억제 실시율을 줄이기 위해 간호부장님과 함께 시도하고 있습니다.

혼다 : 스기모토 씨는 직원들에게 휴머니튜드 트레이닝을 실시하기 전 1년간과 집중치료실(ICU) 스태프 전원이 스기모토씨가 트레이닝을 실시한 후 1년간을 비교했을 때 ICU에 입원한 환자 900명이 각각 〈섬망〉과 〈신체 억제〉에 어떠한 변화가 발생했는지를 검토하는 전후 비교연구를 실시하고 계셨죠. 그 결과 섬망이 1/5로 줄고 신체 억제 또한 반으로 줄었다는 것을 영국 섬망학회에서 발표하셨습니다.

스기모토 : 간호사 약 30명에게 휴머니튜드 트레이닝을 하고, 어려움이 생겼을 땐 제가 함께 케어를 하는 방식을 반복했습니다. 그 결과를 눈에 보이는 형태로 만들고 싶었습니다.

현장에서 문답을 하면서 틈틈이 강습을 하다

혼다 : 실제로 어떤 트레이닝을 실시하고 계신가요?

스기모토 : "이래야 한다", "자 휴머니튜드를 해 봅시다" 같은 말을 아무리 해도 듣는 사람들에게는 와 닿지 않습니다. 모두가 최선을 다하고 있고 환자를 생각하는 마음 또한 있습니다. 단, 갖고 있던 것이 어느새 비틀린 것 뿐이죠.

예를들어 집중치료실에서는 환자의 목숨을 좌우하는 〈관(tube)〉을 지키기 위해서 억제를 하죠. 환자는 이 관이 중요하다는 사실을 이해한다면 뽑지 않을 것입니다. 하지만 고통을 참을 수 없었기 때문에 이해하고 있어도 뽑으려고 하는 갈림길에 있습니다. 거기서 환자를 위해 생사가 걸린 관을 지키는 간호사에게 억제를 하는 이유를 묻습니다. "의식이 뚜렷하지 않아서 우리가 하는 말을 알아듣지 못하기

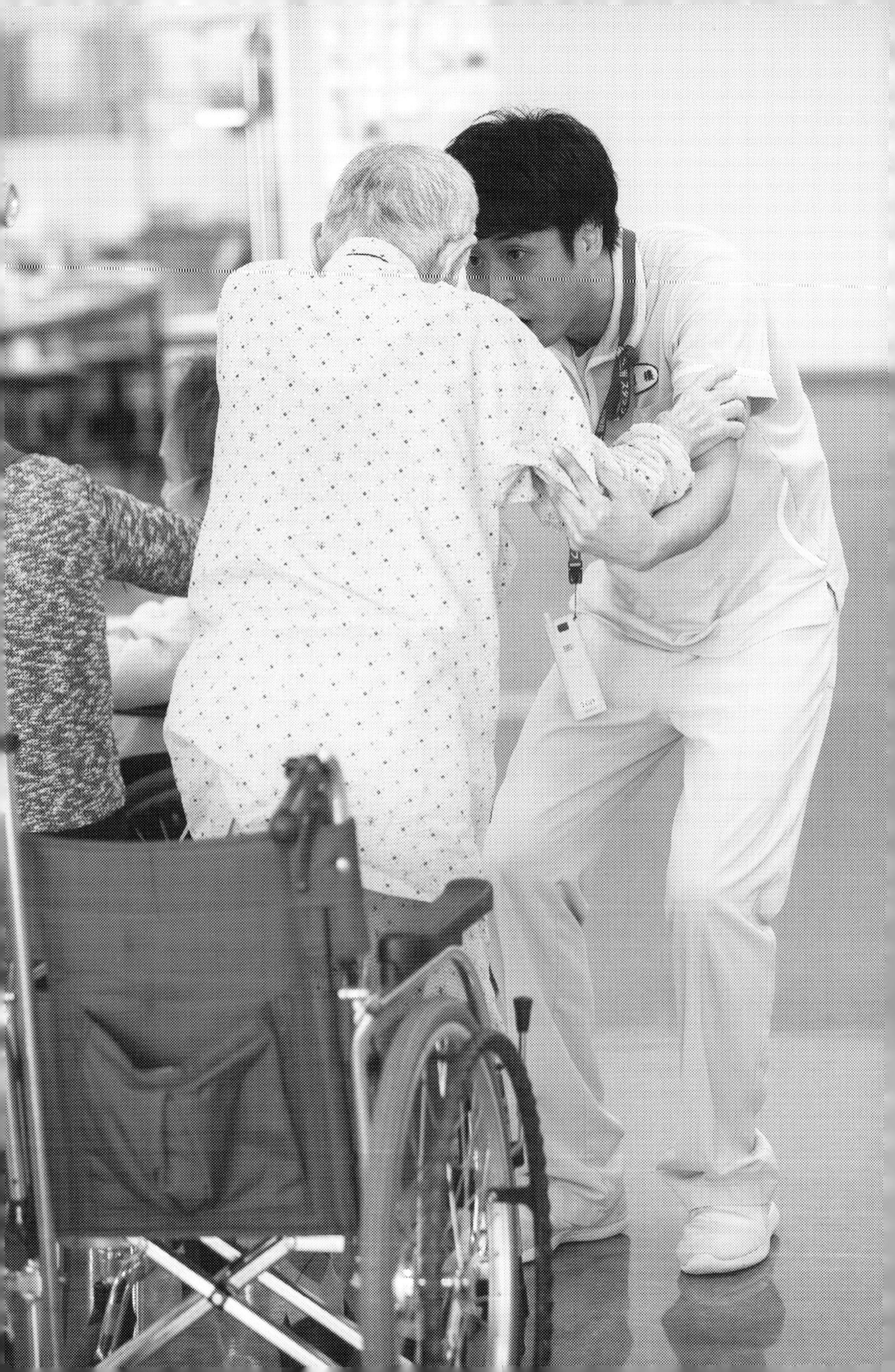

때문입니다"라는 대답을 들었을 때 비로소 휴머니튜드를 활용한 기술에 대해 이야기를 합니다. "눈을 똑바로 보고, 접촉하고, 대화를 하면서 노크를 하고, 〈5가지 스텝〉(p66)을 하면서 케어를 시도해 주세요. 어쩌면 반응이 없고 이해하지 못한다고 생각했던 환자가 대답을 할 지도 몰라요"라고 말이죠.

관을 뽑는다는 행동은 고통이나 불안이 있는 경우에 나타나기 때문에 이를 완화하는 수단으로 약을 선택할 수도 있습니다. 우리가 갖고있는 눈과 손은 좋은 효과를 낼 때도 있고 역효과를 낼 때도 있습니다. 하지만 여러 방법 중에서 우리의 모습을 조금 돌아보자고 말을 하자 "이건(억제나 약은) 안돼…"라는 생각이 그들의 안에서도 나타나기 시작했습니다.

혼다 : 스스로 깨닫게 하는 것부터 시작했군요.

스기모토 : 억제를 하지 않을 용기를 갖기 위해서는 각자가 생각해서 철학에 따라 돌아볼 힘이 필요합니다. 현장에서 이러한 문답을 하면서 휴머니튜드에 대한 지식을 알리는 강습을 틈틈이 실시해 왔습니다.

성공하는 경험을 늘리다

스기모토 : 그리고 "내가 할 테니 보고 있어라"라고 말하는 것이 아니라 어려움을 겪고 있을 때엔 같이 해보자고 권유합니다. "조금 더 가까이 다가가서 눈을 맞춰보아라"라고 옆에서 말을 해서 실제로 해보도록 유도하면서 한 명씩 성공하는 경험을 늘려갑니다.

혼다 : 언제 직원들의 머릿속에 뿌리를 내렸다는 생각을 하셨나요?

스기모토 : 다행히도 우리 병원에는 실습생이 오기 때문에, 직원들이 실습생에게 "왜 이렇게 하고 있냐"는 질문을 받습니다. 이때 제대로 설명할 수 있는가를 이 직원이 휴머니튜드를 적용시키고 있는가에 대한 지표로 하고 있습니다. 병동 전체에

서 볼 때, 지금은 먼저 억제도 하지 않고 휠체어를 이용하던 경우에도 보행을 하도록 합니다. 보행을 할 수 없는 사람도 반드시 정좌 자세를 하도록 합니다. 이는 〈서다〉가 갖고 있는 의미를 제대로 이해하고 있기 때문입니다.

야스타케 : 제가 지도 담당자가 된 지 얼마 되지 않았을 때 담당했던 환자 중 다시 보행을 할 수 있게 된 지 2년 가까이 되는 환자가 있었습니다. 지금도 보행을 하고 계신 것은 병동 직원, 환자의 부인, 재활 스태프가 관계성을 유지하면서 이를 매일 계속하고 있기 때문입니다. 만약 그 때 서다 · 걷기를 시도하지 않았다면 어쩌면 지금도 침상생활을 하면서 아무 말도 하지 않고 있었을지도 모릅니다.

혼다 : 〈서다〉를 시도할 수 있는 스텝은 소중하죠.

야스타케 : 휴머니튜드가 말하는 〈서다〉 기술은 관계성에 착안한다는 특징이 있습니다. 또한 환자에게 〈잘못된 감각〉을 부여하지 않도록 주의하면서 보조합니다. 일반적으로 보행을 보조할 때엔 무릎을 구부리지 않도록 환자의 몸을 지탱하지만, 경우에 따라서 인지기능이 저하한 사람에게 있어서는 몸을 일으킬 수 있다고 착각하게 만듭니다. 휴머니튜드를 활용해서 보행 보조를 하면 절충해서 다리를 움직입니다. 매우 자연스러운 반응으로, 환자 스스로가 이제까지 해온 순서를 떠올릴 수 있는 것 같습니다.

안도 : 병동 스텝들은 반드시 성공하는 경험을 해야 합니다. 저는 〈추진실〉에 소속되어 있으면서 병동에서 나온 다른 과제들에 직면하고 있습니다. 바로 우리가 어려움을 겪는 사례의 상담을 받고 대응을 하기 위해서 우리가 〈휴머니튜드를 실천하는 사람〉이 되었다는 점입니다. 새로운 문화를 도입할 때에는 〈이해하는 것〉과 〈실천하는 것〉 사이에 벽이 있습니다. 우리도 할 수 있는 것부터 반복하고 알려주면서 말이죠.

최종적인 답은 〈상대〉에게서

혼다 : 스태프에게 하는 질문에 요령이 있나요?

스기모토 : 명확한 대답이 될지는 모르겠지만, 〈새로운 사고 방식〉을 알고 현장을 보면 솔직히 "(화를 내며)왜 하지 않는 거지?"라고 생각하곤 합니다. "왜 그렇게 말을 거는 거야?"라며 말이죠. 마치 다른 가치관을 갖고 있는 사람을 〈알지 못하는 사람〉처럼 보기 십상입니다. 하지만 "그들도 환자를 위해 최선을 다하고 있다, 깨닫지 못했을 뿐이다."라고 되새깁니다. 다시 말하자면 주위 동료를 믿는 것일까요? 그렇기 때문에 계속 문답을 할 수 있는 것이라고 생각합니다. "억제도 환자를 지키기 위한 것이다", "하지만 잘 생각해보면 어떨까?" …라고 말이죠. 최종적인 답은 상대에게서 받는 것이 중요하죠.

모리야마 : 답은 상대가 갖고 있다고 믿는 거죠.

스기모토 : 맞아요. 우리가 "중요하게 생각할 부분이 틀렸다"고 말하면 문답으로 발전하지 않습니다. 만약 답이 나오지 않는다면 "조금 더 생각해보자"고 말합니다. 억제도 "왜 시작했지?"라고 물으면 조금 전 들었던 예시처럼 시작한 이유는 말할 수 있습니다. "그럼 환자가 어떤 신호를 보내면 억제를 하지 않을 거야?"라고 물으면 "아…(그렇구나)"라고 생각하게 됩니다. "당신 안에는 억제를 푸는 기준이 없다"는 사실을 깨달으면 "어떻게 하면 억제를 풀 수 있을까?" "억제를 풀기 위한 일상적인 케어는 어떻게 하면 될까?"와 같은 것을 되짚어가면서 문답하는 방식이에요.

모리야마 : 저도 예전에 "왜일까, 이유가 뭘까?"라고 질문했습니다. 하지만 그렇게 하면 상대는 자신을 탓하는 것 같은 느낌이 든다는 사실을 깨닫고 그만뒀어요(웃음). "무엇 때문에 그렇게 되었지?", "어떤 상황에서 그렇게 생각했지?"와 같이 사실과 감정을 이끌어내는 질문 방식을 하게 되었습니다. 깨달은 시점에서 배우고

시도하는 자세를 취하지 않으면 팀 전체에서 시도하기는 어렵습니다. "습관에 얽매이지 않는다"는 것이 원칙이죠.

야스타케 : 저는 아직 "왜일까?"라고 말하곤 해요.

억제를 하지 않기 위한 휴머니튜드

혼다 : 억제를 하지 않기 위해서는 용기가 필요하죠.

스기모토 : 사실 〈억제를 풀기 위한 매뉴얼〉은 많이 있지만 도움이 되지 않는 것이 실상입니다. 어느 학회를 가도 억제를 푸는 기준을 실천으로 연결시켜서 말합니다. 하지만 이는 억제가 있는 것을 전제로 하는 〈억제를 푸는 기준〉이며, 적어도 제 경험상 이를 기준으로 억제를 푸는 경우를 본 적이 없습니다. 반대로 억제를 하는 기준은 명확하며 제가 "이 억제가 굳이 필요한가?"라고 질문한 상대의 사고 과정을 보면 "튜브를 만지기 때문"이라는 대답이 돌아옵니다.

안도 : "필요한가…?"라는 질문 참 좋네요.

스기모토 : "어떨까?", "필요할까?", "매일 보고 있지?", "생각해 봐"와 같은 말을 종종 중얼거리죠.

모리야마 : 그렇게 하면 누군가가 "좋아, 풀어보자"라는 말을 해줍니다. 그래도 역시 "책임은 질게!"라고 말하는 사람이 필요하지만 말이에요.

스기모토 : 그렇죠. 제가 관리직이기 때문에 말할 수 있는 것일지도 몰라요. 하지만 용기를 내서 다 함께 억제를 풀면 사실 필요 없었던 경우가 많습니다. "조금 더 빨리 풀어주어도 괜찮지 않았을까…?"라고 스태프들이 말을 해 주어서 "이것을 실패 사례로 정리해 보고 싶다"는 사람이 있었습니다.

혼다 : 그런 싹이 보이기 위한 환경을 조성하고 직장 문화를 바꾸어 나가는 것이 중요하죠.

스기모토 : 그 때는 정말 기뻤어요. "우리가 케어를 바꾸어 볼 테니 하루만 더 주세요"라고 의사에게 부탁하는 모습을 보고 눈물이 나올 것 같았죠.

모리야마 : 억제를 하느냐 하지 않느냐가 아니라 〈억제를 하지 않기 위한 휴머니튜드〉로써 생각할 수 있습니다. 2018년 4월에 있었던 요양 매뉴얼 개정에서 새롭게 요양 시설에서 발생하는 신체 억제는 폐지하는 방향으로 고쳐졌습니다. "서비스를 제공하는 데에 있어서 해당 입소자(이용자) 또는 다른 입소자(이용자) 등의 생명 혹은 신체를 보호하기 위해 긴급한 상황으로 인해 반드시 필요한 경우를 제외하고 신체적 구속을 비롯한 입소자(이용자)의 행동을 억제하는 행동을 해서는 안 된다"고 금지 규정이 제정되었습니다. 긴급한 상황으로 인해 반드시 필요하여 신체 구속을 하는 경우 〈절박성〉, 〈비대체성(非代替性)〉, 〈일시성〉의 3가지 요건을 충족한 상태에서 모니터링을 하지 않으면 신체구속을 인정하지 않습니다. 구속을 전제로 하는 것이 아니라 비대체성, 즉 심신을 구속하지 않기 위한 대체 방법을 반드시 시도해야만 합니다. 그 방법 중 하나가 〈휴머니튜드〉에 있다고 생각합니다.

신체 구속이 줄면 눈에 보이지 않는 구속이 늘어나게 되는 함정

혼다 : 모리야마 씨가 계신 시설에서는 어떤가요?

모리야마 : 우리 시설은 그야말로 생활을 하는 장소이지만, 〈마의 3가지 억제(lock)〉이라고 불리는 것이 있습니다. 스피치 록(Speech Lock), 드러그 록(Drug Lock), 피지컬 록(Physical Lock)입니다. 피지컬 록인 신체구속이 사라지면 스피치 록과 드러그 록, 즉 눈에 보이지 않는 구속이 늘어나는 경향이 있습니다.

혼다 : 스피치 록은 "~을 하지 말아주세요"라는 말로 제한을 거는 것, 그리고 드러그 록은 약물을 통한 억제를 말씀하시는 거군요.

모리야마 : 스피치 록의 문제를 해결하기 위해서는 휴머니튜드 도입이 가장 효

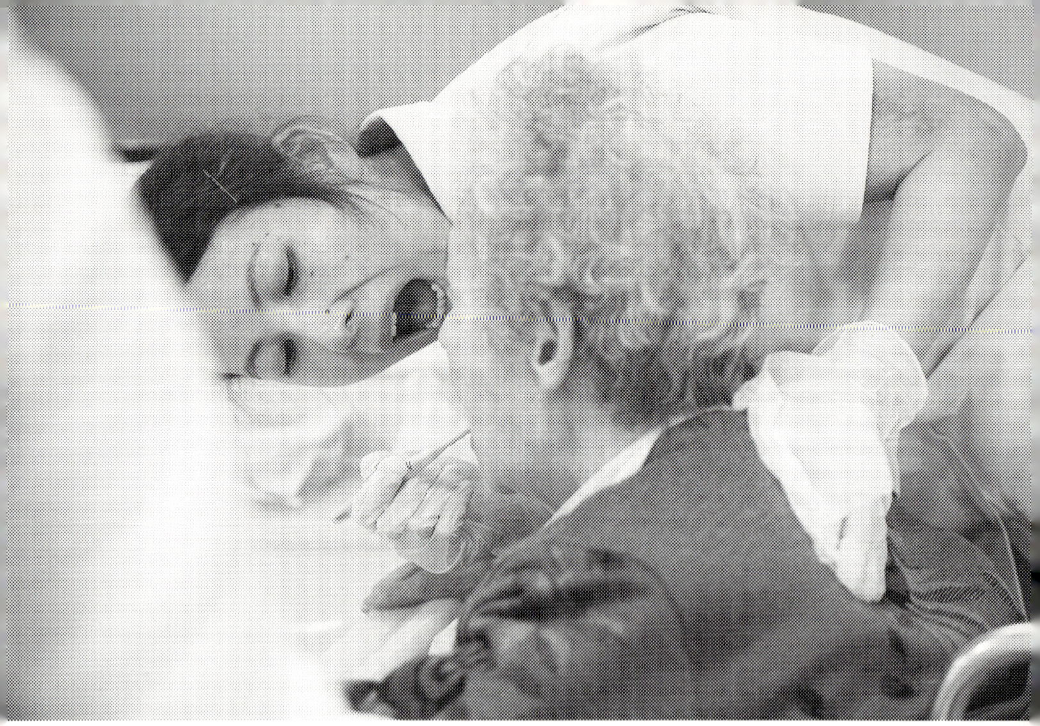

과적이라고 생각했습니다. 먼저 현장 스태프들에게 케어할 때 어려움이 있는 분을 고르도록 하고 그들이 케어를 하는 모습을 촬영했습니다. 특히 〈언어에 의한 억제〉는 현장에서는 형태를 남기지 않습니다. 어느 의미에서 신체 억제를 줄이는 것보다도 어려울지도 모릅니다. 촬영을 하는 것은 자신이 케어를 하는 현장을 가시화해서 분석하기 위함입니다.

〈비디오 촬영〉의 효과가 대단하다

혼다 : 비디오 분석의 효과는 어땠나요?

모리야마 : 케어 장면을 촬영하고 다시 보는 것. 이를 그 현장에 없었던 직원과도 공유하면서 거기서 얻은 깨달음을 바로 실천하니 조금씩 성공 사례가 나오기 시작했습니다. 〈환자를 바꾸는〉 것이 아니라 〈먼저 스스로를 바꾸는〉 것이 중요하다

는 것을 깨닫는 것이죠. 그 결과 가장 큰 변화가 보인 것이 〈환자의 얼굴(마음의 소리)〉라는 사실을 알 수 있었습니다.

혼다 : 야스타케 씨는 하라도이 병원에서 휴머니튜드 교육 효과를 평가하는 임상연구를 실시하고 계십니다. 이 또한 비디오 촬영을 활용한 케어의 요소를 분석하는 연구이죠.

야스타케 : 맞습니다. 이 연구 방법에서도 가능성을 느꼈습니다. 이제까지의 연구와 같이 전 직원을 대상으로 연구, 설문조사를 실시하다 보면 트레이닝을 하고 있어도 현장에는 악영향이 나타나다 보니, 거의 알러지 반응 수준이에요(웃음).

혼다 : 새로운 기술을 도입하는 데에 더해서 조사표를 기입하도록 부탁하는 것은 꽤나 부담이 되죠.

야스타케 : 단, 지금 하고 있는 연구처럼 시선 등 옆에서 본 것을 남기는 연구 방식은 배우기 위한 방법으로 매우 좋습니다. 이전에 저는 "시간을 좀 내주세요"라고 관리직에게 부탁을 하러 가서 늘어지는 것 같은 연수를 준비하고 겨우겨우 끝내는 것을 반복했습니다. "즐거웠어요", "이렇게 하려고 해요"와 같은 반응이 돌아와도 그것을 실제로 활용하고 있는지, 생산적인 결과로 연결되었는지는 명확하지 않습니다. 연수에서 배운 것 만으로는 우리는 잊어버리기 쉬우니까요.

비디오를 분석하면 매우 유익한 정보를 얻을 수 있습니다. "경험이 있는 사람이 앞치마를 하는 경우가 많은데, 이는 감염의 위험을 방지하기 위한 것이군요"와 같이 구강 케어 기술에서도 신인과 베테랑 사이에는 차이가 있습니다. 이를 다같이 연구하면서 공유해 나가면 비디오 촬영이 전보다 더 원활하게 진행될 것입니다. 연구를 목적으로 하는 촬영이라는 것도 부담감을 덜어줄 지도 모릅니다.

혼다 : 업무 현장에서 이루어지는 연구가 그대로 교육이 되는 것이군요. 이러한 야스타케 씨의 방식을 선행 예시로 해서 보다 케어 실천에 도움이 되는 방법을 생

각해 나가고 싶습니다.

케어의 질을 고집하다

사회생활을 계속하는 것이 가장 중요하다

모리야마 : 〈보다〉, 〈말하다〉, 〈만지다〉, 〈서다〉로 구성된 〈4가지 기둥〉도 중요하지만, 저는 이와 더불어 3가지 〈간(間)〉도 중요하다고 생각합니다. 〈시간(時間)〉은 "어느 타이밍", "케어에 어느 정도 시간을 들이냐?", 〈공간(空間)〉은 "생활이나 케어를 하는 장소가 어떤 환경인가?", 그리고 〈인간(人間)〉, "환자, 가족, 공존하는 우리 직원과의 〈관계〉"가 중요합니다.

이 3가지가 잘 맞물렸을 때 환자의 표정이나 말투에 변화가 나타나기 시작합니다. 휴머니튜드를 접하고 가장 먼저 놀랐던 점은 그 변화로 인해 ADL이 극적으로 개선되었다는 점이었지만, 여기에 안주해서는 안된다고 생각합니다. 휴머니튜드를 활용하는 것이 〈목적〉이 아니라 어디까지나 하나의 〈수단〉이라는 거죠. 지네스트 선생님에게 배운 철학 중 "움직이는 것은 살아있는 것이다!"라는 문장이 기억에 남아있습니다. 〈움직이는 것을 제한하는〉 것은 〈살아있는 것을 부정하는 것〉이 됩니다. 우리 시설에서는 2년 전부터 환자의 소리 없는 목소리에 귀를 기울일 수 있는 환경이나 존엄성을 되찾고 일상 생활로 연결시키는 케어 플랜을 작성하고 있습니다. 이는 동작 지원이 아니라 생활의 질에 관련된 것이란 거죠. 시설에 입소해도 시민으로서 살아가고 사회생활을 계속해 나가는 것입니다. 환자가 가고 싶어 하는 곳으로 외출도 하면서 말이죠(p174 에피소드).

혼다 : 병원이나 요양시설을 대상으로 한 휴머니튜드 인증 제도가 프랑스에서 실시되고 있습니다. 일본의 병원 평가 기구에서 실시하고 있는 시설 인증 제도와

같은 것입니다. 이미 15곳의 시설이 인증을 취득했고, 현재 80곳의 병원 및 시설이 인증을 취득할 준비를 하고 있습니다. 일본에서도 케어의 질을 담보하기 위해 이와 같은 제도를 만들기 위해 검토를 계속하고 있고, 모리야마 씨는 일본에 도입할 휴머니튜드 인증 제도 책정에 관한 계획 담당자로서 많은 도움을 주고 계십니다.

모리야마 : 프랑스의 인증 시설에 실습을 갔었습니다. 인증을 취득하기 위해 충족시켜야 할 항목이 350개 있으며 휴머니튜드의 매뉴얼로 구체화되어 있습니다. 2018년 현재 전세계적으로 인증 시설은 15곳밖에 없습니다. 3년에서 최대 5년에 걸쳐서 취득합니다.

일본의 지도 담당자로서는 귀국 후 항목 하나하나를 눈에 보이는 부분부터 도입하기 위해서 우리 시설에 있는 휴머니튜드 추진 위원회 안에 5개의 소위원회를 설치했습니다.

❶ 식사, ❷ 배설, ❸ 활동, ❹ 〈서다〉 추진, ❺ 〈5가지 단계〉(p95)를 각각의 검토 위원회에서 휴머니튜드를 추진하기 위한 구체적인 방식을 검토하고 있습니다. 가장 원활하게 추진중인 것이 배설 검토 위원회입니다. 예를 들어 기저귀나 패드를 붙일 때 〈실금을 하지 않는 것〉에 중점을 두었다면, 휴머니튜드의 철학과 기술로 재검토한 결과 직원에게 “정좌 자세나 휠체어 구동이 바뀌었다”는 보고를 사진과 비디오로 받았습니다. 저는 재활 활동을 전문으로 하고 있기 때문에 휠체어나 쿠션 사용에 대한 선택 · 조정을 하고 있지만, 아무리 앉기 편하게 만들어도 옷 속에 있는 기저귀의 착용 방식이 올바르지 않다면 의미가 없습니다. 배설에 대한 생각이나 케어를 재검토하는 것으로 정좌 자세를 개선하는 것뿐 아니라 보행 형태, 보폭에 변화가 생깁니다. 일어설 수 없다고 생각되었던 환자의 보행 보조를 할 수 있게 됩니다. 특히 중심 이동이 편해져서 일어설 때나 서있을 때의 자세가 개선되기 때문에 넘어지는 등의 사고 예방으로도 이어집니다.

혼다 : 다리를 편하게 움직일 수 있게 되니까요.

모리야마 : 맞아요. 골반이나 고관절을 더 편하게 움직일 수 있게 돼요. 이는 즉 설령 침대 위에서 생활하는 시간이 긴 환자라도 구축이나 욕창을 예방하거나, 환자가 "움직이고 싶다"는 의욕을 가질 수 있도록 유도하는 것입니다. 그 결과 기저귀 사용량이 크게 줄어 쓰레기 배출양도 줄며, 비용 절감 효과도 있습니다.

마음이 움직이면 몸이 움직인다

혼다 : 시설의 동료들이 다 함께 휴머니튜드를 배우게 하기 위해서는 어떤 것이 필요할까요?

모리야마 : 사례를 하나하나 쌓아 올리는 것도 중요하고, 조직적으로 위원회를 설립해서 도입을 할 필요도 있습니다. 하지만 저는 "환자 · 직원의 마음이 움직이면 몸이 움직인다"를 모토로 하고 있습니다.

앞서 말씀드린 위원회의 〈식사〉에 관해서는 프랑스 시설에서 견학한 〈팬케이크의 날〉을 참고해서 〈모닝 카페〉를 월 1회 개최하고 있습니다. 방금 구운 팬케이크와 갓 만들어낸 생과일주스와 양파 수프, 솔솔 풍기는 맛있는 냄새는 매우 평이 좋아요. 환자가 사용하는 식사용 앞치마도 〈의복을 더럽히지 않기 위한 앞치마〉가 아닌 〈멋진 앞치마〉로 바꾸고자 하는 생각을 직원들과 공유해서 개혁을 추진하고 있습니다.

휴머니튜드의 케어 기술 향상에 대해 말씀드리자면, 지도 담당자만 케어를 할 수 있으면 계속적으로 진행할 수는 없습니다. 휠체어에 태우는 업무를 할 때에도 작은 실수 하나가 위험한 상황으로 이어지는 경우도 있어서 연구회를 반복적으로 진행하면서 〈시험〉 제도를 마련하고 있습니다. 파트너와 함께 실시하는 〈임시 면허〉도요.

혼다 : 임시 면허나 시험 등으로 달성감을 얻을 수 있겠군요.

모리야마 : 맞습니다. 또한 케어를 하는 자세도 중요시하고자 해서 '케어 제공 중'이라는 안내문을 만들었습니다. 이것도 프랑스에 있는 인증 시설에서 배운 것 중 하나로, 케어 중에 "모리야마가 케어를 하고 있습니다"고 문 손잡이나 커튼에 걸어서 프라이버시와 케어 제공 시의 〈3가지 간(間)〉을 존중하기 위한 것입니다. 바로 도입하고자 150개의 안내문을 만들었지만, 잘 생각해보니 환자의 방문에 걸어 놓으면 "저는 지금 모리야마 씨에게 케어를 받고 있습니다"라는 형식이 되어버리니 환자분이 주어가 되어야 한다고 생각해 다시 만들었습니다. 하지만 이 의사표시가 다음 단계로 나아가는 한 걸음이라고 믿고 있습니다.

지도 담당자의 역할

실천을 통해 근거를 쌓는다

모리야마 : 최근 가장 기뻤던 일은 베스트 서비스 어워드[20]에서 현장에서 실시하고 있는 업무 개선이나 서비스 향상에 대한 대처 방법을 〈챌린지 리포트〉로 만든 것을 발표(p174 에피소드)하고, 시설 대표 50인 등의 투표를 통해 우리의 휴머니튜드 도입 방식이 〈애널리스트 상〉을 수상했던 일입니다. 이는 "효과 판정 등의 과정을 평가하여 근거를 기반으로 하여 결과를 냈다"는 의미의 상이며 〈열심히 했다는 의미의 상〉과는 다른 실질적인 질을 평가받은 것이라고 여겨지고 있습니다. 이렇게 현장을 판단하는 것은 스태프의 의욕 향상이나 번아웃 방지로 이어진다고 생각하고 있습니다.

스기모토 : 특히 일본의 의료 문화 안에서는 근거를 어떤 방식으로 마련하느냐가 중요할지도 모릅니다. 휴머니튜드를 전파하는 것도 우리의 역할이지만, 이 기술을

20 모리야마 씨가 속한 사회복지법인 미사사카이에서 정기적으로 실시하는 업무나 서비스 개선의 대처 방법에 대한 상. 시상식은 호텔에서 열리며, 학생 혹은 지역 관련 기관에서 오는 관람객도 참여할 수 있다.

특정 사람들만 가능한 것이 아니라 〈누구나 가능한 것〉으로 만들어갈 필요가 있습니다. 이를 위해서도 간호 실천을 되짚으면서 근거를 만들어가는 것 또한 우리의 역할이 아닐까 생각합니다.

임종기 케어와 완화 케어 영역에 있어서 휴머니튜드의 필요성

오오시마 : 후쿠오카 시에서는 지자체 주도 하에 가정에 휴머니튜드를 보급하고자 하고 있습니다. 우리는 직장에서 휴머니튜드를 전파하고 있지만, 지역이나 가정에 보급해 나가면 지금과는 반대로 일반인으로부터 의료업계로 들어오는 흐름을 만들 수 있습니다. 물론 근거를 쌓아가는 것도 중요합니다. 하지만 지역에 전파하는 것은 상호간 지지할 수 있는 기법입니다.

야스타케 : 저도 양측에 축이 필요하다고 생각합니다. 지역과의 연계는 중요하죠.

스기모토 : 병원 내 연대도 큰 과제입니다. 병동이 바뀌어 흐름이 끊기면 의미가 없어요.

안도 : 저는 휴머니튜드가 치매 케어에 한정되어서는 안된다고 생각합니다. 휴머니튜드의 사고방식은 모든 사람에게 적용되는 것이라고 알려 나가고 싶습니다(p177 에피소드). 임종기 케어나 완화 케어 영역에 있어서 휴머니튜드의 필요성을 강하게 느끼고 있습니다. 태어난 지 얼마 되지 않은 신생아가 앞으로 사람들의 사회에서 살아가기 위해 가장 먼저 필요로 하는 것과 사회 속에서 살다가 죽는 날이 다가온 사람이 마지막으로 필요로 하는 〈인간의 본질적인 것〉은 같은 것이 아닐까 생각합니다.

오오시마 : 사람으로서 반드시 필요로 하는 관계의 근간에 위치하는 의사소통 기법이죠. 하지만 우리는 우리의 가족에게 조차 이를 하지 못하고 있어요. 부부, 자녀, 직장 동료와의 관계 안에도 분명 수많은 본질이 담겨있을 것입니다.

모리야마 : 초반에 오오시마 선생님이 말씀하신 "전문가가 권력을 포기한다"는 말씀에서 시작하는 것일지도 모르겠어요.

스기모토 : 그러게요. 하지만 확실한 뜻을 갖고 있어야 합니다. 현장에서 책임을 갖는 위치에 있는 이상 자신과의 싸움이기도 하다는 생각이 듭니다.

야스타케 : 맞아요. 전문가는 금세 놓쳐버리니까요.

모리야마 : 안타깝다고 해야 할까요. 철학을 갖고 있어야만 하죠.

스기모토 : 그를 위해서는 역시 실천을 반복하고 다른 사람들의 말씀을 들어야겠죠. 하지만 마음이 꺾일 것 같을 때가 있죠…

안도 : 맞아요, 있어요! 뜻이 있는 지도담당자도 직장에서는 최선을 다하는 만큼 혼자서 고민하고는 해요. 오늘처럼 지도 담당자가 모여서 대화를 나누는 기회도 중요하네요. 분명 같은 고민을 갖고 있을 테고, 자신이 하지 못했던 발견을 하기도 하니까요.

모리야마 : 각각의 강점을 발휘할 수 있으면서 서로를 존중할 수 있는 모임으로서 앞으로도 교류할 수 있었으면 좋겠어요.

스기모토 : 감사합니다.

혼다 : 마음이 든든해지는 말씀을 해주셔서 정말 기뻐요. 앞으로도 아무쪼록 잘 부탁드립니다.

2018년 11월 28일 의학서원 수록

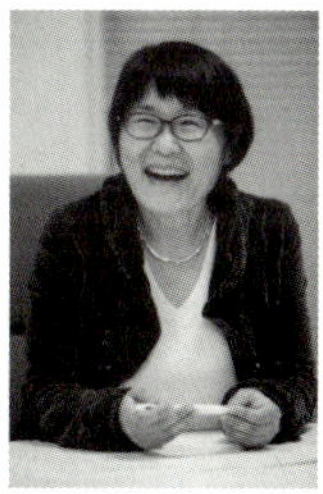

[지도담당자 실천경험 ①]

인생에 관여해야 진정한 휴머니튜드

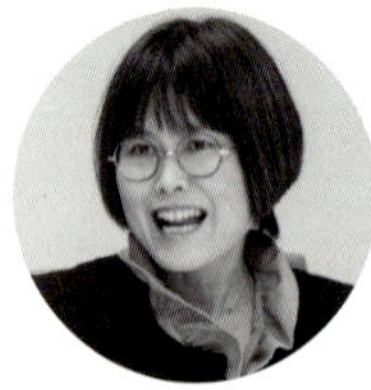

모리야마 유카

사회복지법인 미사사카이 노인 통합복지시설 히우나 장원/
물리치료사 · 간병 지원 전문가

실명한 85세 여성

85세 여성, 알츠하이머형 치매, 돌봄 필요도 5단계, 팔다리 구축 정도가 심하며, 항상 침대 위에서는 양쪽 무릎을 세우고 양 팔은 가슴 위에서 힘을 꽉 준 채로 휘어 있는 분입니다.

자택에서 돌봄을 받고 있었지만, 넘어지고 배회를 하여 남편이 케어할 수 없게 되어 우리 시설로 오셨습니다. 밸런스가 맞지 않아서 일어서서 걸을 때마다 넘어지기 때문에 안과에서 진찰을 받을 때 실명 판정을 받았습니다. 정신과에서 진료를 받아도 "뇌 위축이 있고 특히 해마는 위축이 많이 진행되어 있습니다"라는 진단을 받을 정도로 심각한 상황이었습니다. 그 이후 순식간에 침상생활을 하게 되어 구축이 심해지고, 말을 하지 않으며, 눈을 뜨지 않는 상태가 되었습니다.

시각으로 메시지를 보낼 수 없기 때문에 〈4가지 기둥〉 중 〈보다〉 기술을 활용할 수 없습니다. 거기서 〈말하다〉, 〈만지다〉만으로 개입하게 되었습니다. 들어 올리지 않고 누워있는 상태에서 캐리시트와 시트를 사용한 이동을 〈마스터와 구로코

〉 방식으로 〈자동 피드백〉(p65)을 활용하여 실시해 보았습니다. 그러자 눈을 뜨고 마치 보이는 것 같이 표정이 변하면서 웃어 주셨습니다.

더불어 휠체어로 이동한 후 〈만지다〉 기술을 활용하자 굽어 있던 팔꿈치와 손가락을 펼쳤고, 발받침에 닿지 않을 정도로 구축이 진행되어 있었던 다리도 앉은 자세를 취할 수 있게 되었습니다. 이제까지 험했던 표정도 풀리면서 간단한 응답도 가능해졌습니다.

아이스크림을 먹으러 외출하다

이때 우리는 외출을 계획했습니다. 사회 참가죠. 돌아가신 남편분과 아이스크림을 먹는 것이 즐거웠다고 말씀하시는 것을 듣고 현 밖에 살고 있는 딸이 면회 오는 날에 맞추어 외출할 계획을 세웠습니다. 구축이 진행되었던 다리도 구축이 풀렸기 때문에 치마를 입어보시지 않겠냐고 물어보자 환자분이 스스로 다리를 뻗어 주셨습니다. 손가락도 구축이 풀렸기 때문에 그 날은 딸이 매니큐어를 칠해주었고, 화장도 해 주었습니다. 립스틱을 바르고 거울을 보여드리자, 표정이 변하면서 거울을 들여다보셨습니다-보이는 건가? 립스틱을 입술에 바르는 몸짓도 하셨습니다.

차 안에서는 창 밖 풍경을 보면서 〈보고〉 있는 듯이 행동하셨습니다. 창문을 열자 바람을 느끼는 듯한 표정을 지어 보였습니다. 딸과 대화를 나누는 도중 손을 코로 가져갔습니다. 무려 양쪽 코를 후비기 시작했습니다. 이제까지는 손이 움직이지 않았기 때문에 긁고 싶을 때 긁을 수 있다는 기쁨 때문일까요? 차 안은 웃음으로 가득찼습니다.

촬영한 비디오를 돌려보자, 아이스크림 가게에 가는 길에 있었던 빵집에서 나는 좋은 냄새를 주위에 있던 우리보다 먼저 맡았습니다. 가게 안에서는 차가운 숟가락 때문에 얼굴을 찌푸리고 딸이 내밀어 준 아이스크림을 향해 스스로 얼굴을 가까이 가져갔습니다.

이제까지 우리가 한 케어를 되돌아보니 이 분에게 가장 안 좋았던 것은 〈보지 않고〉, 〈최소한의 대화만 나누고〉, 〈접촉하지 않는〉 것으로, "당신은 존재하지 않는다"는 메시지를 무의식적으로 보내고 있었습니다. 우리는 이 환자 분을 〈보고 있는 것 같으면서도 보지 않았던 거죠〉… "어차피 알지 못한다?" 결코 그렇지 않았습니다.

우리는 식사 · 배설 · 입욕 등의 ADL 개선이나 기본적인 케어의 틀에 갇혀서 "사람이란 무엇인가?", "케어를 하는 사람이란 무엇인가?"라는 철학을 갖고 있지 않았습니다. 친절을 전하면서 "존중받고 있다"는 메시지를 환자가 이해할 수 있는 형태로 전하는 기술을 몰랐다는 것입니다.

다음은 〈서다〉를 도전할 차례입니다. 여름 축제에 유카타(일본 전통의상)를 입고 꼭 일어서서 참가할 수 있도록 계획을 세웠지만, 아쉽게도 히로시마에 재해가 일어나서 이루어지지 못했습니다.

ADL 변화와 회복에 놀라고만 있어서는 〈휴머니튜드를 위한 휴머니튜드〉에 멈춰 있는 것입니다. 목표를 ADL 향상에서 "환자가 인생을 즐기는" 것으로 연결시키는 것. 그리고 케어하는 사람인 우리를 통해 "잃어버릴 뻔 했던 존엄성을 되찾는" 〈제 3의 탄생〉이야말로 진정한 〈환자를 위한 휴머니튜드〉라고 생각합니다.

[지도담당자 실천경험②]

죽음을 눈앞에 둔 그가 가르쳐 준 것-

임종기 케어에서 휴머니튜드의 의의

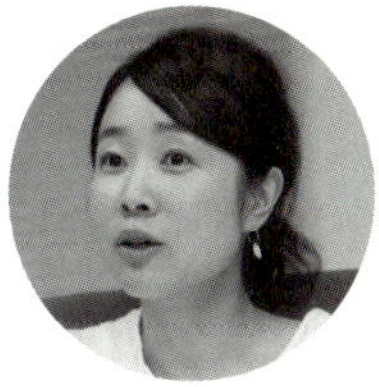

안도 나쓰코

의료 사단법인 히가시아마카이 조후 히사기야마 병원/
간호사 · 휴머니튜드 추진실

그 케어는 환자에게 어떻게 와 닿고 있는가

40대 암 말기 남성이 있었습니다. 뇌 전이의 영향인지 반응이 둔해져서 대화도 서로 연결되지 않으며, 통증도 강해 마취약을 투여하여 전신 부종으로 인해 침상 생활을 하는 상태였습니다.

아내 분은 작은 아이를 끌어안고 그 상황을 어떻게 이해하면 좋을지, 무엇을 해 주어야 할지 몰라 불안감에 짓눌릴 것 같은 상황이었습니다.

이러한 경우 간호 계획에는 〈통증 조절〉, 〈욕창 위험〉, 〈상태 급변 위험〉 등이 가장 먼저 나타납니다. 그리고 임종기 케어도 실시하여 환자 · 가족의 마음을 위로합니다. 하지만 저는 지금까지 마지막이 가까워지고 환자가 할 수 없는 일이 늘어날수록 케어 대상으로 했던 것은 그 사람의 신체적인 부분이었습니다. 환자가 스스로 할 수 없는 것, 질병에 주목하여 부족한 부분을 케어 하는 데에 힘썼습니다.

하지만 휴머니튜드를 접하고 케어란 무엇이고, 우리는 무엇을 하는 사람이며 무엇을 전하는 사람인지를 휴머니튜드의 철학이 마음에 와 닿았을 때부터 케어의 형태가 바뀌었습니다. 지금까지는 신체적인 케어만 열심히 하면서, 한편으로 환자와의 의사소통은 거의 하지 않거나 환자의 의사를 파악하기 어려워지면 환자를 대신해 결정을 했습니다. 더욱이 환자가 스스로 몸을 잘 움직이지 못하게 되었을 때 우리는 본인에게 허락을 받기보다 먼저 신체에 접촉하고 멋대로 들어올려서 움직였습니다. 이런 취급을 받으면서 환자는 스스로의 신체를 잃게 됩니다. 자율성이 보장되지 않는 상황을 만들어내고 있었을지도 모릅니다.

어떠한 상황에서도 사람에게는 마지막까지 나답게 살아갈 권리가 있습니다. 하지만 자신의 존재를 인정해주는 사람이 주변에 없으면 사람은 개성 · 인간성을 잃어버리는 상황에 놓이게 됩니다.

예를 들어 사람으로서 서로를 인정하기 위해서 필요한 휴머니튜드의 〈4가지 기둥〉(p78)은 열악한 상태에 있는 그의 주위에서 어떻게 되어 있을까요?

그의 눈은 안구 부종으로 부어 있습니다. 젊은 그와 이전까지는 자연스럽게 두었던 거리에서 눈을 맞추기는 어려운 상황입니다. 아내분은 조금 떨어진 자리에 앉아서 그를 보고 있었습니다. 그 시선은 과연 그에게 와 닿았을까요?

말을 거는 내용은 질병에 관련된 것이 주를 이루기 십상입니다. "통증은 어떠신가요? 입을 닦아드릴게요. 돌아누우실게요" 제가 옆에 있을 때 의료인이 환자에게 말을 거는 대화 내용입니다.

사람은 질병과 관련된 부분만으로 살아가는 것이 아닙니다. 하지만 주목하게 되는 것은 역시 어려움이 있는 부분이며, 입에서 나오는 말 또한 자연스레 그쪽으로 치우치게 됩니다. 그 말은 그에게 어떻게 와 닿을까요? "당신은 아픈 사람입니다. 저의 도움이 필요합니다"라는 메시지만을 전하고 있는 것은 아닐까요?

또한 그는 전신 부종이었습니다. 조금만 만져도 진물이 나오는 상태입니다. 자세를 바꾸는 손은 덩치가 큰 그의 품 속으로 파고 들어갔습니다. 그 접촉 방식으로 친절이 전해졌을까요? 그리고 침대 난간 안에 갇혀 있는 그에게 일어서서 걸으면서 스스로가 원하는 것을 요구하러 가는 자유는 없었습니다. 사람으로서 서로를 인정하기 위해 필요한 휴머니튜드의 〈4가지 기둥〉의 요소가 모두 희박하여 그 중심에 누워있는 그는 그저 그 곳에서 숨을 쉬고 있을 뿐이었습니다.

기술을 통해 친절을 전하다

저는 먼저 가까이 다가가서 안구 부종으로 부어 있는 눈을 제대로 바라보았습니다. 그러자 눈동자에 힘이 들어가면서 저를 바라보았습니다. "안녕하세요, 당신을 만나러 왔어요"라고 말하자 고개를 끄덕였습니다. 확실하게 반응을 볼 수 있었습니다.

입 속도 잔뜩 부어 통증이 심해 구강 케어를 하기 힘든 상황이었습니다. 거기서 저는 환자가 좋아하는 음료를 물어보았습니다. 아내분이 환자분을 대신해 "사과주스"라고 답해주었기 때문에 "사과주스를 좋아하시나요? 그러면 사과 주스로 입 안을 적셔 봅시다"라고 말했습니다. 그는 다시 한 번 고개를 끄덕이고 입을 열어주었습니다. 사과 주스로 적신 거즈를 손가락에 감아서 조금씩 입 안을 적시자 그는 입 안에서 퍼지는 맛을 음미하는 것처럼 눈을 감고 다시 입을 열어주었습니다. 사과주스로 입을 적신 다음엔 물로 바꾸어서 깨끗이 닦아냈습니다.

그러고서 "한동안 머리를 감지 않았다"는 아내분의 말을 듣고 침대 위에서 샴푸를 하자 웃어주었습니다. 부종으로 인해 부어 있는 몸을 닦을 때엔 아래부터 넓게 감싸면서 지탱하라고 아내분께 말씀드렸습니다.

그와 지냈던 시간동안 일으켜 세우는 것은 어려운 상황이었지만, 인간관계를 맺고 "당신은 이곳에 존재하는 소중한 존재이다"라는 사실을 〈보다〉, 〈말하다〉, 〈만지다〉 기술을 사용하면서 전달했습니다.

그리고 3일 후 아내분으로부터 환자분이 돌아가셨다는 메일을 받았습니다. 그 메일에는 "그 뒤로 그의 얼굴을 보면서 입 안이 아프면 살살 해 주어서 좋았지, 라고 말하자 미소 지으면서 고개를 끄덕였다. 남편이 안심할 수 있도록 해주어서 정말 고맙다"라고 쓰여 있었습니다.

그녀는 저의 소중한 친구이고, 그는 그녀가 사랑하는 남편이었습니다. 그녀가 저에게 보낸 SOS를 받고 업무와는 상관없이 그를 만나러 갈 수 있었던 것은 휴머니튜드가 저를 지지해주었기 때문입니다.

환자의 몸은 마지막까지 환자의 것

〈곁을 지키기〉를 실천하는 것은 말하는 것 이상으로 어렵습니다. 그저 옆에 있는 것이 아닙니다. 그저 아픔과 괴로움을 완화하는 것이 아닙니다. "당신은 여기에 존재하고 있고, 나는 그것을 인정하고 있습니다. 당신을 매우 소중하게 생각하고 존중하고 있습니다". 이를 본인이 느낄 수 있도록 계속해서 전하는 것. 〈곁을 지키는〉 데에도 기술이 필요하다는 사실을 깨달았습니다.

어떠한 상황에 놓여도 사람은 스스로에게 〈좋은 일〉을 몸의 반응으로 전할 수 있습니다. 설령 자립할 수 없다고 해도 스스로가 몸을 통해 보내는 메시지를 받아주는 사람이 있다면 마지막까지 자율성을 존중하는 케어를 목표로 할 수 있다고 생각하고 있습니다.

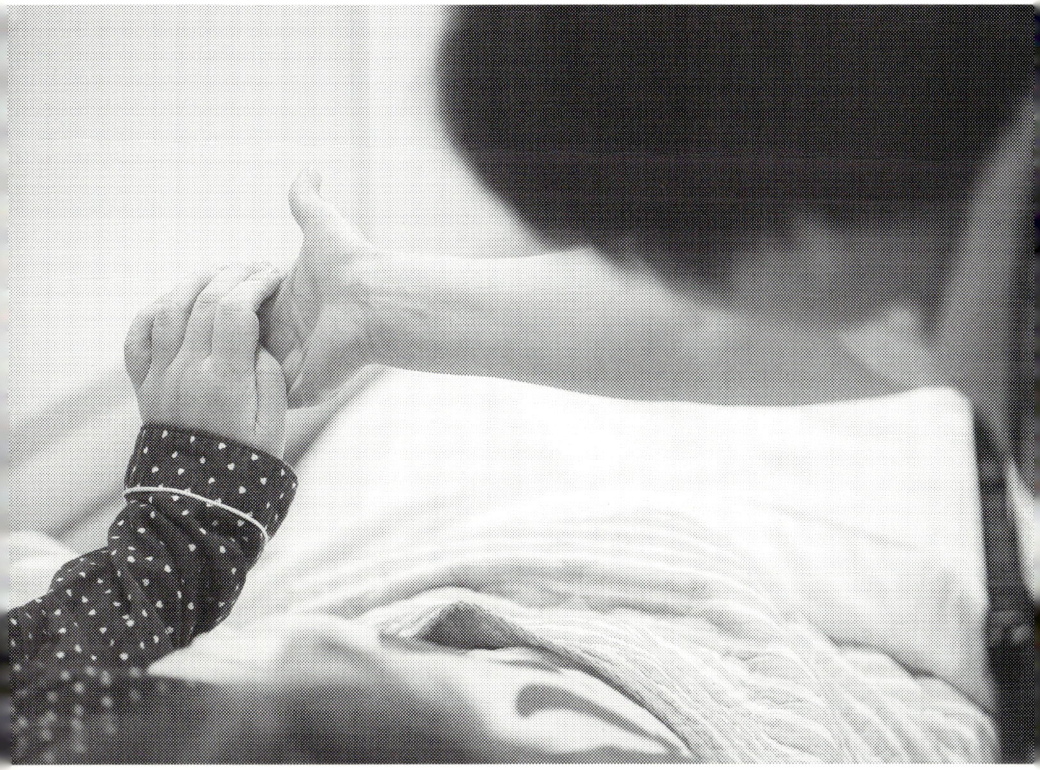

[실천경험 사례]

한 발 나아간 간호사들

“집에 가고 싶다”, “싫다”고 환자에게 거부당한다. 무슨 말을 하는지 알 수 없다. 최선을 다해서 케어하고 있지만, 정말 이걸로 괜찮은지 고민하게 된다-이런 노인 케어의 과제를 마주하며 휴머니튜드를 도입하고 한 발 나아가는 간호사들. 각 병원에서 활약하는 휴머니튜드 지도 담당자들의 당시 실천 경험들을 기록하였다.[21]

통합내과 병동에서의 실천

치매 노인을 〈이해하지 못하는 사람〉인 채로 두지 않는다

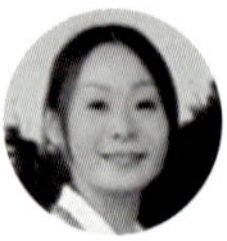

하야시 사요시
국립병원기구 도쿄의료센터
간호부 통합내과 병동

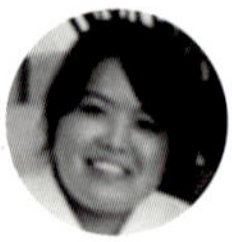

다카미츠 키요
동일 간호부 통합내과 병동

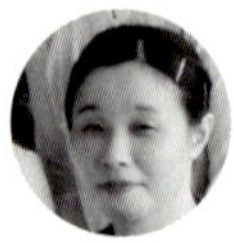

모리타니 교코
동일 간호부 통합내과 병동

[간호관리] 2013년 11월 호 게재

■ 국립병원기구 도쿄의료센터 개요

병상 수 (일반 730개[그 중 구명 구급 병상이 30개 · 정신 병상 50개])	780개
*일반병동 입원 기본 비율	7 : 1
직원 수	1,033명
간호사 수	676명

■ 통합내과 병동 특징

병상 수 (치매 환자가 약 30%, 인지 기능이 저하된 고령자를 포함하면 약 80%)	51개
평균 연령	73.7세 (65세 이상이 80%)

21 본 원고 집필자의 소속, 병원 · 병동 개요는 당시 기준

* 역자 주: 해당병원 병동에 환자수가 7명 증가할 때 마다 간호직원 1명이 추가배치되는 병동임. 간호직원에는 보건사, 조산사, 간호사, 준간호사가 포함됨. 보통 7대 1이 기본임

"무서워-", "살려줘!"라는 말에 마음의 상처를 입는다

처음 휴머니튜드를 활용해서 케어한 환자는 치매를 앓고 있으며, 동거중인 가족의 실수로 수면제를 과다 복용하여 의식장애로 인해 응급 이송되어 입원한 분이었습니다.

응급 센터에서 의식을 회복하고 일반 병상인 우리 병동으로 이동했습니다. 대하기가 어려워서 병동 내에서 가장 케어하기 어려운 환자였습니다. 휴머니튜드를 활용하기 전에는 밤낮을 가리지 않고 병동이 울릴 정도로 큰 목소리로 "하느님! 살려주세요!", "싫어요! 꺄악~"이라며 소리를 질렀습니다.

"A씨"라고 불러도 "진정하세요. 위험해요! 아이들이!"라며 큰 목소리를 내어 간호사의 목소리는 들리지 않는 것처럼 보였습니다. "좋은 아침이에요"라고 인사를 나눌 수도 없고, "허리를 들어주세요", "의자로 이동합시다"와 같은 지시동작도 할 수 없었던 분입니다. 걸을 수 있다는 사실은 알고 있었지만, 병동 간호사가 "걸어봅시다"라고 말할 수는 없었습니다.

행동을 예측할 수 없었기 때문에 안전을 위해 샤워용 침대에 눕힌 상태에서 샤워 보조를 실시했습니다. 확실히 안전하게 샤워를 끝내기 위해서는 이 방법 외에 방법이 없다고 생각했습니다. "무서워-"라고 소리를 지르면 "무섭지 않아요"라고 말하고, "뜨거워-"라고 말하면 "뜨겁지 않아요"라고 말하면서 최대한 빨리 끝내는 것 만을 생각했습니다. 환자가 절규하는 가운데 작업과도 같은 샤워 보조를 하는 상황이었습니다. 마치 고문을 하고 있는 것 같아서 병동 소속 간호사들도 마음에 상처를 입는 나날이었습니다.

ADL을 올바르게 평가할 수 있었다

실전 당일 아침, A씨는 평소와 다름없이 병동 내에 울릴 정도로 비명을 지르며 울고 있었습니다. 환자가 평소에 보이는 것과 같은 거부 반응을 보이지 않을까 하는 불안을 안고 휴머니튜드 기술을 활용하면서 케어를 시작했습니다.

평소엔 항상 울고 있어서 간호사가 가까이 가도 인식하지 못하던 A씨가 이 날은 침대에 노크를 하자 이쪽을 봐 주었습니다. 그 때 A씨와 눈높이를 맞추고 정면에서 다가가서 눈맞춤이 잘 되고 있는 것을 확인한 후 "안녕하세요"라고 말을 걸자, "네, 안녕하세요"라고 대답해주었습니다. 여기서 조금 안심했습니다. 마치 다른 사람 같았죠.

그 후 "함께 산책을 해요"라고 권유하고 약간의 보조로 보행을 할 수 있었습니다. 이 때 처음으로 A씨의 ADL은 〈누워서 샤워를 해야 하는〉 상태가 아니라 〈서다/앉기〉를 틈틈이 하면서 샤워를 할 수 있는 수준이란 사실을 알 수 있었습니다.

절규에서 콧노래로

또한 A씨는 노래 부르기를 좋아하여 기분 전환 방법 중 하나로 A씨가 좋아하는 노래를 함께 불렀습니다. 그러자 불안을 느껴 거부반응을 보이는 BPSD(치매의 행동심리증상)을 보이지 않게 할 수 있었습니다.

손을 밑에서 지지하면서, 다음 날 샤워실까지 걸어간 후 샤워 의자를 사용해서 〈서다/앉기〉를 틈틈이 실시하면서 샤워를 할 수 있었습니다. 샤워 중에는 "이전까지는 무서워서 소리를 질렀건 거다"라는 말과 함께 "물 온도가 딱 좋다", "기분이 좋다"와 같은 말을 들을 수 있었습니다.

언어로 커뮤니케이션을 할 수 없으면 "이 사람은 이해하지 못한다"고 여겨왔지만, 환자는 힘들어 했으며 그때의 기억이 깊게 남아 있다는 사실을 알 수 있었습니다. 샤워 중에는 노래에 "얼쑤"와 같은 추임새를 넣자 웃는 얼굴을 볼 수 있었습니다. 매우 평온하게 샤워를 끝마치고 걸어서 자신의 방으로 돌아갔습니다. 마지막에는 "정말 즐거웠어요. 다음에 또 와주세요"라는 말을 해주셨습니다.

그 후 병동 내에서 정보를 공유한 것을 계기로 앞서 휴머니튜드를 활용한 것과 같이 환자를 대하였습니다. 그러자 자주 웃게 되었고, "고맙습니다", "정말 좋았어요"와 같은 긍정적인 말을 많이 하게 되었습니다.

병동에서 일하는 다른 동료들도 매우 기뻐하였고, A씨가 있는 침대로 향하는 시간이 늘어났습니다. 가장 대하기 힘들었던 환자가 가장 사랑받는 환자가 된 것이죠. 이제까지 비명을 지르기 바빴던 환자가 미소를 보여주고, "정말 고마워요. 다음에 또 와 주세요"라는 말을 해 주었을 때의 감동은 평생 잊을 수 없을 것입니다. 처음으로 치매 환자와 서로를 이해했다고 느낀 순간이었습니다.

휴머니튜드를 활용하여 여러 병동의 간호사들이 연대

A씨는 통합내과 병동에서 받았던 급성기 치료가 끝나고 퇴원이 결정되어, 이른바 사회적 입원으로써 정신과 병동으로 옮겼습니다. 우리 병원에서는 양 측 병동에 휴머니튜드를 배운 간호사가 있어 BPSD를 유발하기 쉬운 원인과 안심 · 편안함을 느낄 수 있는 케어 방법에 대한 공통 이해를 형성할 수 있어, 팀을 형성해서 연대하며 케어를 할 수 있었습니다.

퇴원 후 갈 곳이 정해지지 않아 장기 입원을 하면서 신체 기능이나 인지 기능이 더 저하될 위험이 있었지만, 휴머니튜드에 의해 케어를 받을 수 있게 되고 일어서서 걸어다닐 기회도 늘어났습니다. 샤워 · 목욕 이외에도 온수 세정 비데에 앉아서 세정을 하거나 비누로 손을 닦는 등 할 수 있는 생활 행동을 늘릴 수 있었습니다.

치매 노인도 〈이해하지 못하는 사람〉인 채로 두지 않는다

"진심에서 우러나오는 친절함이 있다면 그것으로 족하다. 여기 사람들은 모두 친절해. 정말 기뻐", "여기는 정말 좋은 곳이야", "당신이 와 줘서 정말 다행이에요", "당신이 있어서 정말 다행이에요"라고 치매 환자가 말합니다. 휴머니튜드를 알기 전에는 이런 적이 단 한 번도 없었습니다. 병동 안에서도 가장 대응하기 어려운 치매 환자가 휴머니튜드를 활용해서 다가가자 매우 온화한 상태에서 이런 따뜻한 말을 해 줍니다. 그리고 "외롭고 힘들었다"며 자신의 이야기를 하나하나 해 주었습니다.

치매 노인이 〈이해하지 못하는 사람〉인 채로 있어서는 우리는 아무것도 할 수 없다며 마음에 상처를 입고 일이 힘들어질 뿐입니다. 앞으로는 급성기 병원에 점점 치매 환자가 늘어날 것입니다. 간호사는 도움을 주기를 거부당하면 스스로가 거부당한 것처럼 느낍니다. 관계성을 맺는 기술을 익히는 것이 일상에서 얻는 간호의 즐거움으로 이어지는 것을 실감했습니다. 우리는 진정한 의미로 환자의 마음에 다가가서 곁을 지키는 구체적인 방법을 알 수 있었습니다.

급성기 병원 일반 병동에서의 실천

해결책은 〈인간다운 생활 상태〉로 되돌리는 것

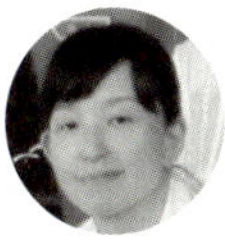

마루후지 유키
국립국제의료연구센터 병원 간호부
부 간호부장 · 13층 병동

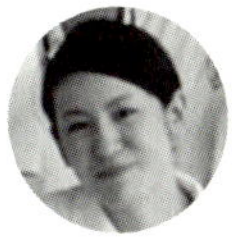

가네자와 사유리
국립국제의료연구센터 병원 간호부
부 간호부장 · 16층 병동

[간호관리] 2013년 11월 호 게재

■ 국립국제의료연구센터 병원 개요

일반 병상	801개
특진과	43개
*일반 병동 입원 기본 비율	7 : 1
평균 입원 일수	15.0일(2012년도)
간호사 수	770명(2013년 7월 현재)

■ 병동의 특징(혼합 개방 병동)

〈13층 병동〉 개인 병실: 일반 병상 41개, 평균 입원 환자수 30.8명/일, 평균 입원 일수 11.7일, 평균 연령 71.1세

〈16층 병동〉 특실병동: 일반 병상 24개, 평균 입원 환자수 8.4명/일, 평균 입원 일수 11.8일, 평균 연령 76.6세 양 병동 모두 75세 이상이 80%, 치매 환자는 20~40%, 진단을 받지는 않았지만 특유의 증상을 보이는 환자가 혼재

구급 이송된 고령 독거 여성의 실천 예시

긴급 입원한 환자 A씨는 고령 여성으로 당일까지 독거 생활을 하고 있었습니다. 요로 감염에 의한 패혈증으로 의식을 잃고 쓰러져 있을 때 발견되어 응급실로 이송되었습니다. 입원 초반에 의식 수준(JCS-일본에서 사용하는 혼수(昏睡)기준. 혼수 상태의 의식 장애 정도를 나타냄)은 I-3. 응급실에서 방광 유치 카테터를 정맥 삽관 중이었습니다.

치매는 아니라고 가족으로부터 정보를 얻었지만, 입원하고 있다는 사실을 인지하지 못하고 일어서서 넘어져 머리에 좌상을 입은 후였기 때문에 가족의 동의를

* 역자 주: 해당병원 병동에 환자수가 7명 증가할 때 마다 간호직원 1명이 추가배치되는 병동임. 간호직원에는 보건사, 조산사, 간호사, 준간호사가 포함됨. 보통 7대 1이 기본임

받고 몸통 억제대를 사용해 안전확보를 우선시했습니다. 입원 시에 항생제를 투약해서 이미 열이 내려가서 상태는 안정되어 있었습니다.

하지만 스태프들이 소란스럽게 침대 옆에 모여서 A씨에게 큰 목소리로 말을 걸자, 지시 동작을 하지 못했습니다. "상태는 안정되어 있을 텐데, 의식 수준에 변동이 있는 걸까…"라고 사정하려 했지만 가족이 말을 걸 때엔 반응이 있고 지시 동작을 따를 수도 있었습니다.

예전의 저라면 그 모습을 보고도 "의식 수준에 변동 있음"이라고 판단을 내렸을지도 모릅니다. 하지만 휴머니튜드를 배우고 종종 있는 이러한 상황도 "환자의 의식 수준에 변동이 있는 것이 아니라 우리가 환자를 대하는 방식에 문제가 있을 뿐"이라는 사실을 깨달았습니다.

그래서 우리는 철저하게 휴머니튜드의 접근 방식을 실천해서 초기에 병을 치료하고, 몸통 억제대를 푸는 시간을 조금씩 늘려갔습니다.

왜 환자는 침대 위에서 일어나는가

하지만 입원 3일차에 병실을 방문하자 침대에서 일어나 있는 것을 발견했습니다. 섬망 상태에 있는 환자에게 간호사는 "일어나지 말아주세요. 위험해요", "소변줄을 하고 있으니 안심하세요. 소변줄을 통해서 자연스럽게 소변이 나올 거에요"라고 말을 했습니다.

왜 환자는 침대 위에서 일어나는 것인지 그 이유에 대해 우리는 생각해 볼 필요가 있었습니다. 이 분은 의식을 잃고 쓰러져서 병원으로 옮겨질 때까지 평범하게 생활을 하고 있었습니다. 눈을 떴을 때 본 적이 없는 방에서 침대에 묶여 누워있는 자신의 상태에 놀라 불안이나 공포를 느끼고 탈출하고자 갑자기 일어나는 것일지도 모릅니다. 눈을 떴을 때 설령 입원하고 있다는 사실을 설명 받았다고 해도 배뇨를 위해서 화장실에 가야만 한다고 생각해서 일어나는 것일지도 모릅니다.

여기서 간호사는 보통 침대에서 일어난 것만 보고 "위험 예측을 할 수 없는 환자"라고 여겨서 안전 대책을 세우지만, 그 전에 일어난 일의 원인을 생각할 필요가 있습니다.

〈4가지 기둥〉을 기반으로 생각해 낸 해결책

여기서 우리가 생각한 해결책은 의사와 연대해 조기에 방광 유치 카테터나 링거를 빼고 화장실에서 배설을 하고, 앉아서 식사를 하면서, 보조 목욕이나 침대 위에서 목욕을 받는 것이 아닌 샤워를 하도록 변경하여 인간다운 생활 상태로 되돌리는 것이었습니다. 그리고 가족과 사소한 이야기를 적극적으로 나누고, 긍정적인 생각을 할 수 있는 활동을 환자의 희망에 따라 제공했습니다.

이윽고 "옛날에는 이런 일을 했다", "가족에게 이걸 부탁하고 싶다" 등 환자의 자발적인 말, 행동이 보이게 되고 규칙적인 생활을 하게 되면서 적절한 피로에 의해 밤에는 숙면을 취하게 되었습니다.

"여기서 기다리면 돼?", "정말 행복해. 간호사 분들도 도움을 주셔서 정말 감사해요. 고마워요" 등의 말을 들을 수 있게 되고, 함께 보행을 할 수 있게 되었음에도 반드시 응급벨로 알려주게 되어 환자와 간호사 사이에 신뢰가 형성되었습니다.

이는 휴머니튜드의 〈4가지 기둥〉을 기반으로 하여 환자를 대하는 것으로 그 사람의 본연의 모습을 보고 환자와 간호사의 유대가 맺어진 증거라고 실감한 사례였습니다. 그리고 그 사람의 본연의 모습을 끌어내는 것은 케어를 하는 사람(의사를 포함한 모든 의료 관계자)에게 달렸고, 또한 이는 반대로 그 사람의 본연의 모습을 빼앗는 것도 케어를 하는 사람에 달린 것임을 실감했습니다.

신규 직원의 변화

한 신규 직원은 케어를 거부하는 치매 환자의 병실에 들어가는 것이 무서워서 표정도 굳어졌고, 앞으로 간호사로서 잘 할 수 있을지 불안해하고 있었습니다. 하지만 그녀는 스스로 바뀌고자 노력했습니다. 노력을 한다고 해도 그렇게 어려운 것은 아니었습니다. 휴머니튜드의 기술을 의식적으로 실시하는 것만으로 환자가 웃어주게 되었습니다. 옆에 있는 가족도 웃게 되었습니다. 이것은 신규 간호사가 간호를 계속하고자 하는 의욕과 기쁨으로 이어졌습니다. 그녀는 그 환자를 좋아하게 되었고, 즐겁게 간호를 할 수 있게 되었습니다.

정신과 병동에서의 실천

약의 효과가 아닌 〈케어의 효과〉를 실감하다

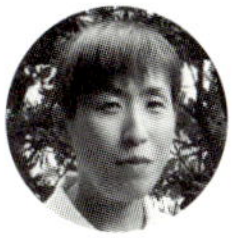

기무라 요코
도쿄도 건강장수센터 간호부 11층 동(東)병동
[정신과]/치매 간호 인정 간호사

[간호관리] 2013년 11월 호 게재

■ 도쿄도 건강장수센터 개요

병상 수	550개 (일반 520개, 정신 30개)
진료과 수	29개
일반병동 입원 기본 비율	7 : 1
*정신병동 입원 기본 비율	10 : 1
간호사 수	488명
평균 입원 일수(2012년도)	일반 병상 17.0일, 정신과 40일 이하를 목표로 할 때 37일

■ 병동의 특색(정신과 병동)

병상 수	30개
평균 연령	약 80세 (100세 치매 환자도 있음)

60% 이상이 치매 환자. 치매 진단을 받지 않아도 어떠한 형태로 인지기능 장애를 갖고 있는 환자는 전체 입원 환자의 약 70~80%

80세 여성의 실천 예시부터

뇌혈관성 치매에 걸린 80대의 여성이 있었습니다. 혼자서 걸을 수는 없었지만, 휠체어를 조작할 수는 있었습니다. 넘어진 경험이 있기 때문에 예방을 하기 위해 신체 구속이 필요하다는 판단을 받아 항상 휠체어에서 안전 벨트를 하고 있었습니다. 갑자기 기분이 나빠지거나 화를 내서 간호사의 손을 세게 잡거나 찻잔을 집어 던진 적도 있었습니다. 하지만 대부분의 시간은 온화하게 휠체어에 앉아서 직원이나 가족과 이야기를 나누며 웃을 수 있고, 미소를 지으며 노래를 불러 주기도 했습니다. 혼자서 일어나는 경우는 없었습니다. 이러한 상태에 있으면 신체 구속을 할 필요는 없다고 생각했습니다.

제가 휴머니튜드의 기술을 활용해서 바라보고, 상냥하게 접촉하고, 친절한 말을 걸자 환자분은 제 머리를 쓰다듬기도 하면서 웃어주셨습니다. 밤에 좀처럼 잠이 오

* 역자 주: 해당병원 병동에 환자수가 10명 증가할 때 마다 간호직원 1명이 추가배치되는 병동임. 간호직원에는 보건사, 조산사, 간호사, 준간호사가 포함됨. 보통 7대 1이 기본임

지 않을 때에도 환자분에게 있어서 고욕일 터인 신체구속과 기저귀를 푸는 것으로 스스로 배설을 하고 잠에 들 수 있었던 적도 있었습니다. 물론 항상 반드시 성공할 것이라고 장담할 수는 없지만, 우리가 환자를 대하는 방법에 따라 환자의 반응에 변화가 있었습니다. 약의 효과가 아닌 케어의 효과를 실감할 수 있었습니다.

"화장실에 가고 싶은데 괜찮을까요?" 등, 희망 사항을 말할 수 있게 된 그 여성은 그 때에 맞는 케어를 하면서 지켜보는 것으로 기분이 나빠지는 일이 적어지고 신체 구속도 풀 수 있게 되었습니다. 일어나 걷기까지 도움을 드리지 못한 것은 아쉬웠지만, 치매 환자분을 위험한 사람이라고 보는 것이 아니라 그 사람의 존재 자체를 존중하면서 이를 실천하는 케어를 제공하고 싶다는 생각이 점점 더 커졌습니다.

가족의 변화

이 사례에서 기뻤던 것은 휴머니튜드의 효과로 환자분 뿐 아니라 그 가족의 미소도 이끌어낼 수 있었던 것입니다. 항상 면회를 오는 자녀분은 매우 꼼꼼한 성격으로, 간호사에게 말을 걸 때에도 긴장한 얼굴이었습니다. 하지만 신체 구속을 풀 수 있게 되자 자녀분이 말씀 해주셨습니다. "입고 있는 옷을 칭찬받자 기뻐하며 "같이 노래를 불러 주는 사람(간호사)이 있다"고 말씀하셨어요. 어머니는 행복한 얼굴을 하고 계시네요"라고 말이죠.

입원이 장기화되면 가족은 요양시설을 알아보는 등 하루하루가 긴장의 연속인 경우도 있었습니다. 그런 때에 휴머니튜드를 통해 가능한 한 BPSD를 완화시킬 수 있다면 퇴원 후 갈 수 있는 선택지도 늘어날 겁니다.

이 분은 입원 초기에는 모두가 불가능할 것이라고 생각했던 원래 입원했던 요양원으로 퇴원할 수 있었습니다. 환자분과 그 가족, 그리고 우리 모두에게 있어서 기쁜 일이었습니다.

일본 최초로 〈병원 전체〉에서 실시하면서

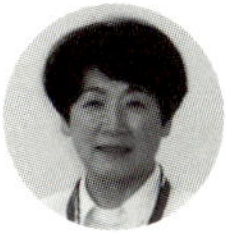

무나카타 하쓰에
일반 사단 법인 고오리야마 시 의료 요양 병원;
간호부장, 간호사 · 조산사

[방문간호와 간병]2015년 5월호 게재

■ 고오리야마 시 의료 요양 병원 개요

병상 수	120개 (의료형 1병동(40개), 요양 2병동(80개))
입원 환자 평균 연령	84.8세 (인지 기능이 저하된 환자가 전체의 60%)

나라면 "어떻게 케어를 받고 싶은가"

나(필자)는 조산사로서 약 30년간 통합병원에서 근무를 한 후 지역에서 실시하는 모자(母子) 건강관리에 힘쓰고 있었다. 그 후 이 병원의 간호부장직을 맡고 5년이 지났다.

처음엔 오랜 기간 출산 관련 병동에서 일하고 있던 나에게 있어서 〈노인 간호〉는 거의 미지의 세계였다. 간호부장으로서 "어떤 케어를 실시하는가"보다 "어떤 케어를 받고 싶은가"라는 시점에서 병동 순회를 다녀왔다. 젊은 스태프가 "저 사람(환자)은 시끄러워서…"라고 말하기에 몇 번이나 주의를 주었다.

나 자신이 노인 간호를 받기까지 얼마 남지 않았다. 만약 내가 입원한다면 〈나라는 사람〉을 소중히 여겨주었으면 좋겠다. 그런 케어를 받고 싶다고 생각했다. 〈인권〉이라는 어려운 말보다는 그저 상냥하고 따뜻한 말을 해 주었으면 좋겠다. 노인에게 있어서 중요한 건 이거다! 라고 생각했다.

〈조산사〉로서의 경험에서

이는 잘 생각해보면 아기나 어린 아이를 대하는 것과 같지 않을까? 그리고 이와 공통된 점은 인간이 갖는 〈미소〉와 〈친절〉이라는 생각에까지 이르렀다. 그런 때에 [간호관리] 2013년 11월 호에서 〈친절을 전하는 기술〉로서 〈휴머니튜드〉가 특집으로 다뤄졌었다. 친절을 전하는 데에 〈기술〉이 있다는 사실에 충격을 받고 이를 반드시 배우고 싶다고 생각했다.

2011년 3월 이후 동일본대지진의 피해를 입은 지역에서 모자 지원을 하면서 젊은 어머니들이 다치고 고생하는 모습도 봐왔다. 이런 가운데 후쿠시마에 사는 아이들을 일본에서 제일 건강하게 하고 싶다, 상냥한 아이로 자라주었으면 좋겠다는 생각을 갖고 있었다. 오랜 기간 조산사로서 일하고 모자 보건에 힘써왔던 나에게 있어서 휴머니튜드의 창시자인 이브 지네스트 선생님이 제창하는 내용인 “당신은 소중한 존재이다”와 같은 메시지는 머리 속에 박히는 것만 같았다.

그 후 운 좋게도 다양한 만남의 복이 있어서 지네스트 선생님이나 혼다 미와코 의사 선생님, 이토 미오 간호사, 그리고 타케바야시 요이치 교수(시즈오카 대학원 정보학 연구과)를 필두로 하는 수많은 선생님들과 공동 연구(p252)로 휴머니튜드를 배우기까지 이르렀다.

휴머니튜를 도입하면서 생기는 병원 내의 변화

공동 연구(2014년 6~9월)를 통해 2014년 10월 초에 병원의 전 직원 120명이 총 3시간동안 실시하는 휴머니튜드의 전체 연수를 끝마쳤다(간호직 51명 · 요양보호사 35명 외).

변화 ❶ 환자가 "죽고 싶다"는 말에서 "기쁘다"는 말을 하게 되었다!

전체 연수가 끝난 다음 날 항상 "죽고 싶다, 죽고 싶어"라고 말하던 치매 여성(80대 후반)이 "기쁘다, 기뻐"라는 말을 계속하면서 직원들의 손을 잡고 "고맙다"고 말하게 되었다는 보고가 있었다. 그 스태프가 분석한 바에 의하면 "대부분의 스태프가 눈을 보고 반응을 보면서 긍정적인 말을 거니까 기뻐진 것이겠죠."라고 한다.

한 사람만 친절히 대해도 시력이나 청력이 노쇠한 고령자에게 이 친절은 와 닿지 않는다. 대부분의 직원이 친절하게 말을 건다. 노인에게 있어서 〈사람〉이라는 환경이 얼마나 중요한가, 얼마나 행복하게 해 주는가를 실감하고 이 기술을 병원 전체가 배워야하는 중요성을 배웠다.

변화 ❷ 〈구강고정대〉가 사라졌다!

10월 말에 무언가 변화가 있었는지 스태프에게 물어보니 "어쩌면 구강 케어를 할 때 사용하던 구강고정대를 사용하는 환자가 없어졌을지도 모르겠다"라고 답했다. 확실히 3병동 합계 120병상에서 이전엔 적어도 10명 이상이 사용했을 터인 〈구강고정대〉가 어느 병동을 가도 사용하지 않고 있다는 사실을 깨달았다. 이에 놀란 것은 나 이외엔 없고 스태프들 중 "대단하다!"고 받아들이는 사람은 아무도 없다는 사실도 놀라웠다.

왜 구강고정대가 사라졌는가? 간호사, 요양보호사와 대화를 나눌 기회가 있었다. 요양보호사는 "나도 이유는 모르겠다. 지네스트 선생님께 물어보고 싶다"고 대답했다.

변화 ❸ 스태프가 환자를 대하는 〈전제〉가 바뀌었다!

지금까지 해 왔던 케어는 대체 무엇이 달랐던 것일까? 간호사 · 요양보호사가 말하길 "학교에서도 상대를 공경하고 눈을 보고 말을 하는 등 여러가지를 배웠지만, 이것은 총론적으로 배운 것으로 상대의 허락을 얻은 후 반응을 보는 법, 그리고 〈스태프(p95)〉가 있다는 사실은 배우지 않았다. 지금까지는 침상 생활을 하는 사람은 〈말을 걸어도 이해하지 못하는 사람〉으로 대했다. 하지만 이번에 휴머니튜드를 배우고 상대의 반응을 보고 허락을 받는 기술을 통해 침상 생활을 하는 사람이 〈우리의 말을 이해하는 사람〉이 되었다. 눈 앞에 있는 사람을 대하는 전제가 바뀌었다"고 말한 적이 있었다. 더욱이 직원의 자부심도 눈에 띄게 높아졌다.

변화 ④ 〈병동〉이 바뀌었다!

공동 연구에서는 휴머니튜드를 배우는 병동(실험군)과 배우지 않는 병동(대조군)으로 나누어 비교 연구를 실시하였다(p198).

이때 요양병동 중 하나인 〈2 병동〉을 휴머니튜드 병동(실험군)으로 선택한 데에는 이유가 있었다. 2 병동엔 입원 환자의 상태나 한 환자를 여러 의사가 담당하는 등의 여러 요인으로 인해 팀워크가 이루어지지 않는다는 어려움이 있었기 때문이다. 처음에는 예상대로 "안 그래도 사람이 부족한데 왜 이런 귀찮은 일을 하는가" 등 비협조적인 반응이 있었다. 병동 주임들도 "(휴머니튜드 도입에 대해) 여러 의견이 있어 어떻게 하면 좋을지 모르겠다"라고 한탄하는 말이 들려왔다.

하지만 연수 반년 후부터는 〈변화〉가 보이게 되었다. 이 변화를 가장 먼저 눈치챈 사람은 매일 오후에 일손을 돕기 위해 가는 외래 스태프였다. "이전에는 도우러 가도 인사를 하는 사람도 없었지만 원래 그런 것이라고 생각했다. 하지만 최근 2 병동에 가면 반드시 눈을 보고 인사를 해준다. 일이 끝나면 "고맙다"고 말해준다"는 것이었다.

대체 이 변화는 무엇일까? 휴머니튜드는 환자뿐 아니라 일을 하는 우리들의 감정도 풍족하게 해주는 기술이었던 것이다. 그야말로 〈케어링〉이다. 환자와의 상호작용을 통해 우리들의 마음이 치유된다는 것을 느낄 수 있는 결과이다. 공동 연구로 인해 한발 앞서 휴머니튜드 연수를 받은 9개월간 2 병동의 변화는 병원 내에서 좋은 평판을 받고 있다. 모두가 좋은 표정으로 일을 하고 있다.

휴머니튜드 기술을 보급 · 정착시키기 위한 과제

다음 과제는 "우리는 어떻게 바뀌었는가"를 밝혀내는 것이다. 이는 "왜 저 사람은 할 수 있는데 이 사람은 하지 못하는 것인가"를 밝혀내는 것이기도 하다. 이를 통해 국소적인 변화를 병원 전체로 퍼뜨리고 한 발 더 나아가 병원 밖-지역-으로 알릴 수 있다.

간호나 돌봄의 기술, 특히 사람과의 관계를 맺는 기술에 대해서는 아무래도 〈개인 정신론〉으로 정리되는 경우가 많다. 하지만 휴머니튜드가 누구나 습득 가능한 〈기술〉로 자리잡아서 〈저 사람은 할 수 있고 이 사람은 하지 못하는 이유〉를 규명하지 않는 이상 앞으로의 노인은 행복해질 수 없을 것이다.

앞으로 휴머니튜드를 정착시키기 위해서 치매 정보학(p252) 기술을 통해 우리의 행동을 객관적으로 평가받으면서 케어의 기술을 한 층 더 갈고 닦고 싶다.[22]

---

22 · 무나카타는 p127 관리자 좌담회에도 참가

휴머니튜드를 시행하면서 발생하는

차이의 실감과 〈올바름의 연쇄작용〉

이토 미오

도쿄도 건강장수의료센터 연구소 〈복지와 생활 케어 연구팀〉 연구원/
지네스트 · 마레스코티 연구소 일본지부/간호사

이 장에서는 고오리야마 시 의료 요양 병원(p128, p193)의 케어 스태프 및 환자에게 실시한 설문조사의 일부를 소개합니다. 처음엔 휴머니튜드에 회의적이었던 케어 스태프 사이에서도 환자의 작은 변화를 눈치채는 것으로 의욕과 기술 향상의 연쇄작용 현상이 일어나고 있습니다.

대체 무엇이 어떻게 바뀐 것일까요?

2014년도 고오리야마 시 의료 요양 병원을 몇 번이나 다니면서 혼다 미와코 선생님의 연구팀 일원으로서 여러 각도에서 휴머니튜드를 평가하고자 시도해 보았습니다. 〈휴머니튜드 도입 병동〉(병동 소속 직원 전원이 총 3시간 동안 연수를 받는다)와 〈기존 케어 병동〉(휴머니튜드에 관한 정보를 가능한 한 제한하여 이제까지와 다름없이 케어를 실시한다)로 나눠 2개의 병동에 있는 환자와 케어 스태프(간호사 · 간병직)에게 발생하는 변화를 조사했습니다.

질적 데이터의 일부를 활용하여 휴머니튜드의 효과에 대해 생각해 보고자 합니다.

케어가 변하면 환자가 변한다

연수 실시 한 달 후 각각의 병동에 소속한 케어 스태프를 대상으로 〈설문조사〉를 실시했습니다. 연구에 동의한 각각의 환자에게 연수 전후로 나타난 변화를 인식할 수 있었는지, 변화가 있었던 경우 어떠한 변화가 있었는지를 스태프를 통해 기술하도록 부탁했습니다.

그 결과 7명의 환자가 휴머니튜드 도입 병동(케어 스태프 19명, 환자 14명)에서는 60% 이상의 케어 스태프에게 〈변화가 있었다〉고 답했습니다 전체 환자의 절반이 대부분의 케어 스태프에게 변화가 있었다고 답한 것이 됩니다. 더욱이 모든 케어 스태프에게 〈변화가 없었다〉고 답한 환자는 한 명도 없었습니다(0%).

한편 기존 케어 병동(케어 스텝 16명, 환자 11명)에서는 7명의 환자가 모든 직원에게 〈변화가 없었다〉고 답했습니다(63.6%). 반 이상의 환자가 케어 스태프 전원에게 변화가 없었다고 느낀 것입니다.

휴머니튜드 기술을 배우고 케어 방식이 바뀌면 환자에게도 어떠한 형태로든 변화가 생길 가능성이 나타날 것이라고 예측됩니다.

미세한 〈변화〉를 잡아내는 기술(記述)

다음으로 휴머니튜드 도입 병동 소속 케어 스태프가 느낀 변화를 설명하겠습니다. 설문 조사 결과를 보았을 때 저는 크게 감동받았습니다.

개입 병동에는 케어 스태프가 가까이 다가가는 것 만으로 할퀴는 듯한 행동을 취하는 환자가 있었습니다. 모든 케어를 할 때에 할퀴거나 강하게 붙잡는 행동을 보여 케어 스태프들 중에는 팔에 상처가 남아있는 사람도 있었습니다.

연수를 마치고 1개월 후에는 아직 같은 행동이 관찰되었습니다. 그래도 케어 스태프 중 15명(78.9%)이 그 환자의 변화를 느끼기 시작했습니다. 변화를 상세히 기술한 것은 다음과 같습니다.

❶ 입욕 전에는 저항을 하지만 물에 몸을 담그면 온화한 표정을 짓고, 말을 걸면 눈을 마주본다.

❷ 이전과 비교하여 온화해졌다. 가끔 손톱을 세우는 등의 공격은 하지만, 말을 걸면 고개를 끄덕이거나 대답을 하는 모습이 종종 보이게 되었다.

❸ 폭력적인 행동이 많이 줄었다. 대답을 많이 하게 되었다.

❹ 이전보다 고개를 끄덕이거나 대답을 하는 모습이 많이 보이게 되었고, 편안한 표정을 짓는 경우도 있다. 단, 꼬집는 등의 행동은 아직도 보이고 있다.

❺ 휴머니튜드를 활용해도 폭력적인 행동은 취하지만, 이전보다 말을 많이 하게 되었다.

❻ 몇 초 동안이지만 꼬집는 행동이 적어졌다.

❼ 눈을 바라보면서 대화를 하는 것으로 이해해주었고, 자리를 뜰 때엔 손을 잡고 놓지 않는 행동을 한다.

❽ 표정이 조금 온화해졌다.

❾ 손톱을 세우지 않게 되었다.

❿ 화를 내는 경우는 있지만 꼬집거나 붙잡는 강도가 전체적으로 약해졌다.

이러한 기술을 볼 때 〈꼬집거나〉, 〈손톱을 세우거나〉, 〈붙잡는〉 등의 행동이 계속해서 보인다는 사실을 알 수 있었습니다. 하지만 ❷~❺에서는 〈끄덕임〉이나 〈대답〉 등의 리액션이 늘어났다는 사실이 기술되어 있고, ❶❷❹❼❽에서는 한 순간일지라도 케어 스태프와 환자 사이에 온화한 분위기가 형성되었다는 사실을 알 수 있었습니다. 또한 〈눈을 맞추는 기술〉(눈맞춤, p98)을 의식하는 것으로 ❶상대가 〈눈을 마주봐 주거나〉, ❼케어 스태프 측이 눈을 마주보는 것으로 〈멀어지고 싶지 않다는 행동〉을 보인다는 사실을 알 수 있었습니다.

또한 ❸❻❾❿에서는 꼬집거나 붙잡는 등의 행동이 줄거나 약해졌다, 손톱을 세우지 않게 되었다와 같은 미세한 변화를 잡아내고 있다는 사실을 알 수 있습니다.

관찰 능력을 향상시키다

꼬집히거나 붙잡히는 것은 변하지 않았습니다. 하지만 대부분의 케어 스태프가 환자의 작은 변화를 인식했습니다. 아무리 작은 변화라도 케어를 하는 사람이 이를 파악할 수 있다면 "어쩌면 하고 싶은 말을 전할 수 있을지도 모른다"는 기대감이 높아집니다.

그러면 더 다양한 휴머니튜드 기술을 구사하여 눈을 마주보고 가까이에서 말을 걸며 환자의 팔을 붙잡지 않고 혼란스럽게 만들지 않도록 느긋하게 케어를 실시하게 됩니다. 케어 스태프의 동작의 변화가 환자에게 "이 사람은 안심할 수 있는 사람일지도 모른다"는 생각을 심어주어 더 큰 변화를 이끌어낼 수 있을 것이라 생각됩니다.

설령 반신반의한 상태일지라도 휴머니튜드의 기본적인 기술을 시도해보는 것만으로 환자의 변화를 이끌어내는 경우가 있습니다. 그러면 "어? 이 사람이 대답을 했어!"라는 놀라움과 함께 변화를 다시 확인해 보기 위해 케어를 할 때 〈자세히 관찰〉하게 됩니다.

즉, 일단 기술을 사용해본다 → 환자에게 작은 변화가 나타난다 → 관찰을 하면서 기술을 구사한다 → 환자에게 더 큰 변화가 일어난다 → 기술을 더 적극적으로 활용하게 된다 **[그림1]**과 같은 흐름 속에서 케어 스태프의 기술 및 관찰 능력이 향상될 것이라고 추측됩니다.

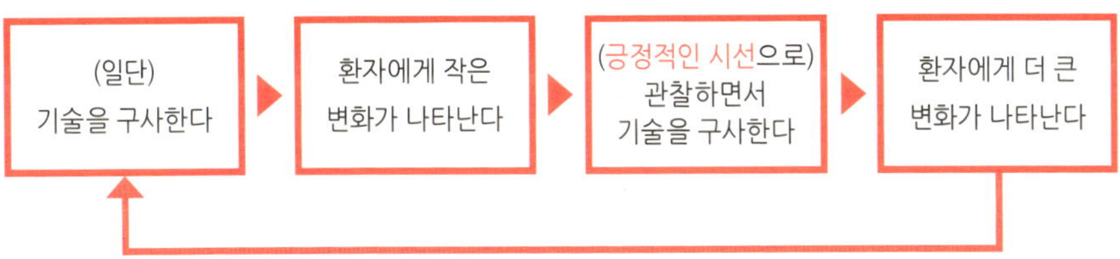

[그림1] 〈일단 기술을 구사한다〉는 것에서 시작하는 올바른 연쇄작용

의도적인 관찰이라는 〈긍정적인 메시지〉

다른 환자에 대해 "팔을 가볍게 쓰다듬으면서 말을 걸면 눈꺼풀이 움직인다"는 기술도 있었습니다. "무언가 변화가 있는 것 아닌가"는 기대가 있기 때문에 환자의 표정을 몇 초간 관찰하게 되면서, 말을 거는 행동과 눈꺼풀의 움직임의 연동을 인식한 것 아닐까요? "눈꺼풀로 대답을 해 주고 있는 것일지도 모른다"고 느끼면 기술을 더 적극적으로 활용하면서 상대의 대답이나 행동을 관찰하게 됩니다.

케어 스태프가 먼저 긍정적인 메시지를 전달하고자 하는 횟수가 늘어나기 때문에 의식이 자신의 내면으로 향해있던 치매 환자들이 조금씩 외부로 의식을 돌리고 반응을 보이게 되는 것이라고 생각됩니다. 이는 〈올바른 연쇄작용〉으로 이행되는 것을 의미합니다.

반대로 "이 사람은 말해도 이해하지 못할 것이다"고 생각하면 "돌아 누우세요"라는 말만 하고 상대의 몸을 움직이는 데에 의식을 집중합니다. 상대의 반응은 기대하지 않기 때문에 표정이나 작은 자발적인 움직임을 의도적으로 관찰하지도 않습니다. 케어 스텝이 환자의 몸을 〈전체 보조〉라는 형식으로 움직이면서 케어를 진행합니다. 환자는 어떻게 하면 좋을지 몰라 하며 자신이 할 수 있는 일은 없다는 생각을 주입당하기 때문에 그저 가만히 몸을 맡길 수 밖에 없습니다(〈부동의(不同意) 메시지〉의 복종, p208). 어쩌면 고통을 표정에 내비치면서 호소하고 있을지도 모르지만, 이 또한 관찰하지 않으면 알 수 없고, "으-"라고 말을 해도 "금방 끝나요"라는 한 마디로 상황을 정리해버립니다. 그리고 결국 격렬한 증상으로 거부 표현을 하거나 이것 마저도 포기하고 아무런 반응을 보이지 않게 되는 〈잘못된 연쇄작용〉에 빠지기 쉬운 것이 현실입니다.

이후 고오리야마 시 의료 요양 병원의 모습

고오리야마 시 의료 요양 병원에서는 이후 〈기존 케어 병동〉이나 그 외의 모든 조직에도 휴머니튜드 연수를 수강하도록 했습니다. 병원직원 전원이 배우는 것으로 휴머니튜드 케어 기술을 활용하여 그 효과가 더 좋았습니다. 기술이라는 사실을 이해하지 못하면 "너무 들러붙는다", "환자에게 꼬리치고 있다" 등과 같이 다른 직원의 지적을 받는 경우가 생기기 때문입니다. 부자연스럽게 보이기 때문에 더더욱 전원이 케어 기술을 이해하고 "지금 기술을 구사하고 있는 것이다"라며 서로가 공유할 수 있는 환경이 필요합니다.

단, 잠깐 연수를 들었다고 바로 조직 내에서 휴머니튜드가 실천되는 것은 아닙니다. 휴머니튜드에는 끝이 없습니다. 지네스트 선생님은 지금도 "이렇게 하는 편이 환자에게 더 좋다"고 생각하면 바로 다른 방법을 검토하고 계십니다. 강의 내용에도 변화를 주십니다. 우리가 제공하는 케어 기술이나 지식이 〈가장 좋다〉고 믿으며 자부하는 것이 아니라 항상 상대에게 맞추어 변화를 주는 겸허한 마음을 추구합니다.

고오리야마 시 의료 요양 병원에서는 지네스트 선생님의 제안에 따라 입체 보조기를 구입하고, 침상생활을 하는 환자라도 일어서는 것이 가능하다면 서 있는 시간을 만드는 방식을 도입했습니다(p140). 처음엔 케어 스태프들에게도 입체 보조기를 사용하는 것에 대해 불안해 하거나 사용 방법이 명확하지 않아 직원들과 환자 모두의 동기부여가 저조했던 시기도 있었지만, 여러 번에 걸쳐서 시도하는 과정을 통해 서로 익숙해지면서 입체 보조기를 〈내 속옷〉이라고 부르는 환자도 나타났습니다.

무엇이든 새롭게 도입하고 시도할 때엔 생각처럼 되지 않는 것도 있고, 정신적 · 신체적 부담이 늘어납니다. 조금 익숙해 질 때까지 시도하는 자세가 중요합니다.

물론 정체기도 있습니다. 직원들 중 결원이 생기거나 환자의 입·퇴원이 많아지는 등 각 직원의 부담이 늘어나면 일상 케어 방식을 신경쓰거나, 새로운 기술이나 기계를 활용할 의욕이 감퇴합니다. 그러나, 이전의 모습으로 돌아가지 않도록 노력한다면 다시 더 나아지도록 힘쓸 수 있는 시기가 올 것이라고 생각합니다.

정말 휴머니튜드를 추구하고자 한다면 조직적인 단위에서 큰 개혁을 일으켜야만 합니다. 고오리야마 시 의료 요양 병원의 하라 토시오 원장님, 무나카타 하쓰에 간호부장님(p128)을 필두로 수많은 직원분들이 다 함께 조직을 바꾸어 나가는 모습을 앞으로도 장기적으로 관찰해 나가고 싶습니다.

[방문 간호와 간호] 2015년 5월호 게재
2019년 1월 추가 집필

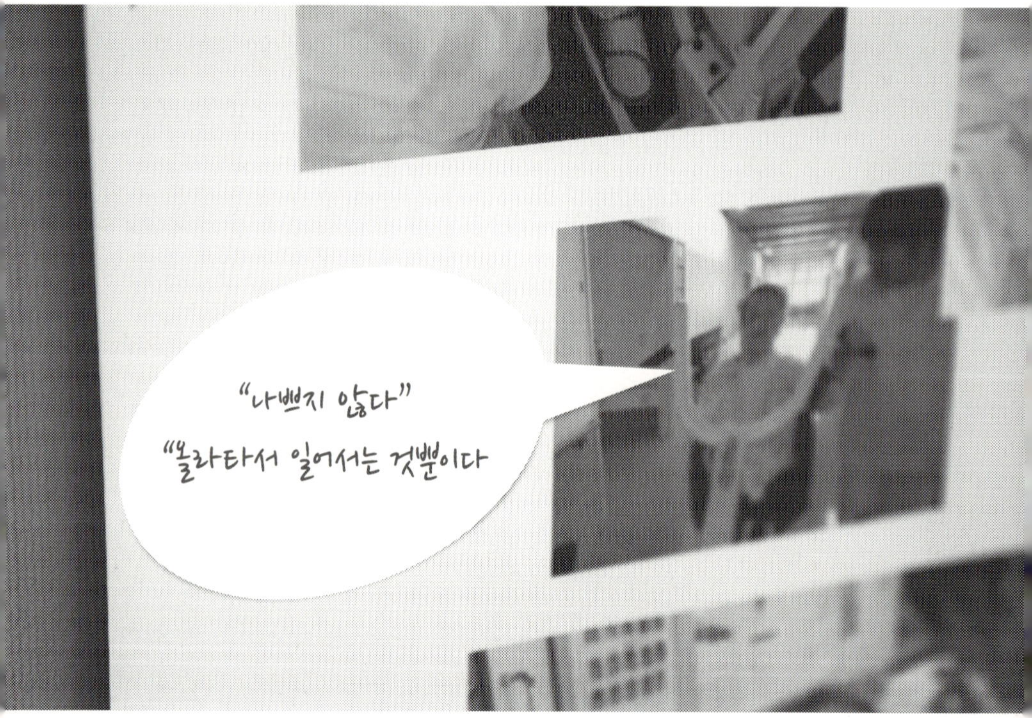

인지기능이 저하된 환자의 〈의사〉를 존중하다

이토 미오
도쿄도 건강장수의료센터 연구소 〈복지와 생활 케어 연구팀〉 연구원/
지네스트 · 마레스코티 연구소 일본지부/간호사

왜 거부당하는가?

인지기능이 저하된 환자의 〈희망〉

"우리는 환자(이용자)를 위하는 마음에 최선을 다해 케어를 하고 있는데 어째서 거부당하거나 폭언을 듣는 거지?"라는 의문은 수많은 간호사가 고민하는 문제입니다. 이 질문에 대해 생각하기 전에 질문해봅니다. 여러분은 인지기능이 저하된 사람들의 희망을 거부하지 않고 듣고 있나요? 그들의 희망을 소중히 다루고 있나요?

입욕을 하도록 유도할 때를 예로 들어봅시다.

한 환자에게 "○○씨, 목욕합시다"라고 말을 걸었을 때 "오늘은 안 하겠습니다. 오한이 들어서요"라는 대답이 돌아왔습니다. 그러면 당신은 "그래요? 그러면 내일 할까요?", "따뜻한 수건을 나중에 가져올께요"라고 대답하는 것으로 타협을 합니다.

하지만 인지기능이 저하된 환자가 같은 말을 했을 때, 어째서인지 간호사는 "그러지 말고 목욕해요"라고 말합니다. "목욕하러 갑시다"라고 말하는 것과 동시에

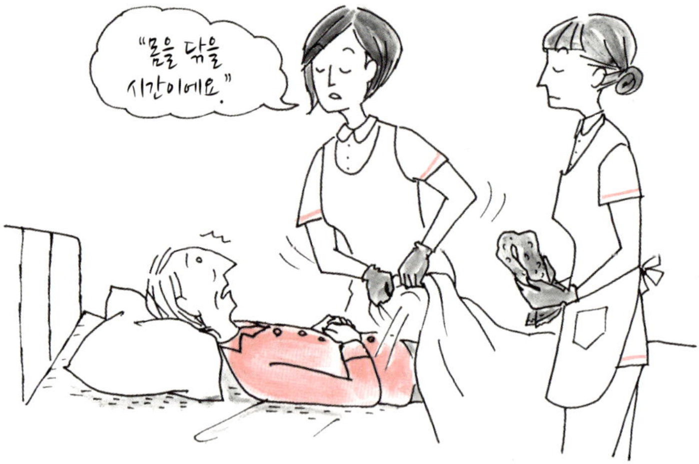

이불을 빼앗는 경우도 있습니다. 즉, 상대의 의사를 확인하기 전에 "이 사람은 지금부터 목욕을 한다"고 결정지은 것이죠.

만약 환자의 희망에 맞추어 목욕이 아니라 수건으로 몸을 닦기로 한다 해도, 도구를 갖고 환자가 누워있는 침대 옆에 서서 바로 "○○씨, 몸 닦을게요"라고 말하면서 이불을 들쳐냅니다. 환자가 깜짝 놀라서 이불을 꽉 붙잡자 큰 목소리로 "몸 닦을 시간이에요! 이불을 놔 주세요"라고 말합니다. 환자가 "그만해!"라고 소리쳐도 "몸 닦을께요! 깨끗하게 해드릴게요"라며 이불을 들추고 간호사 한 명이 환자를 붙잡고 있는 동안 다른 간호사가 옷을 벗깁니다.

이런 경우에 간호사는 환자의 〈거부〉를 문제시합니다. 하지만 희망이나 호소를 들으려 하지 않는 간호사의 태도와 강제적인 케어야 말로 돌아 볼 필요가 있습니다.

다른 간호사에게 민폐이다? 업무에 지장이 생긴다?

왜 인지기능이 저하되면 간호사의 판단으로 케어를 할 타이밍을 결정하는 것일까요?

인지기능이 정상적인 사람이라면 이 대화를 기억하고 있을 뿐 아니라 의사소통도 원활하게 할 수 있기 때문에 케어에 시간이 오래 걸리지 않고, 설령 희망에 따라 입욕을 나중으로 미루어도 다른 간호사에게 민폐를 끼칠 일은 거의 없습니다.

한편 인지기능이 저하된 사람의 경우 기억력이 저하되고 의사소통에 어려움이 있기 때문에 "한 번 목욕을 하지 않으면 다음에도 계속 목욕을 할 수 없을지도 모르기 때문에"라는 생각이 자리잡게 됩니다. 또한 입욕을 거부하는 치매 환자의 입욕 케어는 시간과 노력이 많이 필요하기 때문에 "내가 오늘 하지 못한다면 다음 간호사에게 민폐가 될 것이다"라는 심리적 부담감이 생깁니다.

이렇듯 환자 개인, 간호사 사이의 관계성, 이후 생길 업무를 예측한 간호사의 불안과 같은 요인이 더해져 인지기능이 저하된 사람의 선택권을 무시한다는 것이 현실입니다. 환자의 의사를 우선시하기 위해서는 어떠한 케어 방법이 있을지를 모색할 필요가 있습니다.

비일상적인 환경에서 생활하는 어려움

20년 가까이 요양 시설이나 병원, 가정을 방문하여 치매환자를 돌보는 케어 종사자(간호사,간병인)들을 관찰해 왔습니다. 치매 환자들은 있는 힘껏 "싫다"는 의사 표현을 하고 있지만 받아들여지지 않아 본의 아니게 케어를 강제당해 왔습니다. 그 결과 폭언이나 폭력과 같은 BPSD(치매의 행동심리증상)가 나타나거나, 반대로 모든 정보를 차단하고 일절 반응하지 않는 상태에 이르는 환자를 만났습니다.

병원에서는 치료를 위해 우선적으로 실시해야만 하는 검사나 처치가 있기 때문에 요양시설보다도 빈번하게 이러한 일이 생깁니다. 격한 BPSD에 대해서는 신체억제나 약물에 의한 진정을 종용하고, 신체상태를 더욱 악화시키는 악순환의 연속이었습니다.

정신과 의사인 오자와 이사오 씨는 치매 환자들이 살아가는 모습을 "결코 의식적인 행동이라고는 할 수 없고, 그 노력의 대부분이 통하지 않아 오히려 불안, 혼란, 포기, 그리고 절망을 만들어낸다"[23]고 묘사했습니다.

의료 종사자는 치매 증상을 뇌 장애에서 기반한 증상이라고 판단하여 이 증상을 어떻게 억누를지, 의사소통이 어려운 사람을 대상으로 하는 케어를 얼마나 원활하게 진행할 지와 같은 사고방식을 갖기 쉽습니다. 하지만 치매 환자들은 병원이라는 매우 비일상적인 환경에 갑자기 내던져져서 그들 나름대로 생활을 이어나가기 위한 노력을 하고 있는 것일지도 모릅니다. 말로 잘 표현할 수 없는 사람들이기 때문에 더더욱 언어로 설득하는 것이 아니라 그들의 행동이나 태도를 관찰하여 대응을 검토하는 능력이 케어 종사자들에게 필요합니다.

"왜 거부당하는가"-본 원고에서는 이 질문에 대한 힌트로 〈부동의(不同意) 메시지〉와 휴머니튜드에 대해 소개하고자 합니다.

〈부동의(不同意) 메시지〉를 통한 제안

대인관계에서 나타나는 BPSD는 회피할 수 있다

요양 시설에서 오랜 시간에 걸쳐 진행한 관찰 연구에서 치매 환자들이 BPSD를 보이기 전에 나타나는 〈부동의(不同意) 메시지〉에 대해 정리하여 발표했습니다.[24 25]

오자와 씨가 지적하는 것과 같이 그들의 노력이 주위 사람들에게 이해 받지 못하고 겉도는 과정에서 불안, 혼란, 포기, 절망…으로 진행된다면, 겉도는 단계에서

23 오자와 이사오, 쓰치모토 아리코: 대화로 푸는 치매 케어, 미와서점, 96-97, 2004

24 이토 미오, 미야모토 마코토, 다카하시 류타로: 부동의 메시지를 향한 깨달음: 간병 직원과의 인간관계 속에서 출현하는 치매의 행동심리증상을 회피하기 위한 케어, 일본 노년간호학회지, 15(1), 5-12, 2011(일본노년간호학회 연구논문 장려상 수상).

25 이토미오: 치매 환자의 의사를 파악하다-치매 증상을 관계성을 통해 풀어내는 요양 노동 안정 센터, 8-24, 2013.

방향을 바꿈으로써 대인관계에서 발생하는 BPSD를 피할 수 있을 것이라는 발상에서 고안한 연구입니다.

치매환자들은 다양한 방법으로 "싫다(부동의)"는 표정이나 태도를 보여주지만, 케어 종사자들의 열정적인(끈질긴) 설득과 강요가 계속되면서 BPSD로 이어지는 경우가 빈번히 관찰되어집니다.

연구에서는 5가지 부동의 메시지를 정리했습니다.

5가지 부동의 메시지

[복종], [사죄], [전가], [차단], [분노]

포기하기 위해서는 〈부동의〉를 정확하게 받아들인다

싫어하는 행동을 계속적으로 강요하면 부정적인 감정기억을 남기고, 사태는 점점 더 악화됩니다.

휴머니튜드에서는 수많은 기술과 긍정적인 말을 구사하여 설득하는 노력은 하지만, "3분 동안 합의를 얻지 못하면 일단 포기한다"는 규칙이 있습니다. 〈물러나고〉 〈포기하는〉 기술입니다. 하지만 포기하기 위해서는 상대의 "싫다"(부동의)는 메시지를 먼저 정확하게 받아들여야만 합니다. 이는 이제까지 수많은 요인으로 인해 간호사가 "인식하지 못하는" 것이었습니다.

본 원고에서는 관찰 연구를 통해 밝혀진 〈부동의 메시지〉, 즉, 〈케어 스태프의 설득을 납득하지 못했다〉는 것을 나타내는 5가지 타입을 소개합니다. 끈질긴 설득을 줄이는 것, 그리고 빠른 단계에서 케어의 방향을 바꿈으로써 의사소통 문제에 의한 BPSD를 방지하고자 합니다.

타입별 〈부동의 메시지〉

복종-빠르게 깨닫고 케어의 방향을 바꾸다

말 그대로 이 〈부동의 메시지〉가 나오는 것은 케어 스태프에게 〈복종〉당하는 경우입니다.

치매 환자는 "싫다"라는 말이나 태도를 반복하여 나타내고 있지만, 케어 직원이 끈질기게 설득을 하면 결국 그 말을 따라야만 합니다. 게다가 계속해서 지시가 내려집니다. 처음에는 참고 케어 직원의 유도를 따랐지만, 참을성의 한계를 넘어 "이런 곳에 못 있겠다"며 집에 돌아가고 싶다는 의사를 나타내게 됩니다. 이런 경우가 적지 않습니다. 이 연구는 요양 시설에서 실시했지만, 병원에서도 같은 상황이 반복되고 있습니다.

여기서 치매 노인이 입원한 경우를 예로 들어봅시다.

간호사 : ○○씨, 이쪽으로 오세요.

환자 : 내가 왜 병원에 있지? 아픈 곳도 없는데. 돌아가겠습니다!

간호사 : (휠체어를 뒤에서 밀어서 병실로 이동하면서)가슴이 아프시니까 치료를 위해 입원합시다.

환자 : 멋대로 무슨 짓이에요! 돌아갈 거에요!(… 휠체어의 팔걸이를 꽉 쥐고 있다)

간호사 : 여기가 ○○씨의 침대에요. 짐은 맡아 두겠습니다(라고 말하면서 환자가 무릎 위에 올려 끌어안고 있던 가방을 향해 손을 뻗는다).

환자 : 그만둬! 뭐 하는 거야!(라며 가방을 강하게 쥔다)

간호사 : 무릎 위에 두시면 무거우시죠. 짐은 이쪽 의자 위에 놓아요(라고 말하며 가방을 잡아 당겨서 의자 위에 둔다).

(입원 수속을 끝낸 후 가족이 병실에 도착)

환자 : 데리고 가 줘. 이런 곳은 싫어!

가족 : 할아버지, 가슴 치료 받아요. 여기 간호사 선생님이 도와주실 거에요.

환자 : 이런 곳은 싫어!(라고 소리치면서 휠체어에서 일어나려고 해서 움직임을 제지하는 간호사를 향해 주먹을 휘두른다)

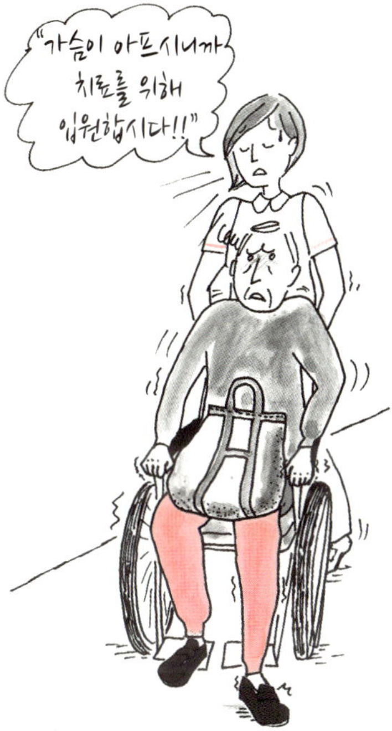

의료 종사자나 가족이 "이 환자는 입원할 필요가 있다"고 생각했기 때문에 더욱 인식하지 못하는 사이에 강제적인 케어를 반복하고 있습니다. 이런 상황에서는 사실 〈불안과 불만을 부추기지 않는 케어〉를 필요로 합니다.

앞서 서술한 경우를 〈간호사의 입장〉과 〈환자의 입장〉에서 생각해 봅시다(환자의 생각이나 입장을 나타내는 부분을 밑줄로 표시했습니다).

❶ "○○씨, 이쪽으로 오세요."

가족으로부터 현재 병력을 들은 후, 담당 간호사가 환자에게 한 말입니다. 이 간호사는 처음에 가족과 환자 모두에게 자기소개를 했지만, 주로 가족을 보고 있었기 때문에 환자 본인의 기억에는 남아있지 않는 듯 합니다. 실제로 병동에 도착한 직후 정보수집은 가족 사이에서만 이루어지고 치매 환자 본인은 고립된 상태인 경우도 적지 않습니다. 갑자기 알지도 못하는 흰 옷을 입은 사람이 뒤돌아보면서 "이쪽으로 오세요"라고 말하여도 누구인지 알지 못합니다. 그렇기 때문에 거절하고 있는 것이죠.

❷ (휠체어를 뒤에서 밀면서)가슴이 아프시니까 치료를 위해 입원합시다.

간호사는 업무가 많아 바쁘고, 치매 환자의 이야기를 계속 듣고 있을 여유가 없습니다. 또한 환자가 거부해도 간호사는 휠체어를 이용하여 쉽게 환자를 이동시킬 수 있습니다.

이 간호사는 휠체어를 밀면서 환자를 배려하는 말을 합니다. 하지만 뒤에서 말을 하면 인지 기능이나 감각 기능이 저하된 사람에게는 이 목소리가 닿지 않습니다. 들리지 않는 것인지 듣고 싶지 않은 것인지는 알 수 없으나, 환자의 〈멋대로〉라는 표현에서 "자신의 의지와는 반대되는 설득"이라는 것을 환자가 인지하고 있다는 사실을 알 수 있습니다. 여기서 휠체어 팔걸이를 꽉 쥐면서도 상대가 하는 행동을 당하고만 있는 상태는 그야말로 [복종]입니다.

❸ 가방을 빼앗으려고 하는 장면

간호사는 가방을 "무릎 위에 두면 무거울 것이다"라는 배려는 물론이고, "빨리 침대에 눕혀서 안전을 확보한 다음 기록을 해야 한다"…는 생각에 빨리 받아 들려고 하고 있습니다.

치매 환자 중에는 자신의 물건을 손에서 놓는 것을 극단적으로 싫어하는 사람이 적지 않습니다. 이는 경계하고 있기 때문입니다. 특히 억지로 자신을 데려온 〈이 간호사〉에게 중요한 물건을 맡길 리가 없죠. 가족이 도착하기를 기다리는 동안 조금이라도 대화를 나누면 좋았을 테지만, 억지로 가방을 빼앗으려고 하고 있었습니다. 여기서 BPSD가 일어날 가능성도 있었을 것입니다. 저항하면서도 간호사에게 가방을 넘긴 이 장면도 [복종]입니다.

❹ 가족이 도착하자마자 "이런 곳은 싫다"고 말하는 장면

"이런 곳은 싫다"는 표현에서 병원에 대한 부정적인 감정을 갖게 되었다는 사실

을 알 수 있습니다.

인지기능이 저하되면 최근에 일어난 일도 기억하기 어려워지지만(근시기억장애), 감정과 관련된 기억(감정기억)은 강하게 남습니다. 〈나쁜 사람〉, 〈나쁜 장소〉라는 인상을 갖게 되면 이 인상을 뒤집기는 매우 힘듭니다. 그렇기 때문에 가족이 설득하고자 해도 전혀 듣지 않고, 〈나쁜 장소〉에서 도망치고자 일어난 것입니다. 그런데도 간호사가 또다시 자신의 행동을 제지하기 때문에 짜증이 분노로 바뀌어 격렬한 BPSD를 보이게 된 것입니다.

폭력이라는 격렬한 BPSD를 보이기 전에는 위와 같이 환자의 의사가 무시당하는 장면이 여럿 있었습니다. 사실은 치매 환자가 참는, 즉 [복종]하는 행동을 반복하고 있었지만 의료종사자는 이를 깨닫지 못하고 〈사소한 강제〉를 반복하는 과정에서 BPSD가 발생하는 것입니다. 이렇게 생각하면 우리에게도 할 수 있는 일이 조금 있을 것 같습니다.

환자가 동의하지 않는다는 의사를 나타내는 〈부동의 메시지〉를 의식하여 (싫어하는 것 같다)고 느꼈을 때엔 애초에 지금 병실로 이동할 필요가 있는가, 불안을 느끼고 있기 때문에 이동하기 전에 조금 의사소통을 할 시간을 가질 필요가 있지 않을까, 가족과 떨어지지 않는 편이 좋지 않을까와 같이 케어의 방향을 바꿀 필요가 있다는 사실을 깨달을 것입니다.

[사죄], [전가] -하지 않는다는 선택지를

대부분의 치매 환자는 할 수 있다는 자신감이 없는 것에 대해 처음에는 "나는 이런 것은 잘 하지 못하니 괜찮다" 등의 말을 하면서 간호사의 설득을 거절합니다.

하지만 〈자립 지원〉을 강조하는 현장에서 간호사는 "그런 말 하지 말고 그냥 해

봅시다", "할 수 있는 데까지 해봅시다"와 같은 말을 할 수밖에 없습니다. 환자는 수차례 거절하지만, "간단하니 괜찮다"며 열심히(끈질기게) 말을 겁니다.

그래서 하는 수 없이 시도해 보지만(이 단계는 [복종]), "간단하다"는 작업을 하지 못합니다. 〈간단한 작업조차 하지 못하는〉 사태를 직면하면 누구나 충격을 받습니다. 이 때에 "이런 것도 못해서 죄송합니다"라고 사과하는 것이 [사죄]이고, "이 연필이 안 좋아서 잘 쓸 수 없다"등과 같이 사람이나 물건에게 책임을 미루는 것이 [전가]입니다.

[사죄]와 [전가] 모두 문제라고 할 정도는 아니라고 생각하시는 분도 적지 않을 것입니다. 하지만 간호사가 문제라고 생각하지 않기 때문에 "이것은 간단하다"며 작업을 하도록 권유하여 불에 기름을 붓는 경우가 있습니다. 너무 못하는 자신과 직면했을 때 BPSD로 이어지는 경우가 있습니다.

[사죄]와 [전가] 모두 알츠하이머의 증상으로, 실행증이나 실인증의 증상을 보이는 환자도 많지만, [사죄]는 소극적인 증상이기 때문에 BPSD도 소극적으로 나타납니다. 자신이 없는 듯이 일어나면서 "저는 집으로 돌아갈게요"라고 작은 목소리로 말하지만, 간호사에게 "조금 있으면 식사 시간이니 잠시 누워서 기다려 주세요"라는 말을 듣고 우물쭈물하며 자리에 눕습니다. 집에 가고 싶다는 의사조차 받아들여지지 않아 더 침울해져서 우울증에 걸리는 경우도 있습니다.

[전가]의 경우는 기가 센 성격이기 때문에 물건이나 사람에게 책임을 전가하지만, 그래도 납득할 수 없을 때엔 화를 내거나 다른 환자를 공격하는 경우도 있습니다.

[사죄]나 [전가]라는 메시지에서 배워야 할 것은 환자 본인이 "잘 하지 못하기 때문에 하고싶지 않다"고 표현했을 때 "보고만 있어도 괜찮다", "참가하지 않아도 괜찮아" 등, 하지 않는다는 선택지를 검토하는 것입니다.

실행증이나 실인증은 그 상황에 따라 다릅니다. 간단한 것도 하지 못하는 자신을 직면해 충격을 받았을 때엔 〈평소엔 할 수 있었던〉 것마저 〈할 수 없게〉되는 경우가 있습니다. 이러한 때에는 이것저것 권유해도 좋은 결과는 나오지 않습니다. "지금은 하지 않아도 괜찮다"고 말하여 침울한 상태에서 회복했을 때 다시 접근하는 방법을 검토할 필요가 있습니다.

[차단], [분노] -〈하고 싶지 않은 일〉이나 〈자극〉을 줄이자

이 두 가지는 직업 정신이 투철한 남성 중 뇌혈관 치매 환자 사이에서 많이 관찰됩니다.

[차단]은 짜증의 원인인 정보를 차단하고자 하는 것으로, 간호사가 말을 거는 등의 상황에서 들리지 않는 척이나 자는 척을 하는 것입니다. 조금 전까지는 TV를 보고 있었는데 간호사가 가까이 다가오는 기척을 느끼자 눈을 감습니다. 여기서 "자고 있다면 나중에 다시 오자"며 간호사가 돌아가면 좋겠지만, "○○씨, 식사하시기 전에 화장실에 다녀옵시다!"라며 경쾌한 목소리로 깨우려는 대응을 하는 경우가 대부분입니다. 자는 척을 하기로 마음을 먹었는데 몇 번이나 말을 걸어와 짜증이 점점 커져서 "시끄러워! 이런 데에 더는 못 있어! 집에 갈거야!" 등과 같은 말을 하면서 자리에서 일어나 문을 두드리는 등의 격렬한 행동을 취하기 쉬운 것이 특징입니다.

[분노]는 5가지 메시지 중에서 가장 화가 난 상태를 표현하는 것이지만, 이 분노가 타인에게 향하는 것이 아니라 환자 스스로에게 화를 내는 상황입니다. "이런 곳에 집어넣다니"라며 혼자 웅얼거리면서 책상 다리나 벽을 가볍게 차는 등의 행동을 합니다. 간호사는 스스로에게 화가 나 있는 것일 뿐이므로 (지금은 기분이 나쁘신가 보다) 정도로 해석하며 가만히 내버려둡니다. 가까이 다가가면 불똥이 튈 가능성이 있기 때문에 이러한 상황에서 다가가는 간호사는 거의 없습니다. 짜증이

나 있는 상태에서 다른 환자가 말을 걸어오면 "시끄럽다"고 소리치며 다른 환자에게 화를 낼 가능성이 있기 때문에 주의를 줄 필요가 있습니다.

[차단]에 대응할 때엔 본래 성미가 급한 남성이 많기 때문에 자는 척을 하고 있다는 것은 "지금은 말을 걸지 말아라"라는 의미라고 해석하고 식사가 나올 때까지 기다리는 것이 현명한 선택입니다. 식사가 나오면 "○○씨, 식사가 준비되었으니 따뜻할 때 드세요"라고 말을 겁시다. 실금을 하지 않을까 걱정된다면 "화장실에 갔다 와서 바로 드실 수 있으니 먼저 화장실에 다녀옵시다" 등과 같이 "바로 먹을 수 있다"는 점을 강조하면 움직이는 경우가 많습니다. [차단]이 보이는 환자는 긴 시간 기다리는 것을 싫어하는 사람이 많기 때문이죠.

[분노]에 대응할 때엔 언어적인 메시지는 가능한 한 사용하지 않고 미소를 지으며 제스쳐를 활용해 하고싶은 말을 전하는 것으로 원활하게 유도하는 간호사가 있었습니다. 예를 들어 [분노] 상태에 있는 사람에게 천천히 다가가서 직원이 자신의 옷깃을 잡고 움직이고 "목 · 욕"이라고 천천히 입을 움직인 후 양손을 상대에게 내밀자, 환자가 조금 생각을 한 후 직원의 손바닥에 자신의 손을 올려서 걸어 나가는 경우가 관찰되었습니다. 화가 나 있을 때에 큰 목소리로 말을 걸거나 끈질기게 유도하면 폭언이나 폭력 등의 BPSD로 이어지기 쉽습니다. 그렇기 때문에 자극을 줄여서 침착하게 대응할 필요가 있다고 생각됩니다.

휴머니튜드의 케어 기법 활용

휴머니튜드의 기본적인 케어에 대한 사고방식과 의사소통 기술을 배우는 것으로 케어 스태프들의 접근 방식이 변하고, 〈좋은 사람〉으로 인식되어 케어에 대한 저항이 줄어드는 경우가 종종 있습니다. 이는 휴머니튜드가 "케어하는 사람은 어떤 사람이어야 하는가?"를 묻는 철학적인 사상을 기반으로 실천적인 케어 기법을 제안하고 있기 때문입니다. 예를 들어 〈3분 규칙〉이라는 기법이 있는 것처럼, 한 번 〈거부〉당하면 이를 존중하는 것입니다. 즉, [부동의 메시지]를 읽어내고 받아들이는 대응이 기본이 되는 것입니다.

[복종]에서 소개한 치매 노인이 입원하는 장면에서 활용할 수 있는 휴머니튜드 기법을 간단하게 소개하고자 합니다.

❶ 자기소개와 눈맞춤

가족과 떨어지는 것은 치매 환자에게 있어서 불안의 원인이 됩니다. 휴머니튜드에서는 환자의 눈을 정확하게 바라보면서 미소를 지으며 자기소개를 합니다. 눈을 〈바라볼〉 때엔 환자가 자신을 보도록 유도하여 서로가 마주보는 것이 중요하고, 자신에게 주의가 집중되는 것을 확인하는 것에 의미가 있습니다. 인지기능이 나빠지면 눈앞에 보이는 것에만 집중할 수 있는 상태가 됩니다. 무언가를 보고 있으면 그 쪽에 의식이 집중되어 가까이서 말을 걸어도 전혀 들리지 않는다는 사실을 이해합시다.

예를 들어 눈을 보면서 자기소개를 하고 이동하자는 제안을 해도, 환자가 가족과 떨어지고 싶지 않아 할 때엔 "가족분도 함께 계시고 싶으시군요"라며 일단 물러납니다. 그리고 가족의 행정 절차가 길어지는 등의 경우에 "오래 걸릴 것 같으니 저쪽에서 편하게 쉬지 않으시겠어요?"라며 다시 한번 접근합니다. 정말 급한 상황이 아니라면 치매 환자들에게 맞춰서 일단 물러나는 편이 끈질기게 말을 걸어서 BPSD를 유발하는 경우보다 효율적입니다.

❷❸ 긍정적인 메시지를 전달한다

상대가 나를 보고 있다는 것을 확인하고 "저는 간호사인 △△입니다. 같이 이야기를 나누어도 괜찮을까요?"라며 대화를 나누는 것(같이 시간을 보내는 것)에 대한 동의를 얻습니다. 그리고 "모처럼 만났으니 조금 더 조용한 방에서 느긋하게 대화를 나누는 것은 어떠세요?"라고 말을 하면서 상대의 어깨나 무릎에 〈접촉〉합니다.

❹ 메시지를 계속해서 전하기 위한 〈접촉〉을 멈추지 말아라

휠체어로 이동할 때엔 한 손은 손잡이에, 다른 한 손은 환자의 어깨에 두고, 이야기를 걸 때에는 몸을 숙여서 귀 옆에서 말하도록 합니다. 이렇게 하는 것으로 뒤에 누군가가 있다는 사실을 의식하도록 합니다.

❺ 강제하지 않는다, 설득하지 않는다

병실에 도착하면 "무릎에 두신 짐이 무거워 보여요. 이 의자 위에 두고 함께 이야기를 나누지 않으시겠어요?"라고 말을 겁니다. 경우에 따라서는 환자가 스스로 의자 위에 두도록 하는 것도 좋을 것입니다. 침대에 이동하도록 유도할 때엔 "피곤하시죠. 침대에서 쉬면서 가족분을 기다릴까요?"라고 말을 겁니다.

여러 번 강조하지만 "거부당하면 일단 물러난다"는 것이 중요합니다. 일단 포기하는 것은 간호사에게 있어서 중요한 기술입니다.

5가지 포인트를 정리해 보았습니다.

포인트 ❶ : 상대와 〈눈맞춤〉을 한 후에 말을 건다

포인트 ❷ : 말을 걸 때엔 가능한 한 긍정적인 단어, 상대를 배려하는 단어를 사용한다

포인트 ❸ : 싫어하는 듯한 행동을 보이지 않으면 상대의 어깨나 무릎에 〈접촉한다〉(친밀함을 전한다)

치매 환자와 의사소통을 할 때엔 포인트 ❶~❸을 의식해서 동시에 사용하는 것으로 "이 간호사는 좋은 사람"이라는 감정 기억을 남기기 쉽게 됩니다.

포인트 ❹ : 휠체어로 이동할 때엔 한 손은 어깨에 〈접촉〉한 상태로 둔다

휠체어로 이동할 때에 의식이 다른 곳으로 돌아가면 "(어디로 가는 거지!?)"라며 불안을 다시 느끼게 만듭니다. 이동할 때엔 정면에 있을 수 없기 때문에 좋은 감정을 계속해서 남기기 위해 이동할 때에도 한 손을 어깨에 〈접촉〉한 상태로 두도록 합니다.

포인트 ❺ : 싫어하는 행동은 〈강제하지 않는다〉. 오랜 시간을 들여서 설득하지 않는다.

〈싫어하는 행동〉을 계속하면 부정적인 감정 기억을 남겨 사태를 악화시키게 됩니다. 〈싫다〉는 의견을 받아들여주는 사람 = 〈좋은 사람〉으로 인식을 바꾸고, 이러한 케어 기법을 반복하다 보면 합의를 얻는 경우도 생기게 됩니다.

◆

이제까지 일본 전국의 수많은 병원과 시설을 방문하여 연구를 실시해 왔습니다. 간호사나 간병인은 환자를 생각해서 열심히 일을 하고 있는데도 오히려 이것이 강제적인 의미를 갖고 관계성을 악화시키는 경우가 많이 있습니다. 케어 스태프가 [부동의 메시지]의 개념을 통해 치매 환자가 경험하고 있는 세계에 관심을 갖고 휴머니튜드의 사고 방식이나 기술을 배우는 것으로 의사소통이 원활해지면, 치매 증상이 완화될 가능성이 높아질 것이라고 생각합니다.

치매 환자의 행동이나 태도를 〈증상〉으로서 치료의 대상으로 단순하게 생각하는 것이 아니라, "케어로 인해 궁지에 몰린 행동이나 태도일지도 모른다"라고 생각하여 일단 우리가 환자에게 접근한 방식을 돌아보는 것에서 시작할 필요가 있습니다.

[간호관리] 2017년 6월호 게재
2019년 1월 추가 집필

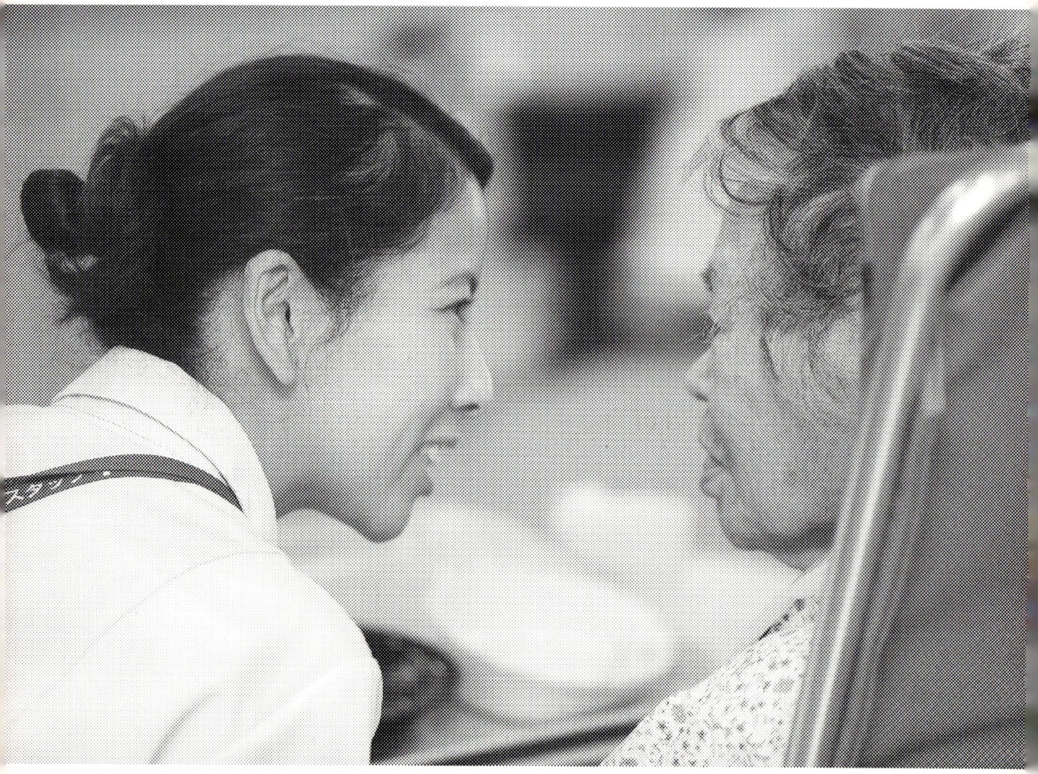

3장

연구결과와 근거들

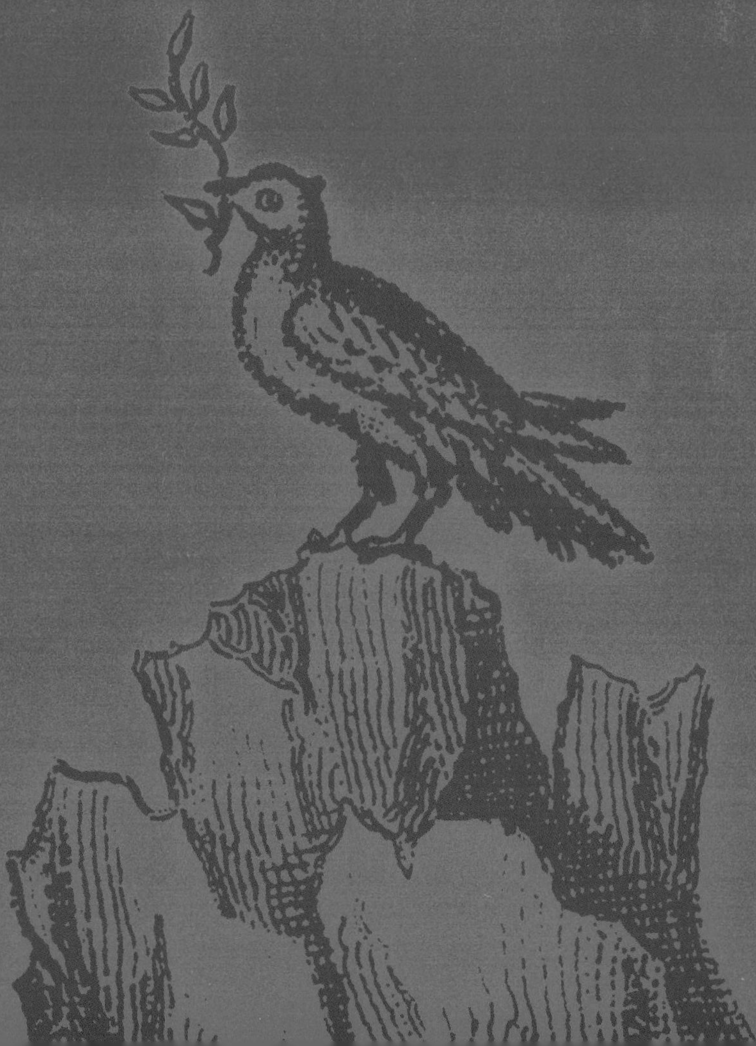

3장에서는
휴머니튜드의
유효성을 밝혀낸 연구 · 기사를
제시한다.

경험을 통해 만들어진 휴머니튜드를

의학, 정보학, 심리학 등

각 영역에서

효과를 검증하여 뒷받침한다.

연구를 통해 밝혀진

휴머니튜드의 유효성

혼다 미와코

국립병원기구 도쿄의료센터 통합내과과장/
지네스트 · 마레스코티 연구소 일본지부 대표

휴머니튜드가 2012년에 처음으로 일본에 도입된 이래 수많은 분야의 전문가가 흥미를 갖게 되어 의학과 간호, 간병분야 뿐 아니라 철학, 심리학, 정보학, 공학, 교육 등 다채로운 과학자와의 공적인 연구비 지원을 받은 공동연구가 실시되었습니다.

주된 연구 내용은 아래와 같습니다.

- 후생노동성 과학 연구비 보조금 장애인 대책 총합 연구 사업(장애인 정책 종합 연구 사업[정신장애분야]) <정신장애인의 지역생활 지원 형태와 시스템 구축에 관한 연구>(연구책임자: 국립정신신경센터, 이토 준이치로)의 세부과제 연구 <지역사회에서 생활하는 치매 노인을 위한 포괄적인 케어 기법 효과에 관한 검토>(세부연구책임자 : 도쿄의료센터, 혼다 미와코 2013 ~ 2015년도)
- 재택의료조성 유미기념재단 <치매 환자가 가능한 한 재택생활을 할 수 있도록 하기 위한 가족을 위한 케어 기술 연수의 효과>(연구책임자: 도쿄도 건강장수의료센터 연구소, 이토 미오 2014년 ~ 2015년도)
- 일본학술진흥기구 · 과학 연구비 조성사업 · 기반 연구B <웨어러블 센서에 의한 간병 케어기술의 정량화>(연구책임자: 교토대학, 나카자와 아쓰시 2016 ~ 2018년도)

- 일본학술진흥기구 · 과학 연구비 조성사업 · 기반연구C <휴머니튜드에 의한 자폐아의 증상 완화 효과에 관한 실험적 연구>(연구책임자: 오비린 대학, 야마구치 하지메 2016-2018년도)
- 재택의료조성 유미기념재단 <치매 노인의 간병인을 대상으로 한 지각 · 감정 · 언어에 의한 포괄적 의사소통 교육의 효과 추적조사>(연구책임자: 도쿄의료센터, 혼다 미와코 2016-2017년도)
- 과학기술진흥기구 · 전략적 창안연구 추진사업(CREST) <인간과 정보 환경의 공생; 상호 작용의 계산적 · 뇌과학적 해명>(연구책임자: 교토대학, 나카자와 아쓰시 2017-2023년도)
- 일본 내각부 전략적 이노베이션 창조 프로그램: 빅 데이터 · 인공지능을 활용한 사이버 공간 기반 기술적 프로그램 개발 연구자금 <치매 환자와 가족의 관점을 중시하는 멀티모델; 휴먼 인터렉션 기술에 의한 자립 공생지원 AI의 연구개발과 사회 구현>(연구책임자: 주식회사 엑사위저즈 이시야마 타케시, 2018-2022년도)

이 모든 연구는 지각 · 감정 · 언어에 의한 다면적 의사소통을 활용한 포괄적 케어 기술: 휴머니튜드의 기본 요소와 그 효과를 분석, 검토하는 것을 목적으로 하고 있습니다.

본 원고에서는 각 분야의 전문가가 집필한 휴머니튜드에 관한 논설을 수록했습니다. 치매 전문의의 관점에서 야마구치 하루야스 선생님이, 정신과의사의 관점에서 우에노 히데키 선생님이, 정보학적 분석 관점에서 여러분의 치매 정보학 이사장 · 타케바야시 요이치 선생님이, 인공지능을 활용한 케어 평가 시스템 개발 관점에서 교토대학 · 나카지와 아쓰시 선생님이, 심리학의 관점에서 요시카와 사키코 선생님이 원고를 집필하시고, 각각의 전문분야와 휴머니튜드와의 관련성에 대해 서술하고 있습니다.

[의학]

의사소통은 〈처방 가능한〉 치료수단이다

혼다 미와코

국립병원기구 도쿄의료센터 통합내과과장/
지네스트 · 마레스코티 연구소 일본지부 대표

Q : 70세 이상의 노인이 급성질환으로 입원했을 때 입원 초기에는 보이지 않았던 기능저하가 퇴원 시에 발생하는 확률은 어느 정도인가?

A : 30% 정도입니다. 입원에 의한 일상생활동작(ADL)이나 인지기능의 저하, 섬망 등은 널리 알려져 있으며,[1] 이를 예방하기 위해 환자를 대상으로 한 포괄적 의사소통의 효과가 보고되어 있습니다.[2] 효과적인 의사소통 개입은 우리가 전하고자 하는 의료를 확실하게 그 대상자가 받을 수 있는 가능성을 높이고, 기능 저하를 예방합니다. 즉, 의사소통 기술은 〈임상 기술〉의 일부입니다.

〈처방〉으로써의 휴머니튜드

휴머니튜드는 이브 지네스트와 로젯 마레스코티가 의료 · 간병 현장에서 케어를

1 Covinsky K, et al: Hospitalization-assocaited disability; “She was probably able to ambulate, but I’m not sure”. JAMA 306 (16) : 1782-1793, 2011. PMID 20028354

2 Inouye SK, et al: A multicomponent intervention to prevent delirium in hospitalized older patients. N Engl J Med 340 (9): 669-676, 1999. PMID 10053175

실시하기에 어려움이 있는 사례들을 다룬 경험에서 만들어진 실천적인 케어 기법입니다.[3,4]

모든 환자와의 관계성을 성립시키는 기술

일반적으로 케어가 어려운 상황은 취약한 고령자나 치매 환자를 대상으로 하는 경우가 대부분이며, 〈휴머니튜드 = 치매 케어 · 노인 케어〉라고 받아들이기 쉽지만 이는 정확하다고는 할 수 없습니다. 타인의 보조를 필요로 하는 환경이라면 인지기능에 상관없이 거의 모든 환자가 대상이 됩니다.

이것들의 공통점은 "당신을 소중히 생각하고 있다"는 메시지를 상대가 이해할 수 있는 형태로 표현하는 것입니다. 이 메시지가 상대에게 전달되는 것으로 케어(의사의 〈진료〉도 넓은 의미로 보았을 때 케어이다)를 효과적으로 실시할 수 있는 관계성을 확립하는 실마리가 생기는 것입니다. 물론 환자 · 의사 관계도 포함되며, 진료 · 치료를 실시하는 데에 있어서도 빠질 수 없습니다.

휴머니튜드 = 다면적 의사소통법

이 메시지의 표출은 언어적 · 비언어적으로 행해집니다. 휴머니튜드에서는 이를 의사소통의 4가지 기둥인 ❶〈보다〉, ❷〈말하다〉, ❸〈만지다〉, ❹〈서다〉(입체 보조)를 조합한 〈다면적 접근〉과, 모든 케어를 5가지 단계로 나누어 하나의 〈연속행동〉으로 실시합니다(뒤에 자세히 서술).

이 유효성에 대해서는 정보공학 · 심리학 연구자에 의해 발명된 〈인공지능〉을 응용한 멀티 모델 해석을 통해 실증 · 분석이 이루어지고 있습니다.

---

3 이브 지네스트, 그 외: 휴머니튜드 입문, 의학서원, 2014.

4 이브 지네스트, 로젯 마레스코티: 휴머니튜드 혁명-왜 이 케어로 치매 고령자와 마음이 통하는 것인가, 대광의학, 2019.

다면적 접근 방식에 맞추어서 〈처방〉하는 것으로

더욱이 휴머니튜드에서는 케어의 목표를 "상대가 현재 갖고 있는 능력을 빼앗지 않는 것"에 두고 이를 실현하기 위해 오랜 기간동안 겪어온 임상경험에서 발생한 수백가지 의사소통 및 케어 기술 중 필요한 것을 고르고 다면적 접근법에 맞추어 실시합니다. 즉 기술을 익히는 것으로는 충분하지 않고, 필요한 기술을 그 현장에서 즉흥적으로 선택하는 능력을 트레이닝을 통해 익히는 것이 중요합니다.

이 기법을 도입하는 것으로 인한 치매 환자의 BPSD(행동심리증상)이 경감되었다는 보고가 있습니다.[5] 앞서 Q&A에서 소개한 "70세 이상 고령자가 급성질환으로 입원했을 때 입원 초기에는 보이지 않았던 기능저하가 퇴원 시에 발생하는 확률이 30%"인 상황도, "상대가 현재 갖고 있는 능력을 빼앗지 않는" 것을 자신의 직무로써 힘쓰는 의료진이 있다면 퇴원 시의 기능저하를 방지할 수 있습니다.

의사가 스스로, 혹은 간호사 · 요양 전문직을 통해서 휴머니튜드를 〈처방〉하는 것은 단순히 의사소통을 원활히 하는 것에서 멈추지 않고 치료 행위로 이어질 수 있습니다. 그래서 이 장에서는 어떻게 〈휴머니튜드〉를 일상진료에서 활용할 수 있는가를 실제 휴머니튜드를 통해 의사가 처방한 사례를 통해 나타냅니다.

노인의 경구 섭취 회복

Case 1

환자 : 80대 남성. 폐렴으로 입원.

입원 전에는 자택에서 아내와 둘이 생활하고 있었으며 식사는 아내가 만들어 준

5 Honde M, Tierney L Jr, et al: Reduction of behavioral psychological symptoms of dementia by multimodel comprehensive care for vulnerable geriatric in an acute care hospital; a case series. Case Rep Med. Doi:10.1155/2016/4813196, 2016. PMID 27C69478

것을 양껏 먹었다. 입원 시엔 산소호흡기를 통한 산소 투여가 필요했기 때문에 〈금식〉을 하고 정맥으로 항생제와 수액을 투여했다. 치료 반응은 빠르게 나타나 산소 요구도 줄고, 주치의는 입원 5일차부터 경구 식사를 허락했지만, 환자는 스스로 섭취를 거의 할 수 없는 상태가 되어 있었다. 주치의는 영양실조에 걸릴 위험을 우려해 〈코를 통한 경관영양〉을 지시했다.

경과 : 지시를 받은 간호사와 간호부장이 주치의에게 연락을 했다. "일단 경관영양을 시작하면 더 이상 경구 식사를 할 수 없게 되는 환자가 많이 있습니다. 하루만 기다려 주실 수 있을까요? 휴머니튜드를 활용해 접근을 시도해보고자 합니다"라는 그들의 부탁에 주치의는 "그럼 부탁드리겠습니다"라며 수용하였다. 휴머니튜드 지도 담당자인 간호부장의 지시를 받아 간호사는 하루 동안 〈휴머니튜드〉를 기반으로 하여 식사에 관련된 케어를 실시했다. 환자는 당일 오후에 식사를 할 수 있게 되었고, 저녁 식사 또한 스스로 섭취했다. 경관영양 지시는 중지되었고, 다음 날 일반 병상으로 갈 수 있었다.

포인트 : 의사가 처방하고 간호사가 실시한 〈다면적 의사소통〉이 입원 후 발생한 〈기능 저하〉를 해결했습니다. 식사의 목적은 영양 섭취뿐만이 아닙니다. 〈사람의 식사〉는 상황 · 환경 · 내용 · 감정을 동반하여 비로소 실현되는 것입니다.[6 7] 영양섭취에만 주목한 식사를 노인 환자가 받아들이기 어려운 이유는 대상자 개인에 대한 〈사람의 식사〉로 고려하지 않았다는 것이 원인 중 하나라고 생각합니다.

---

6 Freedman P, et al: Food ; The History of Taste. University of California Press, 2007.

7 Fox R: Food and eating; an anthropological perspective. Social Issues Research Centre. http://www.sirc.org/publik/food_and_eating_0.html (2017년 4월 현재)

경구 섭취에 필요한 것은 삼킴 능력만이 아니다

Case 1에서는 환자의 삼킴 능력이 유지되고 있다는 판단에서 "병원에서도 〈즐거운 식사〉를 실현하기" 위한 기술로써 휴머니튜드를 이용하고 경구 섭취를 시도했습니다. 구체적으로 활용한 기술 개요는 **[그림6]**(p230)과 같으며 케어 중 일관성 있게 상대에게 "당신은 나에게 있어서 소중한 존재이다"라는 메시지를 여러가지 의사소통 기술을 구사하여 〈환자가 이해할 수 있는 형태〉로 표현하는 소통을 계속했고, 〈식사〉에 필요한 감각 · 기능에 주목하면서 〈사람다운 식사〉의 즐거움을 상대에게 전했습니다.

섬망 개선 · 예방

Case 2

환자 : 90대 여성. 간암 4기.

치매 중기이며 자택에서 딸이 간병하고 있었다. 가족과의 대화는 가능하였으며, 자택에서는 화장실까지 혼자 힘으로 걸어갈 수 있었다. 본인은 자신이 암이라는 사실이나 예후에 대해 이해하지 못하였다. 적극적인 암 치료는 실시하지 않고 있었으며, 딸과 주치의는 최선의 보존적 돌봄을 하는 것으로 합의했다.

몇 일 전부터 바이러스성 폐렴이 발병해 탈수가 심해져 입원을 하게 되었다. 배변 횟수가 많아 기저귀 착용과 수액 치료를 하였다. 입원 당일 저녁에 간호사로부터 "불안증상을 보인다"는 보고가 있어 수액 라인 확보를 위해 어쩔 수 없이 양팔을 억제했다. 입원 시에 구강내 궤양이 발견되었지만 다음날 회진 때에 입을 열도록 부탁해도 입을 꾹 다물고 열지 않았다.

경과 : 입원 당일 야간의 모습은 자택에서 보이는 모습과는 확실히 달랐다. 주치

휴머니튜드의 <5가지 스텝>

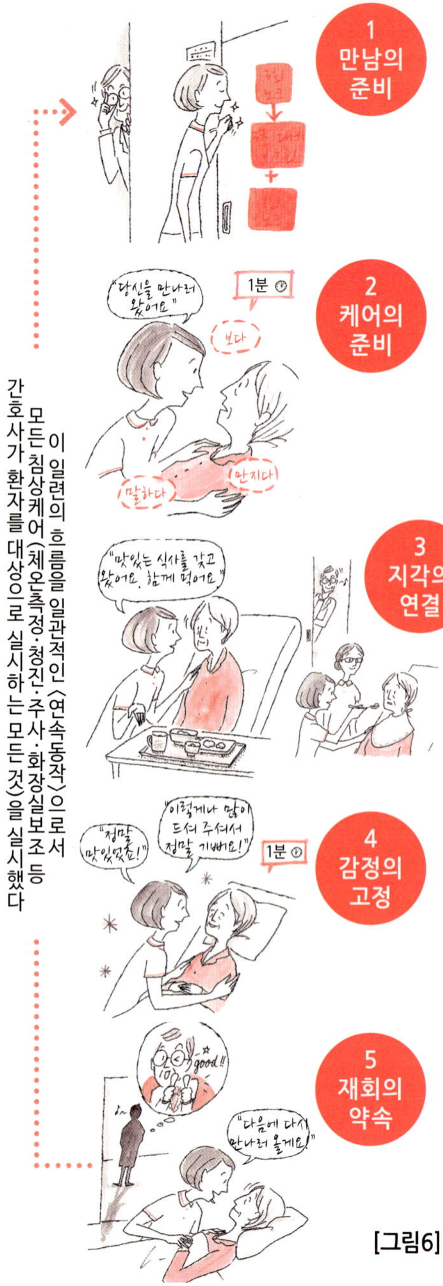

1 만남의 준비

<정신 각성 수준을 올린다>

병실을 방문할 때에는 병실의 문, 다음으로 침대의 발 밑 부분에 있는 판에 노크를 했다. 인지기능이 저하된 고령자도 들을 수 있도록 확실하게 노크를 한 후 환자의 각성을 기다린다.

2 케어의 준비

<상대와의 관계를 맺는다>

업무를 하기 위해 온 것이 아니라 "당신을 만나고 싶어서 왔다"는 사실을 전하여 상대가 먼저 이해할 수 있도록 하고 쌍방향적인 관계를 형성했다.

소요시간은 1분. 시야도 좁아져 있기 때문에 얼굴을 가까이 대고 정면에서 눈을 마주보고 있는지를 확인하면서 실시한다.

3 지각의 연결

<다면적(multi-modal) 기술을 활용한 케어를 실시한다>

상대와의 관계를 형성한 후 본래의 목적(식사 보조)를 개시했다. 케어를 실시할 때엔 기본 기술인 <보다>, <말하다>, <만지다>를 충분히 활용해서 실시했다. 간호사의 위치, 식사 내용, 본인과의 대화 내용과 어휘, 음식을 올린 숟가락의 위치, 간호사의 시선, 간호사의 움직임 등을 간호부장이 세세하게 지시하고 간호사가 실시했다.

4 감정의 고정

<함께 보낸 즐거운 시간을 되돌아본다>

케어 종료 후에도 바로 환자의 침대를 벗어나는 것이 아니라 1분간 "함께 좋은 시간을 보냈다"는 사실을 확인하는 시간을 갖도록 했다.

5 재회의 약속

<미래의 즐거움을 함께 나눈다>

환자의 침대를 벗어날 때엔 재회의 약속을 하고 헤어진다.

[그림6] 휴머니튜드의 <5가지 단계>을 활용한 <경구섭취회복>을 위한 접근

의는 섬망 평가 지표인 Confusion Assessment Method(CAM)을 활용해 전날 밤의 상황을 〈섬망〉이라고 진단 내렸다.

간호사로부터 진정제 처방 요청은 있었으나 주치의는 일단 섬망의 유발 원인(이 경우엔 탈수 및 장염) 치료를 실시하며 향정신성 약물은 처방하지 않고 경과를 관찰하기로 했다. 더욱이 주치의는 섬망의 비약물학적 대응요법으로서 영국에서 약 20년동안 실시된 중요 활동인 〈베드사이드 방문〉을 1일 2회 실시했다.

방문할 때엔 〈휴머니튜드 입문〉의 다면적(multi-modal) 의사소통 방법을 참고하기로 했다. 병실을 방문할 때부터 병실에서 나올 때까지 〈5가지 단계〉을 나눠서 실시하도록 주의하면서 동시에 "이렇게 가까이 다가가도 괜찮은가?"라는 생각이 들 정도로 가까이 다가가 자신의 눈이 환자의 눈과 같은 높이에 있도록 정면에서 위치를 확보하고 마주보면서 "건강해 보이시네요. 몸 상태가 괜찮으신지 걱정되어 들렀어요"라고 말을 걸었다. 상대로부터 "어-"라는 대답을 듣고 "이렇게 확실하게 목소리가 나오실 정도로 건강해지셔서 정말 기뻐요"라고 답하면서 환자의 오른쪽 어깨에 자신의 왼손을 올리고 "목소리가 잘 나오시네요. 입 안을 조금 보여 주시겠어요?"라고 말하자 환자가 입을 크게 벌려주었다.

주치의는 담당 간호사에게도 자신처럼 의사소통을 하도록 의뢰하고, 가족에게도 병문안을 와서 환자 옆에서 시간을 보내도록 부탁했다. 섬망은 점차 나아져 향정신성 약물은 필요로 하지 않은 채 장염이 완치됨과 동시에 자택으로 퇴원했다.

포인트 : 의사소통은 의사에게 있어서도 진료를 확실하게 하기 위한 통로입니다. "섬망"은 그 유발 원인과 요인을 생각하여 치료 가능한 원인(treatable cause)의 치료를 실시하면서 의사소통 개입을 실시하는 것으로 예방 · 개선할 수 있습니다.

〈불완전 상태〉를 〈섬망〉이라고 진단하여 적절히 개입

Case 2에서 특별히 보아야 할 것은 입원 직후에 발생한 〈불완전한 상태〉를 주치의가 〈섬망〉으로 진단을 내리고 적절하게 개입한 것입니다. 섬망은 치매나 생활기능 저하, 고령 등의 기초상태(원인)에 감염이나 탈수, 수술, 약제, 신체억제 등의 유발 원인이 더해지면서 발생한다는 사실이 알려져 있습니다.[8]

향정신성 약물 전에 커뮤니케이션을 처방하다

섬망은 예후에 따른 영향이 크기 때문에 초기 진단과 대응 능력이 임상의에게 요구됩니다. 구체적으로는 먼저 유발 원인을 제거해야 합니다.

섬망 진단은 본 사례에서도 이용된 CAM이 널리 사용되고 있지만[9], 보다 간편한 알고리즘을 활용하는 3D-CAM이 최근에 발표되었습니다.[10] ❶급성 발병 혹은 변동 경과, ❷주의력 결여, ❸무질서한 사고, ❹의식 수준 변화를 각각 평가하는 3D-CAM의 섬망 알고리즘을 **[그림7]**에 나타냈습니다.

한편 베드사이드에서 실시하는 의사소통 개입이 섬망의 예방・개선에 도움이 된다는 사실도 계속해서 입증되어 왔습니다. HELP는 환자 침대옆으로 매일 정기적으로 봉사자를 보내어 의사소통을 주축으로 한 중재를 실시하는 프로그램입니다. 본 사례에서는 이 프로그램을 실시하여 휴머니튜드 기술을 활용한 의사소통을 실시했습니다.

---

8 Inouye SK, et al: Delirium in elderly people. Lancet 383 (9920): 911-922, 2014. PMID 23992774

9 Inouye SK, et al: Clarifying confusion ; the confusion assessment method. A new method for detection of delirium. Ann Intern Med 113 (12) :941-948, 1990. PMID 2240918

10 Marcantonio ER, Inouye SK, et al: 3D-CAM ; derivation of a 3-minute diagnostic interview for CAM-defined delirium; a cross-sectional diagnostic test study. Ann Intern Med161 (8): 554-561, 2014. PMID 25329203

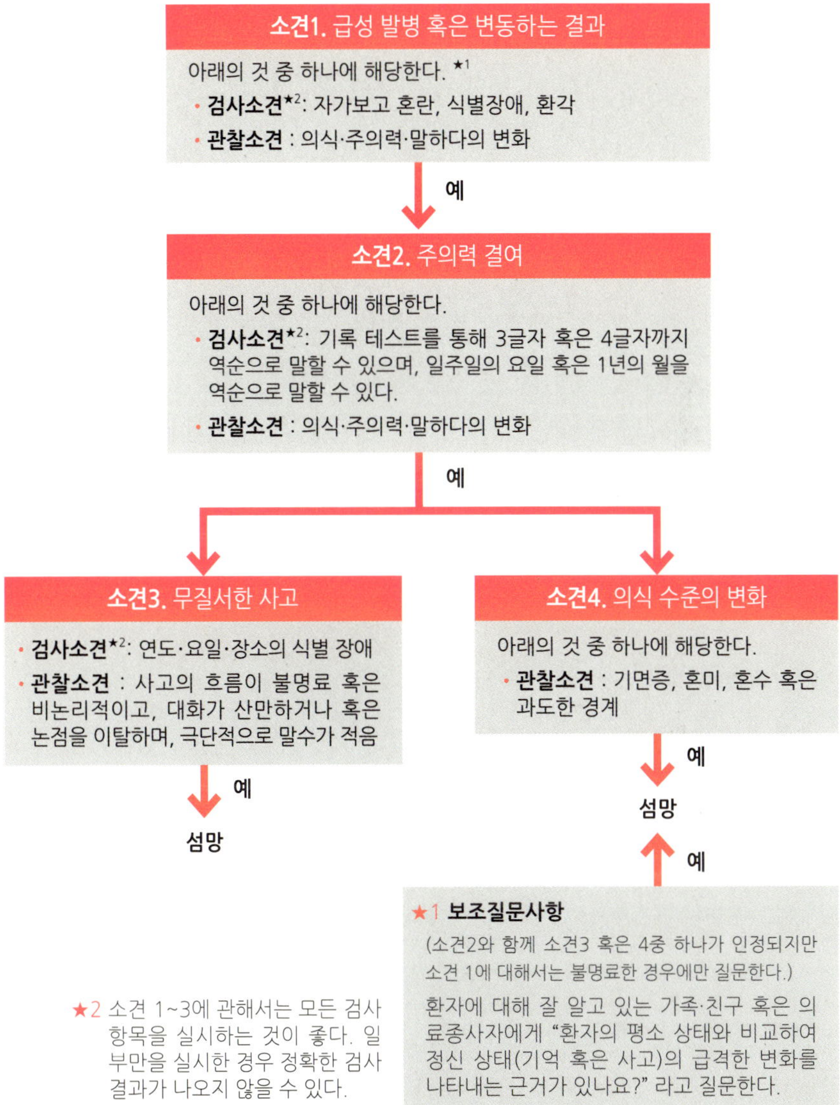

[그림7] 섬망 진단의 알고리즘(3D-CAM)

치료적 개입이라는 측면에서 본 의사소통

의사소통 개입은 단순히 침상에 서서 말을 거는 것만으로는 성립되지 않습니다. 상대가 자신을 잘 인식하도록 합니다. 자신에게 호감을 느끼지 않으면 쌍방향의 의사소통은 성립되지 않으며, 이는 즉 양호한 관계성을 확립시킬 수 없다는 것입니다.

이 사례에서 주치의는 환자의 구강 내를 진찰하고자 했는데, 이 또한 환자와의 관계가 좋지 않으면 할 수 없습니다. 다른 사람을 도울 때는 자신이 상대를 존중하고 있다는 것을 전하고 상대가 이를 이해하는 것이 필수입니다. 이를 위해 의료인은 언어 혹은 비언어를 통한 메시지를 정확하게 표현하는 기술이 필요합니다.

이것들은 반드시 오랫동안 의사소통할 필요는 없습니다. 이 사례에서 의료인이 침상 옆에 머문 시간은 약 3분으로 충분했습니다.

의사소통의 거리

또한 환자와의 〈적절한 거리〉는 환자가 결정한다는 것도 중요한 점입니다. 인지기능이 정상적인 경우에는 대체로 팔을 뻗는 거리(약 70cm)보다 가까이 다가가면 이른바 〈퍼스널 스페이스〉에 침입하기 때문에 무의식적으로 상대는 몸을 뒤로 젖힙니다. 하지만 인지기능이 저하되면 이 퍼스널 스페이스는 점점 좁아지며 20cm 정도 거리를 두고 다가가도 몸을 젖히지 않으며, 오히려 상대가 더 가까이 다가오는 경우도 자주 경험했습니다. 즉 의료인은 환자가 자각하고 있는 개인적 거리인 〈상대가 뒤로 몸을 젖히지 않는 거리〉까지 다가갈 필요가 있는 것입니다. "당신이 여기에 존재하고 있다는 것을 나는 인식하고 있다"고 상대에게 전하기 위해 적절한 거리를 두는 것도 의사소통에서 중요한 기술입니다.

◆

내가 갖고 있는 지식과 기능, 그리고 치료를 환자가 받아들일 수 있게 하기 위해서는 기존의 방식으로는 원활하게 진행되지 않는다는 사실을 초고령사회를 맞이한 일본의 임상 현장은 직면하고 있습니다. 하지만 이 장에서 말하고 있는 〈의사소통 기술〉을 익히고 실시할 수 있다면 우리가 전하고자 하는 의료를 상대가 받아들일 가능성이 높아집니다. 즉, 의사소통은 의사의 〈무기〉가 되는 것이죠.

[방문간호와 간병] 2015년 4월호 게재

〈관계성 장애 개선〉과 〈서다〉 회복

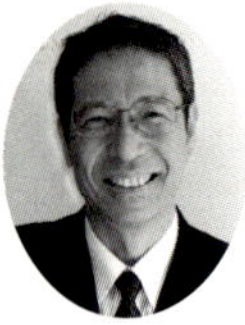

야마구치 하루야스
치매 간병 연구 · 연수 도쿄 센터, 센터장

치매 간병 연구 · 연수 도쿄 센터, 센터장인 야마구치 하루야스 선생님은 이브 지네스트 선생님과 매우 친밀한 관계이며 야마구치 선생님이 주최하신 연구회나 현재 센터장으로 계신 치매 간병 연구 · 연수 센터에 방문하시기도 했습니다.

휴머니튜드는 상대와 보다 좋은 관계를 맺기 위한 철학과 기술로 구성되어 있는 케어 기법입니다. 이번엔 야마구치 선생님이 치매가 다른 사람과 관계성을 성립시키기 위한 기능인 〈사회뇌〉에 장애가 있다는 관점에서 휴머니튜드가 왜 사회뇌 장애에 유효한지에 대해 기고하였습니다. (혼다)

BPSD(행동심리증상)의 대부분은 다른 사람과의 〈관계〉 속에서 발생합니다. 치매가 다른 사람과 관계성을 갖기 위한 기능-사회뇌-에 장애를 불러오기 때문입니다. 즉 치매는 〈관계성 질병〉이라고도 할 수 있습니다. 〈사회뇌〉의 이해는 치매케어에 있어서 가장 중요한 부분입니다.

휴머니튜드의 정의 중 하나로 "케어를 실시하는 사람이 케어 대상자에게 모든 순간에 "저는 당신을 소중히 여기고 있습니다"라는 메시지를 발신한다 - 즉, 그 사람의 〈인간다움〉을 계속해서 존중하는 상황"이라는 것이 있습니다.[11] 〈인간다움〉이란 사람과 사람 사이의 관계성(인간 = 사람과 사람 사이)의 근본에 존재합니다. 즉 휴머니튜드는 치매에 의한 사회뇌 장애에 저항하며 〈서로가 다른 사람으로부터 존중 받는 관계성〉을 되찾고자 하는 기술이라고 할 수 있습니다.

그래서 이 장에서는 〈사회뇌〉에 대한 이해도를 높이면서 왜 휴머니튜드의 기술이 〈관계성 질병〉인 치매에 유효한지를 생각해 봅니다.

〈사회뇌〉란?

사람이란 무엇인가-. 휴머니튜드가 아니여도 누구나 한 번쯤 의문을 가져본 적이 있을 것입니다. 인간은 〈타인과의 관계성〉 안에서 살아가는 동물이라는 사실을 들 수 있습니다.

인간 특유의 〈관계성의 인지기능〉

인간과 원숭이는 〈가족〉이라는 타인과의 관계성뿐 아니라 〈사회(무리)〉라는 큰 집단 속에서의 관계성도 갖고 있습니다. 이 집단 안에서 유대(관계성)를 형성하고 원활하게 생활해 나가기 위해 필요한 인지기능이 〈사회적 인지 = 사회적 뇌〉입니다.

즉, 사회뇌란 〈타인과 원활하게 생활하기(때로는 타인을 앞지르기) 위한 인지기능〉으로, ❶ 시선이나 표정, 제스쳐 등을 통해 타인의 감정이나 행동 의도를 읽어내고, ❷ 그 정보를 기반으로 사회의 규칙에 따라 적절하게 활용하기 위해 필요한 것입니다. 인간은 타인과 관계성을 갖기 위해 〈사회뇌〉라는 인지기능을 발전시켜 왔습니다.

11 혼다 미와코, 이브 지네스트, 로젯 마레스코티: 휴머니튜드 입문, 의학서원, 2014.

사회뇌가 망가지면…

사회뇌가 망가지면 다음과 같은 증상이 나타납니다.

❶ 타인의 감정을 깨닫지 못하고, 깨닫는다 해도 공감 · 동정할 수 없으며 타인의 고통을 이해하지 못한다(자신만의 길을 간다).

❷ 자신의 감정이나 행동을 제어하지 못한다(탈 제어).

❸ 상대의 행동 의도를 읽어내고 행동(협상)을 할 수 없다. 협조성이 없다.

❹ 사회의 규칙을 지키면서 사이좋게 생활할 수 없다(반사회적 행동).

❺ 자신의 행동을 객관적으로 평가하거나 반성할 수 없다(병인식 저하).

이러한 것들은 바로 행동형 전두측두 치매(전두엽이 위축되는 유형)의 증상입니다. 정도의 차이는 있겠으나 다른 치매에서도 나타납니다.

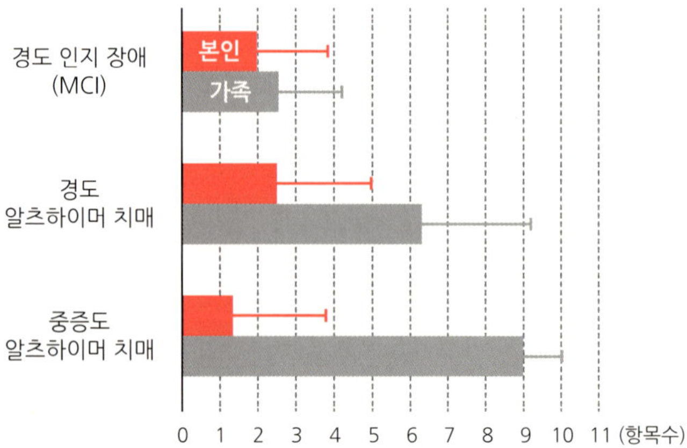

[그림8] SED-11Q(치매 초기 증상 11항목 질문표)가 나타내는 <병인식 저하>

※<SED-11Q>는 야마구치 하루야스 연구실 홈페이지에서 다운로드할 수 있다
▶ http://www.orahoo.com/yamaguhi-h/

사회뇌 장애와 치매의 〈관계성〉

이렇듯 치매에서는 사회뇌 기능이 저하되는 것으로 본인과 타인 사이의 〈관계성 장애〉를 초래합니다.

사회뇌 장애를 이해하고 상대를 대하면 〈관계성〉은 무너지지 않는다

필자는 11항목으로 구성된 치매 초기증상 조사표(SED-11Q)를 환자 본인과 가족이 동시에 체크하는 것으로 치매의 〈병인식 저하〉를 명확하게 볼 수 있었습니다**[그림8]**.[12]

경도 알츠하이머 치매에서 〈가족〉은 6~7항목의 증상에 체크했지만, 〈본인〉은 2~3항목밖에 체크하지 않았습니다. 중증도까지 진행하면 할 수 없는 일이 늘어나 가족은 9항목을 체크했지만, 반대로 환자 본인의 체크(자각)는 1~2항목으로 줄었습니다. 이렇듯 병인식은 점점 더 저하되고 있는데 가족이 "정신차려"와 같이 질책하기 때문에 〈관계성〉을 무너뜨리고 맙니다. 이는 다르게 말하면 가족이 환자의 병인식 저하를 이해하고 관계를 맺고자 한다면 서로가 평온하게 생활할 수 있다는 것입니다. 즉, 〈관계성〉을 무너뜨리지 않으며 BPSD도 예방할 수 있습니다. 이것이 치매를 〈관계성 질병〉이라고 하는 이유입니다.

사회뇌의 부정적인 측면

인간이 사회성 뇌를 발전시켜 온 배경에는 〈언어〉를 획득한 역사가 있습니다. 언어를 사용하여 〈사고〉할 수 있는 것은 인간 이외에는 존재하지 않습니다.

하지만 언어를 사용해서 〈타인을 속이는〉 행위도 가능하게 되었습니다. 동물의

---

12 Maki y, Yamaguchi T, Yamaguchi H : Evaluation of anosognosia in Alzheimer's disease using the Symptom of Early Dementia-11 Questionnaire (SED-11Q), Dement Geriatr Cogn Dis Extra 3 (1) : 351-359, 2013.

경우 동료에게 위험을 알리는 등 일정한 울음소리는 반드시 일정한 의미를 갖습니다.[13] 하지만 인간의 경우 "늑대가 나타났다!"고 거짓말을 할 수 있습니다. 타인을 속이기 위해서는 타인의 생각이나 행동을 읽고 이를 속이는 고도의 사회뇌 기능을 필요로 합니다. 이렇듯 사회뇌는 타인과의 양호한 관계성을 유지하기 위해서 뿐 아니라 타인과의 협상에도 사용됩니다.

사회뇌 장애(치매)에는 긍정적인 측면도 있다

그런데 치매가 발병하면 이 사회뇌 기능이 저하되기 때문에 타인을 속일 수 없게 됩니다. 비아냥도 통하지 않죠. 건강한 사람에게 "예쁘네요"라고 말하면 의심을 받는 경우가 있어도, 치매 환자에게 "예쁘네요"라고 말을 걸면 100% 기뻐해 줍니다.

우리[14]는 치매 환자에게 〈비유〉나 〈비아냥〉의 이해 정도를 묻는 연구를 실시했습니다. 예를 들어 경찰관이 "잠시 범인을 헤엄치게 두자(놓아주다의 일본식 표현)"라고 말했을 때의 의도를 물어보면 치매 환자는 "수영장에서 헤엄치게 하다"는 선택지를 고릅니다. 치매 환자는 치매가 진행됨과 함께 솔직해지며 거짓말을 하지 않게 됩니다.

〈관계성〉을 회복하는 휴머니튜드

그렇다면 휴머니튜드는 치매에 의한 〈관계성 장애〉에 어떻게 작용할까요?

13 오카노야 카즈오, 이시모리 요시히코 : 언어는 왜 만들어졌는가, 문예춘추, 2010.

14 Maki y, Yamaguchi T, Koeda T, Yamaguchi H : Communicative competence in Alzheimer's disease : metaphor and sarcasm comprehension, Am J Alzheimer Dis Other Demen 28 (1) : 69-74, 2013.

〈마주보는〉 것으로 회복하는 것

휴머니튜드의 4가지 기둥인 〈보기〉는 "풍경을 보다"의 보다(look)이 아니라 주시하다(gaze), 즉 〈보다〉라는 의미입니다. 바라보고 말을 거는 것으로 상대의 주의와 시선을 자신에게 향하게 만들어 〈마주보는〉 상태(〈눈맞춤〉, p98)을 끌어내는 것이라는 의미가 있습니다.

상대의 시선을 읽는 것은 사회뇌에 기반하는 〈인간다운〉 기능입니다. 이는 즉 다른 동물은 흰자(결막)이 가려져 있기 때문에 시선이 어디를 향해 있는지를 확인하기 힘들지만**[그림9]**, 인간은 눈이 옆으로 넓기 때문에 흰자가 잘 보여 상대가 어디를 보고 있는지를 멀리서도 확인할 수 있습니다.

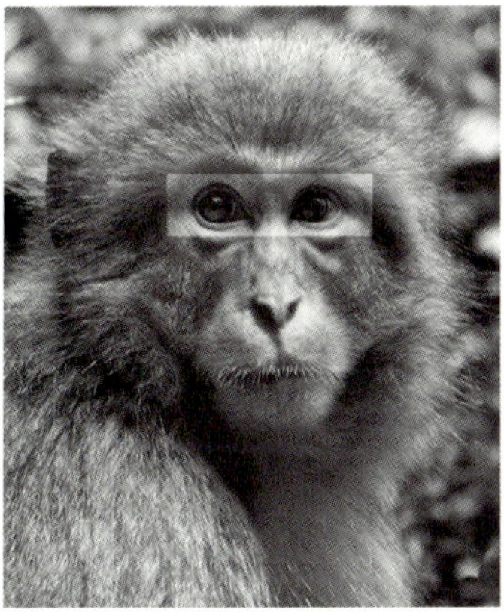

[그림9] 원숭이의 시선은 어디를 향한 것인지 알기 힘들다

"눈은 마음의 입이다"라는 말처럼 시선은 대인 의사소통에서 중요한 역할을 합니다. 눈이 마주치는 것(눈맞춤)으로 상대의 감정을 이해하고 안도감이 생기며 유대가 깊어집니다. 이렇듯 휴머니튜드는 사회뇌에 작용하는 것으로 〈관계성〉을 회복시킵니다.

〈칭찬하고〉〈감사하는〉 행위로 회복하는 것

앞서 서술한 바와 같이 치매 환자에게 말을 거는 방식은 직설적이고 알기 쉽게 되어 있습니다. 그렇기 때문에 상대를 칭찬하는 긍정적인 말은 그 자체로 〈관계성〉을 회복시킵니다. 휴머니튜드의 기둥인 〈말하다〉의 효과 중 하나입니다.

필자는 〈뇌 활성화 재활 활동의 5가지 원칙〉을 주장하고 있습니다.[15]

❶ 즐겁게(쾌활하게) ❷ 의사소통을 하고, ❸ 치매 환자가 역할을 연기하며(삶의 보람이 생기며 존엄이 보호된다), ❹ 서로를 칭찬하며 ❺ 실패를 방지하도록 지원하는 것입니다.

그중에서도 〈서로를 칭찬하기〉는 생활 의욕을 향상시키는 데에 큰 효과가 있습니다. 하지만 간병하는 가족에게 "환자를 칭찬해 주세요"라고 부탁하면 "왜 내가 칭찬을 해야 되냐(웃기지 마라!). 그리고 칭찬할 만한 것이 하나도 없다"고 말씀하셨습니다. 이때 "당신이 곁에 있는 것만으로도 행복하다"고 환자에게 말해달라고 부탁합니다. 칭찬하는 것은 어려워도 감사는 할 수 있죠. 이러한 "그 사람의 존재 자체에 감사하는 것"은 존엄을 지키고 살아갈 의욕을 향상시킵니다.

〈케어하는 측〉의 뇌에도 효과가 있다

"당신을 소중히 여기고 있다"는 메시지는 〈관계성〉을 회복시키는 것뿐 아니라 존엄을 지키고 생활 의욕을 향상시키는 데에도 큰 효과가 있습니다. 휴머니튜드는 〈보다〉, 〈말하다〉, 〈만지다〉라는 기술을 통해 "당신은 소중한 존재이다"라는 메시지를 상대가 이해할 수 있는 형태로 전합니다. 즉, 본인이 "당신은 존중받고 있다"고 느끼게 하는 것을 목표로 하고 있습니다. 상대를 소중히 여기는 마음이야말로 휴머니튜드의 철학입니다.

더욱이 누군가를 칭찬하거나 감사를 전하면 그 상대뿐 아니라 칭찬한 사람의 뇌에도 긍정적인 효과가 작용하며(도파민 방출), 기쁨이 넘치고 의욕이 향상됩니다. 칭찬하거나 감사하는 행동은 양측의 뇌에 좋은 효과가 나타나게 합니다. 미소를

---

15 야마구치 히로야스 : 치매의 본질을 이해하고 재활에서 살린다, MB Med Reha 164 : 1-7, 2013.

지으며 서로를 칭찬하는 관계에서 만들어지는 유대(애정)는 〈뇌 활성화 재활 운동〉과 휴머니튜드 모두가 지향하는 것입니다.

〈서다〉를 통해 회복하는 것

〈관계성〉이라는 논점에서는 벗어나지만, 휴머니튜드가 중시하는 〈서다〉에 대해서도 말하고자 합니다.

침팬지는 다리보다 팔이 길며 때때로 손을 짚으면서 걷지만, 사람은 〈직립보행〉을 기본으로 합니다. 때문에 〈넘어질〉 위험을 짊어지게 되었습니다. 시설 내에서 치매 환자가 넘어지면 모두 〈낙상 사고〉로 취급됩니다. 그렇기 때문에 〈안전벨트〉라는 신체억제 도구로 휠체어에 환자를 묶어 두는 시설을 종종 봅니다. 하지만 일어서서 걷는 행위는 일본 헌법이 보장하는 인간의 기본적인 인권 중 하나입니다. 이를 〈안전〉이라는 명목으로 빼앗는 것이 일본의 현실입니다.

사람이 진화 과정에서 직립보행을 선택한 이상 〈낙상〉은 필연적인 것입니다. 덴마크에 위치한 요양 시설에서는 자신의 의지로 일어서서 넘어져도 〈사고〉가 아니기 때문에 관리책임을 추궁하지 않는다는 사고방식을 갖고 있습니다. 저도 그렇다고 생각합니다. 직립보행을 하는(그리고 때때로 넘어지는) 것은 사람의 일반적인 현상입니다(물론 넘어지지 않는 것이 가장 좋지만 말이죠).

휴머니튜드에 의한 입체 보조에서는 다리의 압력 수용구에 체중이 확실하게 실리도록 "신체를 잡아 올려서는 안된다"고 말하고 있습니다. 이와 같이 체중이 실리면 반사적으로 다리의 신장근에 힘이 실리고 다리로 버텨서 서다 쉽게 되기 때문입니다. 이렇듯 신체의 생리학적 메커니즘에 기반한 보조기술이 휴머니튜드입니다.

생리학에서 〈호혜성의 원칙〉이라는 것이 있습니다. 인간은 타인에게 친절을 받으면 은혜를 돌려주고 싶어합니다. 치매 환자가 일방적으로 케어를 받는 것이 아니라 때로는 간병인에게 도움이 되는 것은 자존감을 높여줄 것입니다. 역할이나 타인이 주는 감사는 인간이 인간으로서 살아가는 데 필요한 양식이 됩니다.

휴머니튜드는 일방적으로 주는 케어가 아니라, 서로가 한 사람의 인간으로서 존중하며 서로에게 도움이 되는 관계성-사랑이라는 유대-를 쌓는 케어입니다. 휴머니튜드를 보급하기 위해서는 현장에서 일하는 전문직이 직업이라는 입장을 넘어서 평등하게 소통하고 서로를 칭찬한다…는 〈휴머니튜드의 정신〉이 필요할 것입니다.

[방문간호와 간병] 2015년 4월호 게재

[정신의학]

일본의 〈치매 정신과치료〉와 휴머니튜드

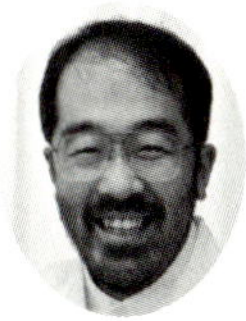

우에노 히데키

정신과의사, 해상요양소, 치바 대학 의학부 부속병원 지역의료 연계부 특임 준교수

우에노 히데키 선생님은 정신과 임상의로서 활약하는 이외에도 치매를 앓고 있는 사람들의 케어를 하는 전문직이나 가족을 대상으로 하는 〈치매 진단 학원〉프로그램을 개발하셨습니다. 이는 치매 환자의 가족이나 간병 종사자 분들이 치매에 대한 지식, 대응 방법 등을 이해하기 위한 프로그램으로,

❶ 치매 증상 평가

❷ 개선 가능한 부분 평가

❸ 치매 원인 질환 진단

❹ 의학 모델과 사회 모델 등 매우 알기 쉬운 내용입니다.

진단이 끝나고 "그러면 어떻게 하면 좋을지를 생각할 때 휴머니튜드가 구체적으로 도움이 된다"는 우에노 선생님의 생각으로 이번에는 정신의학의 관점에서 휴머니튜드에 대해 말하고자 합니다. (혼다)

〈의사소통 장애〉인 치매를 돕는다

치매는 "한 번 정상적으로 발달했던 지적 기능이 지속적으로 저하되는 인지기능

장애로 인해 일상생활 · 사회생활에 지장이 생기게 된 상태"라고 정의됩니다.[1]

문제는 〈쌍방향〉적인 의사소통 장애

치매의 가장 큰 문제점은 인지기능 저하로 인해 주위와 의사소통에 문제가 생기는〈의사소통 장애〉입니다. 이는 치매환자가 주위사람에게 자신의 감정이나 생각을 적절하게 전달하지 못하는 장애와, 주위 사람이 치매 환자에게 적절하게 메시지를 전달하지 못하는 쌍방향적인 장애입니다. 이 때문에 생활하는 데에 있어서 여러 지장이 생기게 됩니다.

치매 환자는 주위에서 이해하기 어려운 말을 하거나 주위의 환경에 적응하지 못해 혼란을 겪는 경우가 있습니다. 또한 치매 환자는 언어로 표현하는 것을 어려워 합니다. BPSD(행동심리증상)이라고 불리는 정신 증상은 언어로 표현하기를 어려워하는 치매 환자의 〈언어로 표현하지 못한 메시지〉일 가능성이 있는 것입니다.

지원하는 의사소통 방향의 차이

이러한 치매 환자가 보내는 메시지를 읽어 내기 위해서는 그 사람을 거의 완벽하게 이해할 필요가 있습니다. 〈센터 방식[2]〉등의 케어 체계는 치매 환자가 주위 사람과 의사소통을 할 때 지원하는 방법입니다. 이에 비해 〈휴머니튜드〉는 주위 사람이 보내는 메시지를 치매 환자에게 적절하고 효과적으로 전달하는 방법입니다.[3] 휴머니튜드는 〈보다〉, 〈말하다〉, 〈만지다〉 등 복수의 커뮤니케이션 채널을

1 일본 신경 학회(監) : 치매 질환 치료 가이드라인 2010, 의학서원, 2010.

2 치매 간병 연수 도쿄 센터, 그 외(編) : 치매 환자를 위한 케어 매니지먼트-센터 방식의 사용법 · 활용법 세 번째 개정판, 치매 간병 연수 도쿄 센터, 2011.

3 혼다 미와코, 이브 지네스트, 로젯 마레스코티 : 휴머니튜드 입문, 의학서원, 2014.

효과적으로 이용하는 것으로 이를 통해 인지기능이 저하된 사람에게 적절하게 메시지를 전할 수 있습니다.

약물 치료에 의존하지 않고 〈정신 증상〉을 개선

휴머니튜드는 치매 환자를 지원할 때에 큰 〈차이〉를 만들어냅니다.

저는 2012년 8월에 처음으로 휴머니튜드를 접했습니다. 이 때 저는 정신 증상이 있는 치매 환자에게 〈정신과 진료〉를 방문 진료로 제공하는 활동을 하고 있었습니다. 많을 때엔 20곳 이상의 요양 시설이나 정신과가 없는 의료기관에 방문 진료를 하고 있었습니다.

주위 사정의 고려를 강조하는 〈치료〉

치매 환자는 주위 환경에 영향을 받는 경우가 많으며 이 〈정신증상〉에는 수많은 환경적 요인이 관여합니다. 정신 증상 개선에는 환경적인 작용이 반드시 필요합니다. 하지만 내과 약물을 포함한 〈약물치료〉의 조정만으로 대응하려고 했던 당시의 제 치료에서는 정신 증상이 개선되지 않는 경우도 많았습니다. 예를 들어 의료기관에서는 요양상 지시에 따르지 않는 치매 환자에게 물리적인 구속이나 정신과 약물 치료를 통한 치료가 많이 이루어지고 있었습니다. 요양시설에서도 어찌할 방도가 없을 경우엔 정신과 약물요법을 통한 치료를 실시하고 있었습니다.

정신과 약물요법을 통한 〈치료〉라고 말은 하지만, 실제로는 주변 사람들을 편하게하기 위한 진정 목적이며 치매 환자를 위한 〈도움〉이라고는 도저히 말할 수 없는 방법이었습니다. 아무리 애써도 어찌할 방도가 없는 상황에 저는 속이 타 들어가는 것 같았습니다.

인적(人的) 환경에 차이를 만드는 것으로

휴머니튜드는 그런 저에게 큰 충격을 주었습니다.

병원의 하드웨어 환경, 하얀 벽, 모니터 소리, 의약품 냄새 등을 바꾸기란 어렵습니다. 평범한 사람이라도 불안한 감정이 생기기 쉬운 병원 환경 속에서 치매 환자는 쉽게 혼란스러워하고, 경우에 따라서는 격한 정신과적 증상을 일으킵니다.

하지만 제가 가까이서 본 휴머니튜드는 치매 환자를 둘러싼 〈인적 환경〉을 따뜻하고 안심할 수 있는 것으로 바꾼 것입니다. 주위 직원에게 변화를 주는 것으로 이제까지 전해지지 않았던 직원들의 마음이 상대에게 전해지게 되어 업무에 보람을 느낄 수 있게 되었습니다.

〈보다〉, 〈말하다〉, 〈만지다〉를 통해 "섬망"을 예방 · 개선

치매 환자의 정신 증상에 휴머니튜드가 하는 다른 큰 역할은 〈섬망상태〉의 예방 · 개선입니다.

섬망상태는 경도에서 중증도의 〈의식장애〉를 기반으로 불안, 초조함, 환각이나 망상, 정신운동 흥분 등 다양한 〈정신 증상〉을 보이는 상태입니다. 뇌의 기능이 저하된 치매 환자는 작은 일에도 쉽게 의식 수준이 저하되며, 섬망이 생기는 경우가 많습니다.

섬망상태 예방과 치료는 〈의식 수준을 개선하는 것〉입니다. 휴머니튜드의 〈보다〉, 〈말하다〉, 〈만지다〉를 통한 자극으로 의식 수준은 개선됩니다.

〈서다〉로 "지적 기능"의 재활성화

또한 다른 기둥 중 하나인 〈서다〉도 매우 유효합니다.

피아제의 인지발달이론에 따르면 인간의 인지기능 발달은 ❶ 감각-운동기(0~2세), ❷ 전조작기(2~6세), ❸ 구체적 조작기(6~11세), ❹ 형식적 조작기(11세~성인)으로 나눌 수 있습니다.

인간의 〈지적 능력〉을 나무의 뿌리에 비유하자면, 뿌리 중심에는 감각-운동기에 신체적 운동을 통해 획득한 지적 기능이 있고, 그 주위를 획득한 인간의 고유 지능이 나이테처럼 감싸고 있는 형태가 됩니다.

치매 환자는 이 지적 기능이 전반적으로 저하된 상태입니다. 지적 기능이 완전히 소실되지 않는 한, 신체적 운동을 하는 것으로 감각 - 운동기에서 획득한 지적 기능을 재활성화 할 수 있으며, 믿기 힘든 기적(말을 전혀 하지 못하던 사람이 조금 걷는 것 만으로 다시 말을 할 수 있게 되는 등)을 만들어냅니다.

이렇듯 휴머니튜드는 의식 수준이나 정신증상 개선에도 큰 효과를 기대할 수 있습니다.

치매 환자가 생기 있게 생활하는 사회를 실현한다

인구의 고령화가 진행되고 있는 일본에서는 치매 환자가 늘고 있습니다. 치매는 환자 본인의 요인으로서 〈인지기능 장애〉의 존재와, 그러한 인지기능 장애를 갖는 사람이 있는 사회 안에서 생활하면서 어려움을 겪는 〈생활 장애〉의 두가지 요인으로 정의되어 있습니다.

안타깝게도 현재 의학으로는 환자 본인의 요인인 인지기능 장애를 완전히 예방하거나 치료할 수는 없습니다. 우리가 할 수 있는 것은 설령 인지기능이 저하된 사람일지라도 일상생활 · 사회생활을 하는 데에 지장을 느끼지 않는 사회를 만드는 것입니다.

인류의 역사는 살기 편한 사회를 추구하여 시행착오를 겪은 역사입니다. 특히 위생 환경 등의 개선을 통해 우리는 고령이 되어도 살아갈 수 있게 되었습니다. 〈고령화〉가 치매의 가장 큰 위험 인자입니다. 인구가 고령화되면서 동반되는 피할 수 없는 문제로써 치매 문제가 나오게 되었습니다. 이렇게 하여 우리는 〈치매 환자가 살기 편한 사회〉를 만드는 것을 과제로 올렸습니다.

휴머니튜드는 〈보다〉, 〈말하다〉, 〈만지다〉라는 세 가지 기둥에 의해 치매 환자와의 의사소통을 지원합니다. 또한 〈서다〉라는 나머지 하나의 기둥을 통해 우리 인간의 감각 운동 지능을 자극하여 의식 수준과 인지 기능을 개선시키면서 동시에 〈인간이 갖는 긍지〉를 되찾을 수 있도록 돕습니다. 주위 사람도 치매 환자와 의사소통을 할 수 있게 되면서 서로 인간적인 대우와 만족감을 느낄 수 있게 되었습니다.

휴머니튜드는 치매 환자가 생기 있게 생활하는 사회를 실현하기 위한 큰 힘이 되는 케어 체계인 것입니다.

휴머니튜드의 기본이 되는 〈4가지 기둥〉

❶ 보다　❷ 말하다
❸ 만지다　❹ 서다

〈치매 국가 전략〉 중에서

대부분의 나라가 치매 국가 전략 중 "치매 환자에게 향정신성 약물을 처방하는 횟수 · 양을 줄일 것"을 목표 중 하나로 설정하고 있습니다. 진정 목적으로 치매 환자에게 처방하는 향정신성 약물사용량이 "그 사회가 치매 환자에게 얼마나 상냥한가"를 결정하는 척도가 되는 것입니다.

휴머니튜드의 보급을 통해 치매 환자에게 처방되는 향정신성 약물과 함께 치매 환자를 대상으로 하는 〈정신과 의료〉의 필요성을 대폭 줄일 수 있을 것이라고 생각합니다.

〈방문간호와 간병〉2015년 4월호 게재

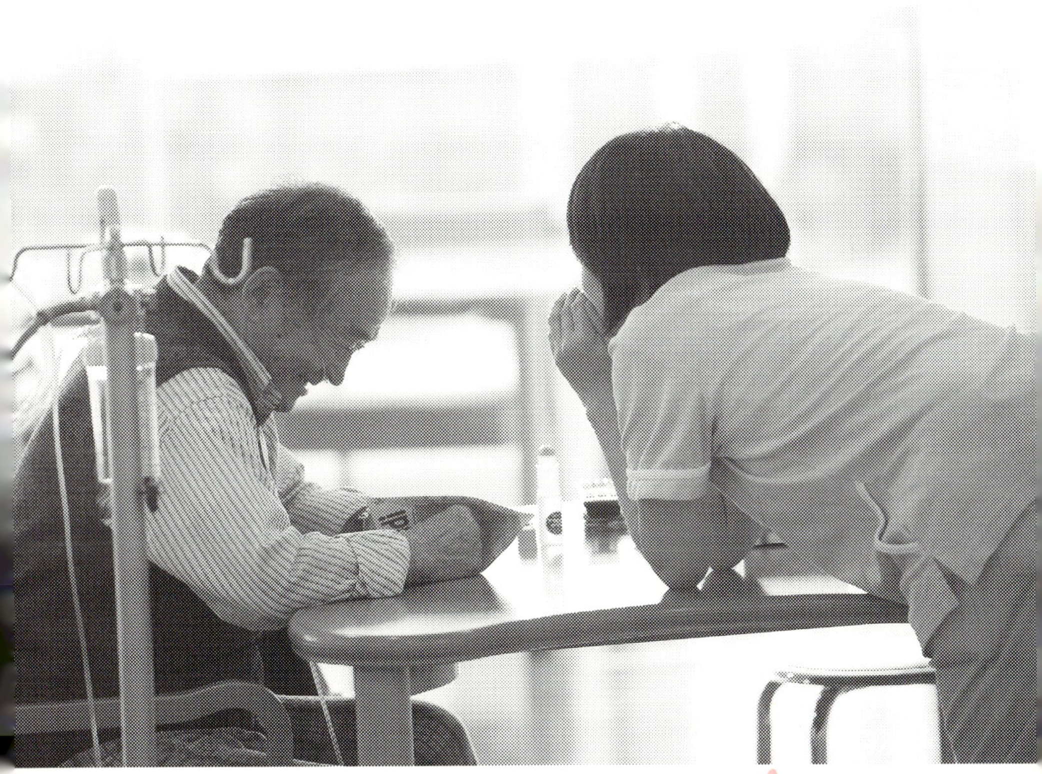

[정보학]

〈달인의 기술〉을 세부적으로 분석

휴머니튜드의 〈가시화(可視化)〉

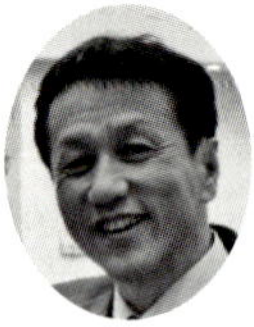

타케바야시 요이치

시즈오카 대학 창조과학기술대학 대학원 특임교수/
여러분의 치매 정보학회 이사장 공학 박사 · 인공지능학 치매 정보학

케바야시 요이치 선생님이 〈휴머니튜드가 어째서 유효한지 그 이유를 정보학으로 설명할 수 있다〉라며 지네스트 선생님께서 알려 주신 것을 계기로 일본에서 휴머니튜드에 관한 정보학 연구를 시작했습니다. 휴머니튜드의 케어 요소를 정보학으로 설명하는 것은 원활하게 진행되는 케어와 그렇지 못한 케어가 어떠한 차이점이 있는지를 분석하는 연구로 누구나 배우고 실천하며 이를 객관적으로 평가할 수 있는 휴머니튜드 교육 시스템 개발에 도움이 되고 있습니다. (혼다)

2013년 여름, 치바 현에 위치한 시설에서 이브 지네스트 선생님과 혼다 미와코 선생님을 만나 휴머니튜드를 실제로 활용하는 현장을 견학할 기회를 얻었습니다. 이 시기에 필자는 친척 간병으로 시행착오를 반복하고 있었기 때문에 휴머니튜드의 유효성을 실감하고 〈인간애의 철학〉과 〈다채로운 기술〉에 매료되었습니다. 그리고 시즈오카 대학의 치매 정보학 프로젝트[4 5]의 중심 테마로서 혼다 선생님 팀과

4 타케바야시 요이치: 치매와 함께 살아가는 사회를 만들다-정보학에서 비롯된 이노베이션, 리크루트, 2014 http://helpmanjapan.com/article/4175

5 타케바야시 요이치: 타케바야시 연구소 홈페이지 http://www.takebay.net/research/dementia-informatics

함께하는 〈휴머니튜드 평가〉 공동 연구를 시작하였습니다.[6] 이후 휴머니튜드에 대해 여러가지 발견을 하면서 그 깊이를 배워 나가고 있습니다.

휴머니튜드의 인지도가 올라가면서 인정하는 팀이 늘어나는 추세이지만, "휴머니튜드는 이전부터 있던 기법과 똑같지 않냐", 혹은 "달인인 이브 씨이기에 가능한 것은 아니냐"와 같은 유효성을 인정하면서도 비판적으로 보는 시선이 일부 있었습니다. 한편 "정말로 유효한가? 과학적이라고 할 수 있는 것인가?"와 같이 회의적인 사람도 있는 듯했습니다.

그래서 본 원고에서는 정보학의 관점에서 휴머니튜드 케어 기술과 진척도의 〈가시화〉에 대해 서술하여 "휴머니튜드는 무엇이 다른가"를 고찰합니다.

〈가시화〉의 의의와 방법

치매 케어에는 휴머니튜드 이외에도 다양한 기법이 있으며, 국내외에 〈달인〉이 셀 수 없을 정도로 많을 것이라고 생각합니다. 확실히 휴머니튜드는 다른 케어 기법과 같은 점도 많이 보이지만, 다른 기법에는 없는 특징이 있습니다.

150가지가 넘는 실천 기술과 케어의 수준 관리

이는 "인간이란 무엇인가"라는 철학을 기반으로 하는 150가지가 넘는 〈실천 기술〉로 구성되어 있다는 점입니다. 그 중에서도 〈보다〉, 〈말하다〉, 〈만지다〉, 〈서다〉라는 4가지 기둥(p78)과 ❶ 만남의 준비, ❷ 케어의 준비, ❸ 지각의 연결, ❹ 감정의 고정, ❺ 재회의 약속으로 구성된 〈마음을 사로잡는 5가지 단계〉(p95)은 이해하기 쉽고 전달하기 쉬운 것이 특징입니다.

---

6 타케바야시 요이치: 치매 환자와 함께하는 생활을 어시스트하는 인공지능 기술, 인공지능 학회지 29 (5) :515-523, 2014.

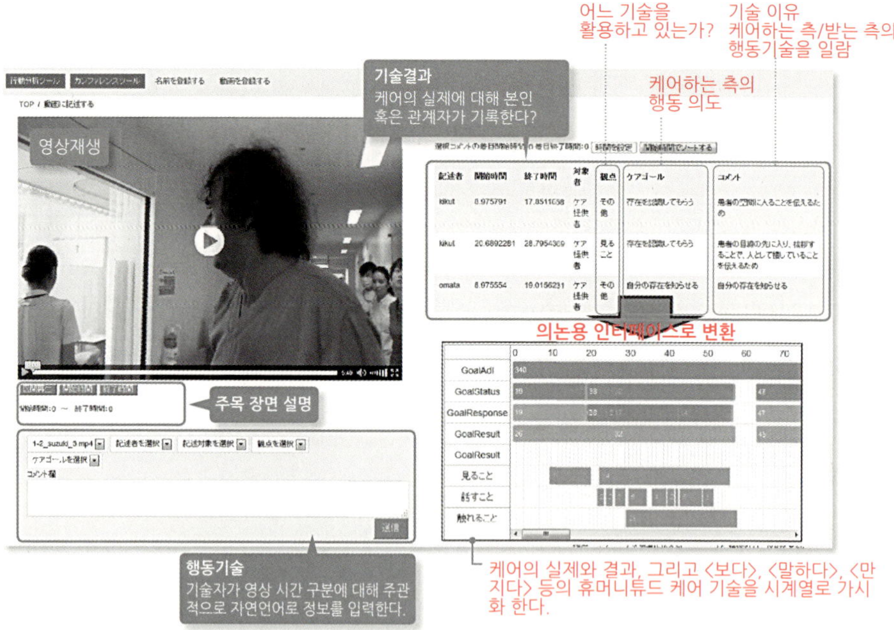

[그림10] 휴머니튜드의 다면적(multi-modal) 접근 평가 도구

휴머니튜드에는 연수 제도가 있으며, 프랑스에서는 400곳이 넘는 시설에서 도입하고 있다는 실적도 특집으로 다룰 정도의 가치가 있습니다.

〈가시화〉는 기술 습득도 촉진시킨다

더욱이 휴머니튜드는 〈기술 수준〉을 중시하고 있으며 기본 기술을 확실하게 습득하는 것에도 3년 정도를 필요로 한다고 합니다.

습득 중인 사람에게 있어서 기술을 올바르게 익혔는지를 자기 스스로가 정확히 파악하기는 어렵습니다. 그래서 필자는 〈정보학〉(컴퓨터를 활용하여 가치를 창조하고 사회에 공헌한다)의 관점에서 ❶ 케어 기술 수준을 객관적으로 평가함과 동시에, ❷ 습득률을 높이는 것으로 휴머니튜드의 케어 수준 향상과 보급에 공헌하고자 합니다.

어떻게 〈가시화〉를 하는가

그래서 시즈오카 대학 팀은 지네스트 씨와 혼다 선생님, 휴머니튜드 인정 자격을 취득한 지도 담당자의 지도를 받아 도쿄의료센터와 고오리야마 시 의료요양병원의 협력을 받아(p128) 케어영상을 다면적으로 가시화할 수 있는 다면적 접근 평가 도구를 시험 제작했습니다. [그림10]

케어 현장에서 촬영한 영상과 〈보다〉, 〈말하다〉, 〈만지다〉 등의 케어 주요 정보를 실시간 동기화하면서 케어 하는 측의 정보와 케어를 받는 쪽의 정보를 표시했습니다. 그리고 지도 담당자가 〈휴머니튜드로 바라본 시점〉에서 개선점이나 충고 등을 입력할 수 있는 기능을 추가해 케어 · 기술 습득 상황을 분석 · 평가할 수 있도록 만들었습니다. 앞으로 이 평가 도구를 발전시키면서 현장 평가연구를 진행할 예정입니다.

기술을 상세 명시하여 〈그렇게 하고 있다고 생각하는〉 경우를 방지한다

휴머니튜드의 기술은 깊이가 있으며 언어나 영상만으로는 표현할 수 없습니다. 예를 들어 〈보다〉 기술을 평가하기 위해서는 치매 환자를 보고있는(그렇다고 생각하는) 것 만으로는 부족하며, 〈누구〉의 〈어디를〉, 〈어디에서〉, 〈어떻게〉, 〈바라보고 있는가〉 등 더욱 상세하게 표현하는 것이 필수입니다. 특히 〈어디에서〉의 표현 항목은 치매 환자의 〈정면에서〉(수평 방향 위치), 〈같은 높이에서〉(수직 방향 위치), 〈가까이에서〉(거리) 바라보는 것이 바람직하기 때문에 치매 환자의 시선을 기준으로 〈거리〉, 〈수평 방향 위치〉, 〈수직 방향 위치〉를 표현할 수 있도록 평가 도구를 설계했습니다.

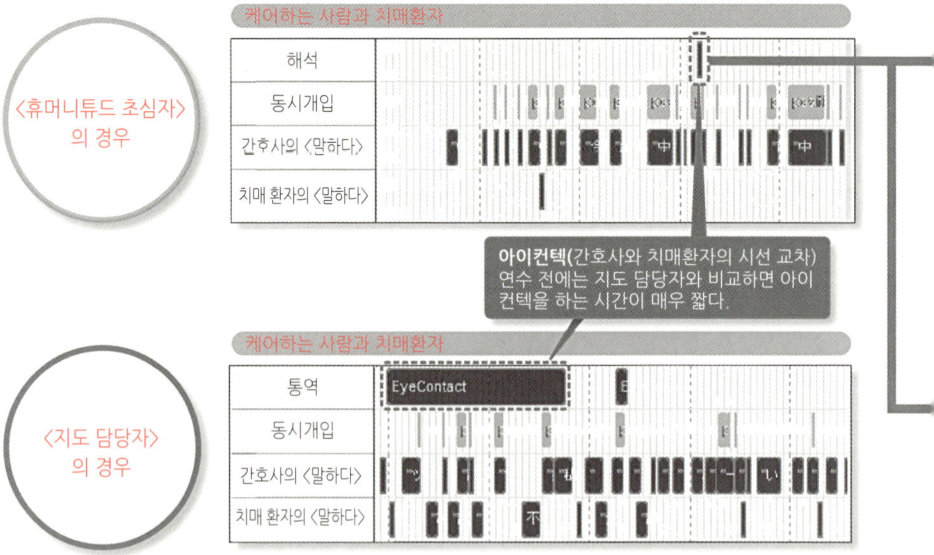

[그림11] 휴머니튜드 초심자인 간호사와 지도 담당자의 〈보다〉기술의 정보학적 평가

〈가시화〉된 휴머니튜드의 기술

[그림11]은 고오리야마 시 의료 요양 병원에서 다면적 접근 평가 도구를 활용하여 〈구강 케어〉를 실시하는 도중 〈보다〉 기술에 대해 정보학적 평가(intra-modal look)를 실시했습니다. 참고를 위해 약물 복용 케어 중인 지도 담당자와 비교하고 있습니다.

단순한 〈보기〉와는 다른 휴머니튜드의 〈보다〉

〈구강 케어〉는 일상적인 케어이지만 무심코 입 안만 보기 십상으로, 얼마나 환자의 눈을 보거나 표정에 신경을 쓰면서 실시하는가, 이는 사실 어려운 행위입니다. 하지만 지도 담당자는 눈을 마주보는 시간이 길다는 사실을 알 수 있습니다.

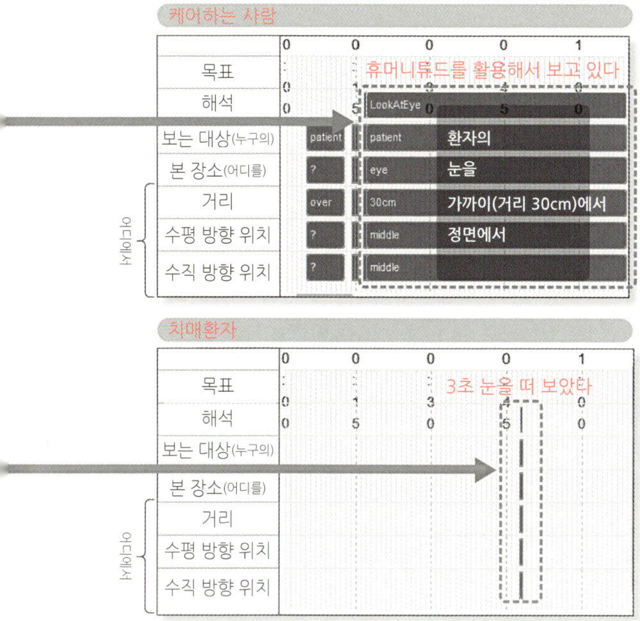

먼저 가장 처음으로 〈눈맞춤〉을 확실히 하며 유대(관계성)을 만든 후 케어를 실시하는 것 또한 알 수 있습니다. 또한 〈동시개입〉은 복수의 기술을 동시에 행하는 시간을 나타내고 있습니다. 〈말하다〉를 계속적으로 실시하는 한편, 이미 유대는 형성되어 있기 때문에 〈보다〉, 〈만지다〉는 빠르게 케어를 끝내기 위해 필요한 최소한의 기술을 활용하고 있다는 것이 나타나 있습니다. 이렇듯 〈보다〉만의 정보학적 평가에서도 기본 기술을 제대로 활용하고 있는지를 평가할 수 있습니다.

이 평가 도구에서는 쌍방향으로 의사소통을 하고 치매 환자와 "〈눈맞춤〉을 하고 있다"는 것과 "치매 환자도 눈을 뜨고 보았다"는 것도 구체적으로 기술됩니다. "간호사가 (일방적으로) 보고 있는가" 뿐 아니라 "치매 환자도 보고 있는가"를 고려하는 것으로 비로소 진척도를 평가할 수 있습니다.

연수 후 바라보는 시간이 20배를 넘었다!

다른 간호사(초보자)의 〈보다〉 기술에 대한 휴머니튜드 연수(5일간)를 수강하기 전후를 비교한 결과 휴머니튜드를 통한 〈관계성〉을 형성한 〈눈맞춤〉 시간이 13초에서 301초로 23배 가량 증가했습니다. 스스로 휴머니튜드 습득 상황을 객관적으로 파악할 수 있을 뿐 아니라 관리자도 휴머니튜드 기술 습득 상황과 고령자의 상황을 다양한 측면에서 파악할 수 있어 케어의 효과를 수치화 할 수 있게 되었습니다.

지네스트 씨의 말에 의하면 "영상을 기반으로 한 평가 시스템으로 휴머니튜드의 효과를 나타낸 첫 번째 사례"라고 합니다. 이러한 정보학적인 접근을 통해 〈상식〉, 〈당연한 통념〉, 혹은 검증이 어렵다고 여겨졌던 〈달인의 기술〉의 세부적인 분석이 가능해졌으며, 평가 도구를 고도화시키는 것으로 휴머니튜드 기술과 효과의 〈가시화〉를 추진할 수 있습니다.

〈보다〉, 〈말하다〉, 〈만지다〉의 동시개입

휴머니튜드는 〈보다〉, 〈말하다〉, 〈만지다〉나 지각 · 감정 · 언어 등 복수의 감각기(센서)나 양식(모달리티)를 동시에 사용하여 개입하는 것이 특징입니다. 정보학에서는 이를 〈멀티모달(multi-modal)〉이라고 합니다. 그 중에서도 필자의 전문분야인 〈휴먼 인터페이스(Human Interface)〉는 휴머니튜드(Humanitude)와 인간 존중이라는 사상(철학)이란 단어와도 비슷하기 때문에 이제까지의 〈멀티 모달 음성 대화 시스템〉이나 〈멀티 모달 유아 행동 코퍼스〉의 연구 경험이 〈멀티 모달 개입 기술〉의 평가에 도움이 된다는 착상을 얻었습니다.[7]

7 타케바야시 요이치, 키리야마 신야 : 공학적 시점에서 본 유아의 행동 관찰과 코퍼스 구축-인지 · 행동 모델의 진화가 초래하는 것, 일본음향학회지 65(10) : 544-549, 2009.

당연하지만 할 수 없는 〈연계 기술〉

[그림12]은 개발 중인 평가 도구를 활용하여 **[그림11]**와 같은 간호사(상단)와 지도 담당자(하단)의 구강 케어 영상에서 보이는 〈보다〉, 〈말하다〉, 〈만지다〉의 멀티 모델 개입을 비교한 결과입니다. 전반은 양측 모두 모든 양상(보다 · 말하다 · 만지다)에서 정확하게 의사소통을 하고 있다는 사실을 알 수 있습니다.

하지만 지도 담당자는 **[그림11]**과 같이 전반 초반에 확실하게 눈맞춤을 하면서 유대를 형성한 후엔 계속적으로 말을 걸면서도 시선은 고정하지 않고 재빠르게 케어를 실시하는 것을 볼 수 있습니다. 한편 휴머니튜드 초보자인 간호사는 케어의 준비를 하고 있는 동안 모든 개입이 중단되어 공백이 생겼습니다. 이에 반해 지도 담당자는 모든 시간대에 주의를 기울여 상황적으로 보살피는 말을 걸고 〈연계 기술〉로 멀티모달 개입을 하고 있다는 사실을 시각적으로 확인할 수 있습니다.

이 〈멀티 모달 개입 기술〉은 휴머니튜드의 중심 기술이지만, "상식적"으로 행해지는 개별 케어와는 다른 것입니다(〈그렇게 하고 있다고 생각하는〉 케어). 이 때

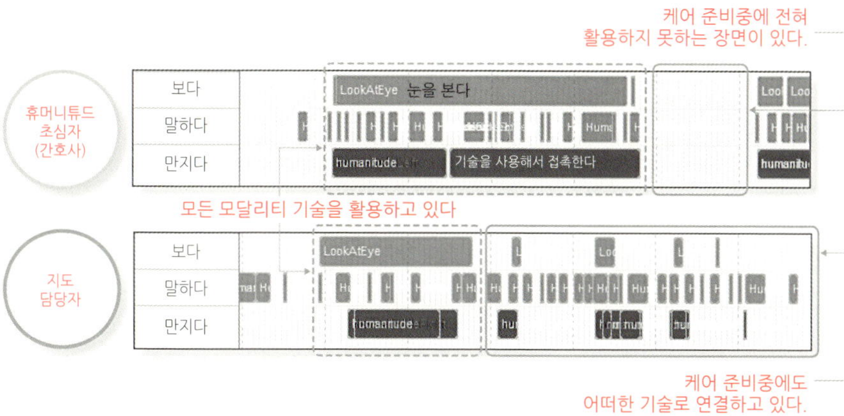

[그림12] 구강 케어에 있어서 〈보다〉, 〈말하다〉, 〈만지다〉의 멀티 모달 개입 평가

문에 습득하기는 쉽지 않습니다. 개발중인 평가 도구는 멀티 모달 개입의 기술을 습득할 때에 〈깨달음〉이나 〈회상〉에 도움을 줄 수 있기 때문에 멀티 모달 개입 기술의 계속적인 개선에 도움이 될 것이라고 생각합니다.

휴머니튜드는 무엇이 다른가

이제까지 휴머니튜드 기술의 〈가시화〉에 대해 설명했는데, 마지막으로 "휴머니튜드는 무엇인가"에 대한 필자의 생각을 서술하고자 합니다.

"나는 인간이다"라는 사실을 확인하기 위해서는

인공지능의 창시자인 마빈 민스키는 "인간에게는 생각한다는 것에 대해 생각하는(다른 동물에게는 없는) 위대한 능력이 있다"고 말했습니다.[8]

휴머니튜드에서는 "인간에게는 자신이 인간이라는 사실을 타인이 인식하고 있다는 것을 인식하는 능력이 있다"고 생각해 "케어 하는 사람은 상대에게 "당신은 인간이다" 라고 적극적으로 전달해 나간다고 지네스트 씨는 말합니다. 즉, "친절한 주문으로 상냥하게 접촉하고 적극적으로 개입해서 의사소통을 하여 자신이 인간이라고 인식할 수 있도록 한다"는 것이 휴머니튜드의 특징이며 독창적인 케어 기법이라고 할 수 있습니다.

〈신체〉에서 얻는 정보가 〈마음〉을 바꾼다

뇌신경 학자인 안토니오 다마시오는 "신체의 여러 감각세포에서 얻는 정보가 감정 상태를 끌어내며, 이 정보가 의사 결정에 영향을 준다"며 신체의 중요성을 지

8 M. 민스키(著), 타케마야시 요이치(譯): 민스키 박사의 뇌 검사-상식 · 감정 · 자기란, 공립출판, 2009.

적했습니다.[9]

지네스트 씨는 다마시오의 연구에 대한 관심이 높으며, 휴머니튜드 케어를 실시할 때엔 "피부의 감각 수용기는 자극을 받으면 신경 자극을 발생시키며, 이 자극은 시냅스를 통해 뉴런에서 뉴런으로 전달되며, 뇌간의 시상이라는 부위로 옮겨진다. 그리고 시상에서 정보가 복제되어 편도체로 이동되고, 조금 시간차를 두고 대뇌피질로 보내진다"고 설명하고 있습니다.[10]

[그림13]은 뇌 내에서 일어나는 정보전달과 정보 처리의 흐름입니다. 안자이는 "감정의 움직임 중 거의 대부분은 뇌의 수많은 부위의 상호작용을 통해 일어나기" 때문에 "뇌의 이 신경 부위 활동이 감정 그 자체에 작용한다"는 설명은 틀렸다고 지적하고 있습니다.[11]

뇌를 통해 심신으로 파급하는 〈상쾌함〉

따라서 신체 감각에 작용하는 포괄적인 멀티 모달 케어 기법을 통해 치매의 심리나 행동까지도 바꿀 수 있는 휴머니튜드의 유효성을 설명하기 위해서는 정보학적인 접근이 반드시 필요하다고 여겨집니다.

[그림14]는 **[그림13]**을 확장한 것이며, 휴머니튜드가 "왜 감정 · 행동을 극적으로 바꾸며" 자율신경반응이나 호르몬 분비(옥시토신이나 세로토닌 등)까지 영향을 미치는가를 정보처리 관점에서 대략적으로 설명한 것입니다.

아직 상상의 범주이지만, 휴머니튜드의 멀티 모달 개입 기술을 통해 복수의 감각기에서 전해지는 자극이 시상을 지나 편도체로 이동하여 감정이 〈상쾌함〉으로

9 A. 마다시오(著), 다나카 미쓰히코(譯): 생존하는 뇌- 감정과 뇌와 신체의 신비, 270-272, 구담사, 2000.

10 Y. 지네스트, R. 마레스코티(著), 츠치타니 신이치로(譯): Humanitude(휴머니튜드)-〈늙음과 간병의 획기적인 서〉, 23, 트라이아리스트 도쿄, 2014.

11 안자이 유이치로: 감정과 뇌-인지과학입문, 222, 이와나미 서점, 2011.

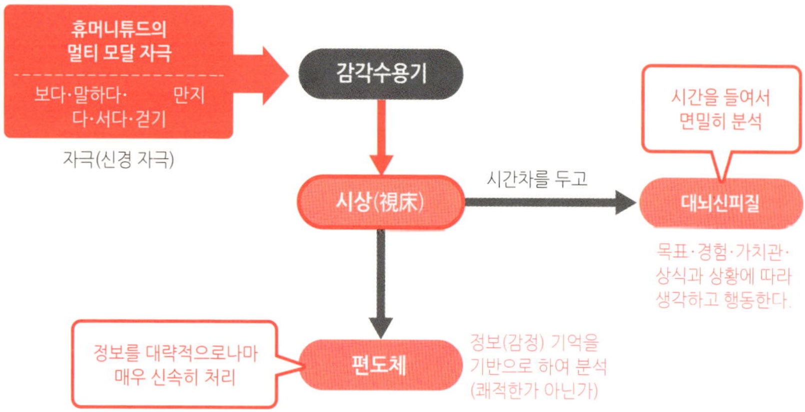

[그림13] 뇌에 작용하는 휴머니튜드 멀티 모달 자극의 효과

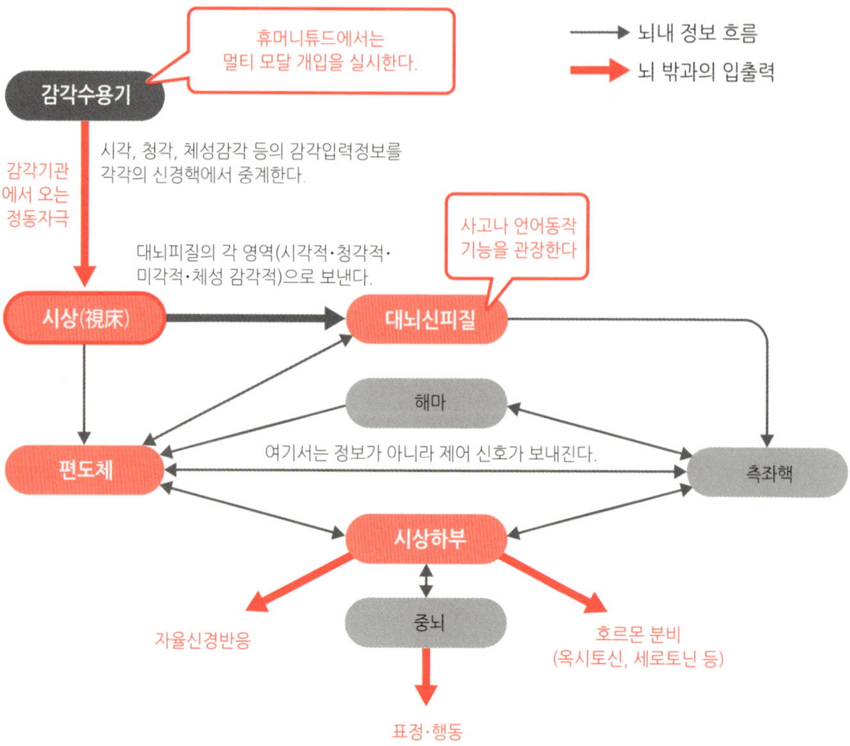

[그림14] (휴머니튜드에 의한)뇌내 정보의 흐름과 심신에 끼치는 영향

변한 상태에서 복제된 정보가 대뇌신피질로 이동되어 고차원적인 처리 등이 행해져서, 자율 신경을 정돈하고 표정이나 행동을 긍정적으로 하며 새로운 사고나 행동을 유발하고 이를 반복해서 몸과 마음을 양호한 상태로 만들 수 있습니다.

◆

휴머니튜드는 복수의 감각기가 작용하여 멀티 모달 개입을 적극적으로 실시하는 것이 특징이며, 지네스트 씨는 "인간이란 무엇인가"란 철학과 다마시오의 모델을 염두에 두고 간병 시간의 〈처음부터 끝까지〉 계속 뇌를 향하는 자극을 이미지화 해서 케어하고 있다고 합니다. 이러한 케어 기법을 〈4가지 기둥〉과 〈5가지 단계〉으로 나누어 누구나 습득할 수 있도록 했다는 의의는 크다고 생각됩니다.

휴머니튜드는 앞으로의 초고령사회를 보다 좋은 형태로 디자인하는 데에 있어서[12] 큰 도움을 줄 것입니다. 앞으로의 본격적인 보급과 근거축적, 그리고 〈휴머니튜드의 과학〉이 발전하는 것을 기대합니다.

[방문간호와 간병 2015년 4월호 게재]

12 고령사회 디자인 연구회 홈페이지 http://sigsad.ipsj.or.jp/

[정보학]

〈오감〉마저도 정량화 가능한 시대로

나카지와 아쓰시
교토대학 대학원 정보학연구과 지능정보학전공 · 준교수

휴머니튜드에 관한 정보학적인 연구에서 중심적인 역할을 담당하고 계신 분이 교토 대학 정보학연구과 나카자와 아쓰시 선생님입니다.

나카자와 선생님이 책임 연구자로서 총괄하고 있는 현재 진행중인 정보기술진흥기구 프로젝트에서는 〈상냥한 간병이란 무엇인가〉에 대해 케어를 하는 사람과 받는 사람 사이에 발생하는 의사소통을 정보학적 · 뇌과학적으로 해명하기 위한 연구를 추진하고 있습니다. 이 연구에서는 케어 장면을 촬영한 휴머니튜드 요소를 분석하는 시스템에 인공지능을 도입하여 보다 많은 분들이 확실하게 케어를 배울 수 있는 기술을 개발하고 있습니다. (혼다)

흔히 말하는 〈인공지능〉의 의료 분야를 향한 진출이 큰 화제가 되고 있다.

예를 들어 IBM사의 자연언어인식 · 문장 의미 검색엔진 Watson을 의료 문장 검색에 응용하여 의사가 최적 · 최신의 치료 지침을 제공할 수 있으며, 일부 병원에서 실험적으로 도입이 진행되고 있다. Watson은 본래 영국의 퀴즈 방송인 〈Jeopardy!〉에 출연해 자연언어로 한 질문에 가장 적절한 회답을 인터넷에서 검색해서 답하는 시스템이며, 이를 의료 분야에 적용한 것이다. 또한 화면상에서 물체를 검출 · 인식하거나 화면에서 정상/이상을 판별하는 화상인식기술은 최근에 실시한 심층 학습(deep neural net)기술[13]에서 비약적으로 정밀도가 높아져 X선이나 CT, MRI 등의 의료용 영상에서 문제점을 발견해내는 수준이 사람과 유사한 정도에 이르렀다.

1970년대에 이미 기대를 받고 있었다

이렇듯 인공지능을 의료분야에 도입한다는 것은 놀랍지만, 비슷한 생각은 이미 오래전부터 시작되었다. 1970년대에 이미 〈엑스퍼트 시스템〉이라는 개념이 제안 · 실행되고 있었다. 이는 전문가의 판단을 다수의 〈if-then 규칙〉에서 기술하고자 하는 사고방식이며, 예를 들어 일차의료에서 응용을 할 때엔 "만약 체온이 ○도 이상이고 이것이 △일 이상 지속된다면…. 이는 XXX이다"와 같은 규칙을 다수 설정하는 것으로 의사의 판단을 시뮬레이션 하는 것이었다.

하지만 이 "의료 지식을 정량화 하여 진단한다"는 발상은 왜 지금까지 보급되지 않았던 것인가?

지금까지의 인공지능(기술) 적용의 한계

엑스퍼트 시스템의 큰 문제는 환자에게서 얻는 정보를 정량화 하는 것이 어렵다는 것이다. 이미 기기 계측이 널리 활용되고 있는 바이탈 정보, 예를 들어 체온 · 혈압 · 혈액 성분 등이라면 비교적 쉽게 정량화 할 수 있지만, 환자의 주된 증상이나 표정 등의 정량화는 어렵고, 시스템 입력 시엔 의사의 지식과 경험, 시스템에 대한

13 딥 러닝, deep neural net. 종래에 있었던 인공지능(패턴 인식) 기술인 뉴럴 네트워크를 보다 깊고 복잡하게 만들어 보다 고도의 인식기능을 실현한 기술이다. 기존보다도 훨씬 많은 데이터(빅데이터)를 학습할 수 있기 때문에 사람과 같거나 그 이상의 인식 성능을 실현하거나 개념 학습 등을 실시할 수 있게 되었다.

진척도에 크게 의존한다.

또한 경험이 있는 의사라면 상황에 맞는 새로운 질문 · 조사 등을 실시하는 것으로 새로운 조건을 추가하고, 이를 시스템에도 추가 입력하여 보다 정확한 결과를 얻을 수 있다. 즉, 〈인공지능〉이라고는 하나, 입력하는 정보는 "의사의 경험"에 크게 의존한다. 당시의 인공지능에서는 의사의 〈오감〉에 상당하는 정보의 정량화가 발달되지 않았던 점이 실용화를 하는 데에 있어서 큰 문제점이었다.

오감 정보마저 정량화 할 수 있는 기술의 등장

의사의 〈오감〉 능력은 넓은 의미의 "의사소통 기술"이라고 할 수 있다. 대화 등 언어로 변환할 수 있는 정보는 음성 인식 등의 수단은 있으나, 표정이나 시선, 아이컨택, 목소리의 톤 등은 기존의 〈정보 세계에 갇힌 시스템〉에서는 정량화가 어렵다.

하지만 이 문제도 최근에 들어서 센싱 디바이스나 센서 정보의 고도 인식 기술로 알 수 있도록 하고 있다. 특히 〈웨어러블 센서〉라고 불리는 신체에 붙이는 작은 센서 보급이나 고도의 음성 · 화상 · 센서 정보 인식의 진보에 의한 것이다. 전자로는 운동 센서나 일인칭 시점 카메라, 후자로는 얼굴 검출이나 표정 인식, 사람의 동작 인식 등을 예로 들 수 있다.

왜 〈눈맞춤〉을 정량화하는가?

우리 팀에서는 사람의 〈보다〉 기술을 정량화하는 시도를 하고 있다. 여기서는 우리가 연구하고 있는 눈맞춤 검출 기술과 그 간병 기술 평가를 위한 응용 사례를 다룬다.

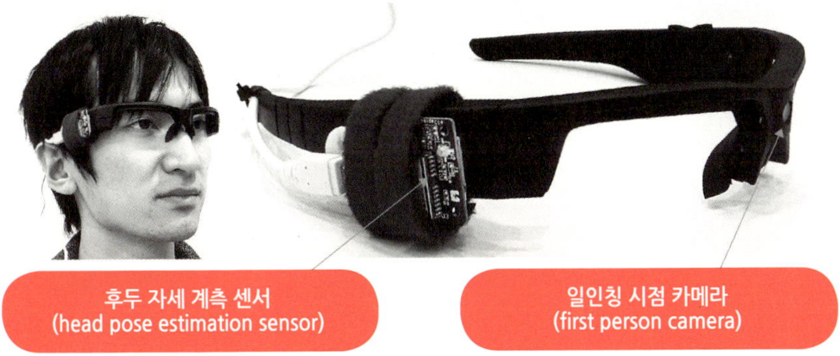

[그림15] 눈맞춤을 검출하는 일인칭 시점 카메라

〈눈맞춤〉은 의사소통에 있어서 가장 중요한 요소 중 하나이다. 자폐범주장애(autism spectrum disorder : ASD)의 눈맞춤이 적은 것은 널리 알려져 있는 사실이며, 또한 케어 기술 〈휴머니튜드〉에서는 치매 환자와의 의사소통을 취하기 위한 필수적인 기술 중 하나로 본다.[14] 특히 휴머니튜드에서는 "간병인이 환자에게 눈맞춤을 실시하는 것만으로도 환자의 활성도를 높인다"고 하여, 최근에 뇌에 눈맞춤을 검출하는 특정 부위가 있다는 사실을 밝혀낸 것[15]에서도 이 의사소통의 중요성을 추측해 낼 수 있다.

빈도나 거리, 위치 등 〈전문가의 기술〉을 측정할 수 있다

이러한 배경으로 인해 〈제 3자 시점 영상〉에서 눈맞춤의 정량화 실시를 시도해 왔지만[16] 해석을 하는 데에 인력이 드는 경우나 제 3자 시점 영상 촬영 자체가 계측

14 혼다 미와코, 이브 지네스트, 그 외: 휴머니튜드 입문, 의학서원, 2014.

15 Sadato N, et al: Neural substrates of shared attention as social memory; a hyperscanning functional magnetic resonance imaging study. Neuroimage 125 : 401-412, 2016. PMID 26514295〈사람 사이의 시선 행동의 동기성을 뇌 수준으로 해명한 논문〉

16 Isikawa S, et al: The skill representation of a multimodal communication care method for people with dementia. JJAP Conference Proceedings 011616 : 4, 2016. 〈제 3자 시점 영상을 통해 휴머니튜드 기술을 수동으로 정량화했다.〉

에 영향을 미치는 것이 해결해야 할 과제였다. 이를 해결하기 위해 우리는 머리에 안경과 같이 장착할 수 있는 〈1인칭 시점 카메라〉를 사용하여[그림15] 화상 인식을 활용하는 것으로 눈맞춤을 확인하는 시스템을 개발했다.[17] [18] 이 시스템을 간병인이 장착하면 간병인의 시점에서 영상을 얻을 수 있다. 이를 통해 환자가 간병인을 보고 있는 순간(프레임 수)을 계측하는 것으로 간병 장면에서 눈맞춤의 빈도를 자동적으로 구할 수 있다.

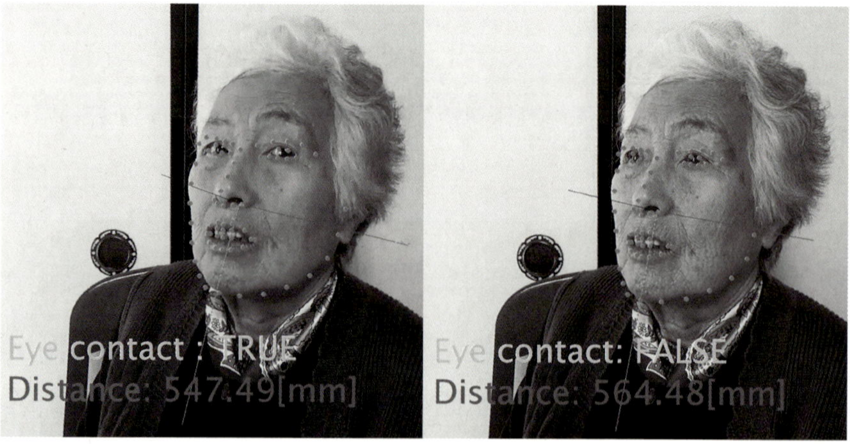

아이컨택 비(非)아이컨택

[그림16] 눈맞춤 검출 사례

이 시스템에서는 안면 검출 기술과 기계학습기술[19]을 조합하는 것으로 간병하는 동안 얼굴 사이의 거리, 서로의 얼굴 상대 위치(각도)도 계산해낼 수 있다**[그림16]**.

17 Nakazawa A, et al: Evaluation of face-to-face communication skills for people with dementia using a head-mounted system. Third International Workshop on Pattern Recognition for Healthcare Analytics, Canum, 2016. 〈일인칭시점 영상에서 자동으로 휴머니튜드 기술을 정량화했다〉

18 NHK(일본방송협회): 간병 내용을 오픈으로-하이테크 · 이론이 현장을 바꾼다. 클로즈업 현대 37764, 2016. (같은 해 2월 3일)

19 머신 러닝. 인간과 같은 학습 능력을 기계(컴퓨터)로 실현하고자 하는 기술. 최근 몇 년간 주류인 통계적 기계학습에서는 다수의 데이터에서 자동적인 규칙을 발견해 내서 식별하는 능력을 실현한다

간병 한 장면(scene)에서 휴머니튜드 초보자/숙련자의 차이를 계측한 결과, 큰 차이가 있다는 사실을 밝혀냈다.[20]

◆

앞으로 인공지능 기술을 응용한 치료사와의 의사소통에서 중요한 점은 "의사의 오감을 어떻게 정량화 하는가?"이다. 이에는 의료 종사자 · 공학자의 면밀한 연대가 중요하다. 이번에 소개한 연구도 도쿄 의료 센터 의료진들, 시즈오카 대학 · 간병 현장 스태프들의 협력에 의존한 부분이 크다. 이 기회를 빌어 깊이 감사드린다.

[통합진료] 2017년 5월호 게재

20 Nakazawa A, et al: Evaluation of face-to-face communication skills for people with dementia using a head-mounted system. Third International Workshop on Pattern Recognition for Healthcare Analytics, Canum, 2016. 〈일인칭시점 영상에서 자동으로 휴머니튜드 기술을 정량화했다〉

[심리학]

〈마법〉의 심리학적 설명을 향해서

요시카와 사키코
교토 대학 마음의 미래 연구 센터

심리학의 측면에서 휴머니튜드에 흥미를 갖고 계신 분이 교토 대학 마음의 미래 연구 센터 소속 요시카와 사키코 선생님입니다. 휴머니튜드 〈친절을 전하는 케어 기술〉에 있는 심리학적 요소나 케어를 하는 사람, 받는 사람의 심리적 특징에 대해 요시카와 선생님의 연구팀과 함께 연구를 진행 중입니다. (혼다)

〈보다〉, 〈말하다〉, 〈만지다〉를 조합한 케어 기술을 익힌 휴머니튜드 숙련자가 케어를 한다. 그 케어를 통해 이제까지 사람과의 관계를 거절하거나 살아갈 기력을 잃어버렸던(것처럼 보였던) 치매 환자의 감정이 변화하여 "움직이자"는 의욕이 되살아나고 〈서다〉, 〈걷기〉라는 인간다운 형태로 회복해간다. 이 모습을 본 사람이 "마치 마법 같다"고 표현했다고 한다. "마법이 아니라 누구나 배울 수 있는 기술입니다" 혼다 선생님은 그렇게 말한다. 하지만 휴머니튜드를 처음 접하고 실제로 케어를 받은 사람의 변화를 직접 본다면 "마법과 같다"고 표현하게 되는 기분도 잘 이해가 간다.

면밀한 기술과 그 조합

나는 케어 전문가는 아니나, 심리학자로서 〈사람과 사람의 마음이 통하는 기술〉에는 크게 흥미가 있다. 2016년 6월 이후 여러 번에 걸쳐 도쿄의료센터에서 연수를 수강하고 휴머니튜드의 첫걸음을 체험했다. 워크숍에서 케어하는 사람이나 받는 사람의 역할을 체험해보면서 다시 한번 실감한 것은 휴머니튜드에서는 〈보다〉, 〈말하다〉, 〈만지다〉에 대해 매우 많은 기법이 정말 세세하고 주도면밀하게 적용되어진다는 것이었다. 그리고 숙련된 지도 담당자가 케어를 받는 사람의 상태에 맞추어 이것들을 그 자리에서 연계해서 실천하는 정교함에도 감명을 받았다.

휴머니튜드는 확실히 누구나 할 수 있지만, 누구나 〈바로〉 〈간단하게〉 할 수 있는 것은 아니다. 예를 들어 상대와 눈을 맞춤으로써 바라보는 사람의 상냥함을 전할 수 있는지는 상대에게 다가가는 방식이나 말을 거는 방식, 타이밍, 표정 등 수많은 요소의 조합에 의해 결정된다. 휴머니튜드의 〈보다〉, 〈말하다〉, 〈만지다〉는 제대로 된 트레이닝을 반복하는 것으로 비로소 익힐 수 있는 전문적인 기법이다.

〈마법〉의 심리학적 해명을 향해

"내가 늙어서 케어를 필요로 하게 된다면 꼭 휴머니튜드를 실시하는 돌봄 제공자가 있는 곳에서 케어를 받자"

연수를 수강한 후 마음 속 깊이 남은 생각이었다. 왜 나는 이러한 소망을 갖게 되었는가? 지금도 그 이유를 계속해서 생각하고 있다. 그리고 〈심리학〉의 관점에서 이 질문의 답을 찾고자 한다. 아마도 그 단서는 다음과 같은 곳에 있지 않을까?

케어하는 사람의 시선 · 표정 · 목소리 · 동작 등 모든 것이 안심이나 신뢰를 전하는 지속적인 메시지로써 기능하는 것처럼 케어를 조합해서 실시하는 것, 이로 인해 케어 자체가 편안한 의사소통의 시간으로 경험되는 것, 그리고 이 모든 것이 "스스로 일어서서 걷는다"는 살아가는 의욕의 회복으로 이어지는 것이다.

◆

심리학에는 시각 · 음성언어 · 촉각 등 각각에 대한 오랜 연구의 역사가 있다. 하지만 매일같이 과학 법칙에 따르는 기초연구를 하는 분야인 만큼 각 기능의 개별 연구는 셀 수 없이 많으나 이러한 기능을 조합해서 쾌적한 케어를 실현하는 방식을 설명하는 기초 연구는 앞으로도 계속될 것이다.

뇌 과학 · 정보학의 전문가들과 함께 첨단 연구기법이나 기술을 조합하여 휴머니튜드의 진수에 다가갈 수 있으면 좋겠다고 생각한다.

〈통합진료〉 2017년 5월호 게재

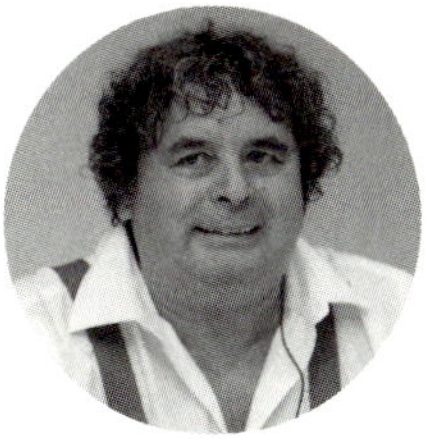

[이브 지네스트 칼럼]

Information에서 Communication으로

정보제공, 즉 inform 혹은 information이라는 단어는 라틴어 informare, informatio에서 파생했다고 합니다. 〈in〉이란 "들어가다"는 의미입니다. 정보란 〈부여하는 것〉. 단어 자체가 그렇게 되어 있는 것입니다. 반대로 Communicate, 그리고 Communication은 라틴어 Communis, Communicatio를 어원으로 하는데, 〈com〉이라는 것은 "공유(共有)하다"는 것으로, "함께 존재한다"는 것을 의미합니다. 더욱이 〈munis〉는 "선물"이라는 의미입니다.

예를 들어 대담(對談)이라는 의사소통 시간을 함께 보내고 서로가 대화를 나누어 이해하여 소중하다고 생각한 것의 비중을 information에서 communication으로 옮겨가는 것. 이는 그야말로 의사소통이 만들어내는 기술 중 하나입니다.

힘을 버리고 힘을 얻다

친구와 레스토랑에 갔을 때엔 간단히 의사소통을 할 수 있습니다. 친구란 대등한 관계성이 있고 맛있는 식사를 함께 한다는 공통된 목적이 있기 때문입니다. 하지만 환자와 의사 사이엔 처음부터 다른 관계가 성립되어 있습니다. 환자는 〈약한 병자〉로 〈의존하고 있습니다〉. 의사는 〈치료자〉로 〈명령을 내립니다〉. 환자에게 있어서는 〈신〉적인 존재입니다. 물론 의사가 결코 신이 되고자 하고 있는 것이 아니라는 사실은 알고 있습니다. 하지만 기능면에서 보았을 때 이러한 큰 힘을 갖고 있는 것입니다.

이러한 〈비 대칭성〉을 전제로 한 의사소통을 해야한다? 이는 때때로 생각처럼 되지 않습니다. 그렇다면 어떻게 해야 환자와 〈의사소통〉을 할 수 있는가?

혼다 미와코 선생님이 환자에게 접촉했을 때의 반응에 대해 이야기했습니다. 무심코 몸을 뒤로 빼는 자신의 행동에 놀라 다시금 이제까지의 의사소통의 방향성에 대해 생각했다고 합니다.

환자에게 접촉을 당한다-〈선물〉을 받는다-는 것은 의사가 의사로서 갖는 힘을 어떤 의미에서 스스로 포기하는 행위인 것입니다.

환자-의사 관계를 형성하는 최종적인 목적은 환자와 의사가 진정한 의사소통을 할 수 있도록 하는 관계성을 맺는 것입니다. 이 관계성은 〈스스로 건강을 개선해 나가는 능력〉이나, 질병을 끌어안고 살아가는 환자의 힘에 토대가 되는 것이기 때문입니다.

후기

〈더 많은 것을 배우고 싶으신 분에게〉

본 책에서는 일본에서 실시하는 휴머니튜드의 방식에 대해 소개했는데, 마지막으로 연수 제도에 대해 소개하고자 합니다.

프랑스 휴머니튜드의 기본 교육은 현장에서 일하는 케어 직원을 대상으로 강의와 케어 기술 교육, 베드사이드 임상지도 프로그램을 4일간 실시하고 있습니다. 또한 〈좋은 케어〉를 실천하기 위해 시설에서 추구하는 수많은 요소에 관한 의식을 공유하기 위해서 간호사나 간호직원 뿐 아니라, 사무직원, 영양사, 청소원, 의사, 관리직 등 시설에서 일하는 모든 직원이 각각의 직무에 맞는 연수를 수강하고 있습니다.

이 교육 과정은 지네스트와 마레스코티가 40년의 케어 교육 실천 경험을 통해 만들어낸 것입니다. 프랑스에서는 모든 임금노동자가 직무에 관련된 연수를 받을 기회를 수강할 수 있는 제도가 있기 때문에 시설 전체에 연수 도입에 관한 계획을 세우기 쉽지만, 이러한 제도가 없는 일본에서는 관리부서의 이해가 없다면 연수를 실시하기는 어렵습니다. 일본에서는 2012년 여름부터 국립병원기구 도쿄의료센터의 간호사를 대상으로 연수를 실시했습니다. 이후 개인적으로 배우고자 하는 전문직 종사자의 요청을 받아 단체연수를 실시했습니다. 이는 현재 휴머니튜드의 전체 개요를 전하는 〈입문 연수〉와 치매 강의나 보행 연수, 기저귀 교환 등 구체적인 케어 기술을 가르치는 〈실천자 연수〉로 모두 이틀 동안 개최하고 있습니다.

더욱이 휴머니튜드를 도입하고자 하는 시설의 책임자를 대상으로 10일 동안 진행하는 〈시설도입 준비연수〉도 실시했습니다.

이러한 연수에는 현재까지 약 6,000명의 사람들이 참가해 주셨습니다.

또한 휴머니튜드 교육에는 질 높은 지도 담당자 양성이 필수적입니다. 〈지도담당자 양성 연수〉는 10주에 걸쳐서 철학, 지식, 케어 기술, 베드사이드에서의 케어 실천, 교육 방법 등 수많은 종류의 연수를 실시합니다. 이 연수의 참가자는 졸업시험에 합격하면 정규 지도 담당자 자격을 취득할 수 있습니다. 휴머니튜드에 관련된 교육은 이러한 수준 유지를 위해 지네스트 · 마레스코티 연구소가 관리하고 있으며 지도 담당자는 계약에 기반하여 사립 시설 내부나 외부에서 휴머니튜드 지도 · 연수를 실시하고 있습니다. 현재 지도 담당자는 교육, 임상 연구 등 수많은 분야에서 활약하고 있습니다.

휴머니튜드 도입을 희망하는 시설에는 〈지도담당자가 방문해서 지도를 실시하는 연수〉도 실시하고 있습니다. 이 연수는 프랑스에서 개최되는 일반적인 연수와 같은 형식입니다. 프랑스 뿐 아니라 일본에서도 휴머니튜드 도입을 통해 직원의 이직률이 현저히 줄어들고 취직 희망자나 입소 희망자가 크게 늘거나 시설 내에서 향정신성 약물 사용량이 감소하는 등 수많은 변화가 나타나고 있습니다. 하지만 이 변화가 나타나기 위해서는 조직 전체에 휴머니튜드를 도입하고 실천해야만 합니다. 앞서 서술한 바와 같이 모든 산업에 있어서 직원 연수를 실시하도록 의무화되어 있는 프랑스의 제도와 달리 일본에서는 경제적, 시간적인 여유가 없다는 현장의 의견이 대부분이며, 이를 가능한 한 반영시킨 연수 시스템을 생각해내고자 시행을 반복했습니다. 하지만 7년이 지나고 "정말로 휴머니튜드를 활용한 케어를 실천할 수 있는 현장을 만들고 싶다고 생각한다면 프랑스의 연수 제도를 일본에도 도입하는 것이 가장 빠르게 최고의 효과를 만들어낼 수 있는 최적의 방법"이라고 실감하고 있습니다.

더욱이 휴머니튜드를 도입한 시설에서 자신들이 실시하고 있는 케어 수준을 평가해 주었으면 좋겠다는 요청이 늘어남에 따라 프랑스에서는 휴머니튜드 시설 인증 제도를 실시했습니다. 이는 휴머니튜드의 5가지 원칙인 ❶ 케어를 포기하는 것이 아니라 강제적인 케어를 하지 않는 것이다, ❷ 환자의 유일성과 프라이버시를 존중한다, ❸ 죽는 날까지 스스로의 다리로 일어설 수 있도록 하는 케어를 실시한다, ❹ 조직이 항상 열려 있어야 한다, ❺ 시설이 생활하는 장소, 하고 싶은 일을 할 수 있는 장소로써 기능하고 있다 등을 실현하고 있는지에 대해 〈350가지 평가 기준〉에 기반해 인증을 진행하는 것으로, 현재 15시설이 인증을 취득하였고, 80곳이 넘는 시설이 인증 취득 최종단계를 눈앞에 두고 있습니다.

일본에서도 가까운 미래에 일본 사회에 맞춘 인증제도를 만들 수 있었으면 좋겠다고 생각하면서 현재 준비중입니다.

2019년 1월 혼다 미와코

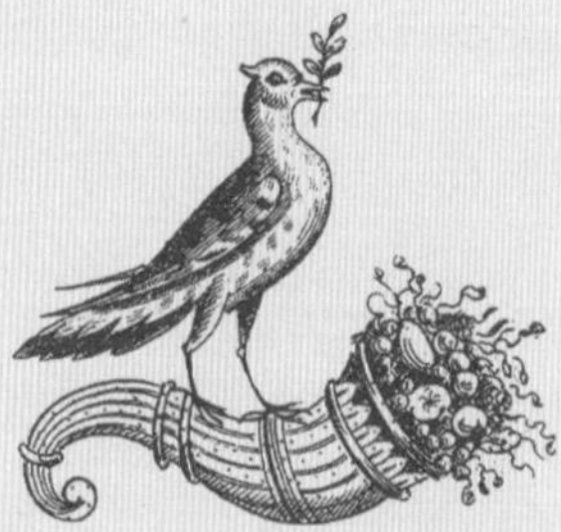

휴머니튜드와 간호

2020년 9월 10일 인쇄
2020년 9월 15일 발행

편　　저 혼다 미와코, 이토 미오
편　　역 이인숙, 진영란, 이윤정, 임은실
감　　수 가 혁
발 행 인 홍성용
발 행 처 도서출판 대광의학

등록번호 제2015-000013호
주　　소 인천광역시 연수구 송도미래로 30 송도 스마트밸리 D동 2006호
Tel. 02) 6737-2000 Fax. 02) 6737-2001
홈페이지 www.dkbooks.net
E - mail dkmd@daum.net
정　　가 18,000원
I S B N 979-11-88705-15-3 (13510)

- 본 교재의 수익금 일부는 월드비전에 기부되어 어린이 교육사업에 사용됩니다.
- 파본이나 낙장은 교환해 드립니다.

Authorized translation from the Japanese language edition, entitled
ユマニチュードと看護
ISBN 978-4-260-03878-2
編集: 本田 美和子・伊東 美緒
published by IGAKU-SHOIN LTD., TOKYO Copyright© 2019